现代临床护理
实践与管理

王艳秋　玄春艳　孙　健　冀艳佳　王丽新　主编

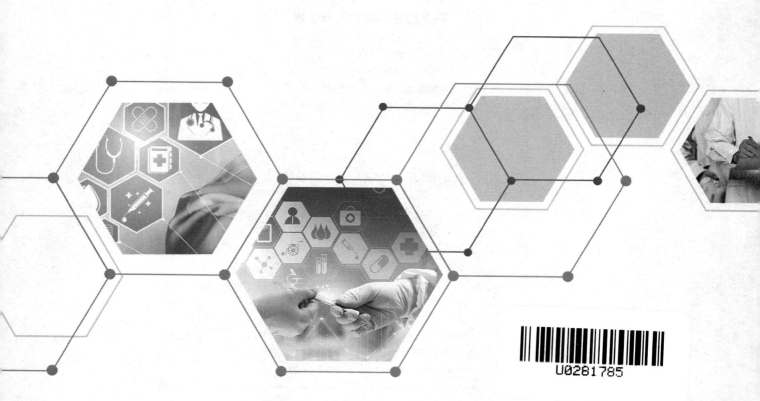

重庆大学出版社

图书在版编目（CIP）数据

现代临床护理实践与管理 / 王艳秋等主编.-- 重庆：
重庆大学出版社，2021.5
ISBN 978-7-5689-2682-9

Ⅰ.①现… Ⅱ.①王… Ⅲ.①护理学 Ⅳ.①R47

中国版本图书馆 CIP 数据核字（2021）第 083066 号

现代临床护理实践与管理

主　编　王艳秋　玄春艳　孙　健
　　　　冀艳佳　王丽新
策划编辑：范　琪

责任编辑：杨育彪　　版式设计：范　琪
责任校对：姜　凤　　责任印制：张　策

＊

重庆大学出版社出版发行
出版人：饶帮华
社址：重庆市沙坪坝区大学城西路 21 号
邮编：401331
电话：（023）88617190　　88617185（中小学）
传真：（023）88617186　　88617166
网址：http://www.cqup.com.cn
邮箱：fxk@cqup.com.cn（营销中心）
全国新华书店经销
重庆升光电力印务有限公司印刷

＊

开本：889mm×1194mm　1/16　印张：12.75　字数：312 千
2021 年 5 月第 1 版　　2021 年 5 月第 1 次印刷
ISBN 978-7-5689-2682-9　定价：78.00 元

编委会

主　编　王艳秋　玄春艳　孙　健　冀艳佳　王丽新

副主编　闫　丽　张　冰　郑丹丹　于晓梅　王　江

　　　　　孙慧芳　周莉丽　徐　颖　马洪雁　祁云峰

编　委（按姓氏笔画排序）

于　莹　佳木斯大学附属第一医院　　　　李春磊　佳木斯大学附属第一医院

于晓梅　佳木斯大学附属第一医院　　　　吴　帅　佳木斯大学附属第一医院

于海莲　佳木斯大学附属第一医院　　　　宋朝晖　佳木斯大学附属第一医院

马洪雁　佳木斯大学附属第一医院　　　　张　冰　佳木斯大学附属第一医院

王　江　佳木斯大学附属第一医院　　　　陈利佳　佳木斯大学附属第一医院

王丽新　佳木斯大学附属第一医院　　　　周莉丽　佳木斯大学附属第一医院

王艳秋　佳木斯大学附属第一医院　　　　郑丹丹　佳木斯大学附属第一医院

文佳丽　佳木斯大学附属第一医院　　　　柴　颖　佳木斯大学附属第一医院

田小英　佳木斯大学附属第一医院　　　　徐　颖　佳木斯大学附属第一医院

玄春艳　佳木斯大学附属第一医院　　　　郭　莉　佳木斯大学附属第一医院

刘宏伟　佳木斯大学附属第一医院　　　　黄文丽　佳木斯大学附属第一医院

闫　丽　佳木斯大学附属第一医院　　　　曹艳杰　佳木斯大学附属第一医院

祁云峰　佳木斯大学附属第一医院　　　　崔　莹　佳木斯大学附属第一医院

孙　健　佳木斯大学附属第一医院　　　　熊庆华　佳木斯大学附属第一医院

孙慧芳　佳木斯大学附属第一医院　　　　樊淑华　佳木斯大学附属第一医院

李玉坤　佳木斯大学附属第一医院　　　　冀艳佳　佳木斯大学附属第一医院

前　言

当今社会，随着社会经济发展，人们越来越重视医疗服务质量。同时，在诊治疾病过程中，护理已经成为不可或缺的一部分。为更好地给患者提供高质量护理，缓解医患关系，减轻患者经济负担，提高患者生活质量，促进社会和谐，本书编者参考大量国内外文献资料，结合国内临床实际情况，编写了本书。

本书在力求内容覆盖面广、信息量大的同时，注重内容的实用性和先进性，首先介绍了基础护理技术操作、常用穿刺技术护理，然后着重介绍了常见急症的护理、循环系统疾病护理、呼吸系统疾病护理、消化系统疾病护理、神经系统疾病护理、血液系统疾病护理、内分泌系统疾病护理、泌尿系统疾病护理等内容。全书融汇了现代护理学的最新科研成果，体现了当代护理学的水平，在贴近临床护理工作实际的同时，又紧密结合了国家医疗卫生事业的最新进展和护理学的发展趋势。本书编者长期工作在繁忙的医、教、研第一线，在编写过程中付出了艰辛的劳动，在此表示衷心的感谢。

在编写过程中，由于编者较多，写作方式和文笔风格不一，书中难免存在疏漏和不足之处，望广大读者提出宝贵的意见和建议，谢谢。

编　者
2020 年 9 月

目　录

第一章

基础护理技术操作

第一节 移动患者

一、目的

运送由于病情或治疗要求身体不能自行移动的患者。

二、用物准备

平车及被服等。

三、评估

（1）病情、意识状态。

（2）体重、躯体活动能力、皮肤情况。

（3）有无约束、各种管路情况、身体有无移动障碍。

（4）移动患者的目的，活动耐力及合作程度。

四、操作要点

（1）携物至病床旁，核对并解释，取得患者的配合，妥善固定好患者身上的导管、输液管等。

（2）搬运患者：移开床旁桌、椅，松开盖被，协助患者穿好衣服、移至床边。

（3）挪动法：将平车紧靠床边，大轮端靠床头，轮闸制动。协助患者按上半身、臀部、下肢的顺序依次向平车挪动，让患者头部卧于大轮端。将平车推至床尾，使平车头端与床尾呈钝角，轮闸制动。

（4）一人法：搬运者协助患者屈膝，一臂自患者腋下伸至对侧肩部外侧，一臂伸入患者大腿下，嘱患者双臂交叉于搬运者颈后，搬运者移步转身，将患者轻放于平车上。

（5）两人法：两人站在床的同侧，一名护士一手托患者颈肩部，另一手托腰部；另一名护士一手托臀部,另一手托膝部,使患者身体向搬运者倾斜,同时移步,合力抬起,将患者轻放于平车上。

(6)三人法:一名护士一手托头、颈、肩部,另一手托胸背部;另一名护士一手托腰部,另一手托臀部;第三名护士一手托腘窝,另一手托小腿部,使患者身体向搬运者倾斜,合力抬起患者轻放于平车上。

(7)四人法:将平车紧靠床边(大轮端靠床头),在患者腰、臀下铺中单,一名护士托患者头、颈、肩部;另一名护士托双腿;另两名护士分别站于床及平车两侧,紧握中单四角,合力抬起患者轻放于平车上。

(8)"过床易"使用法:适用于不能自行活动的患者,将平车与床平行并紧靠床边,平车与床的平面处于同一水平,固定平车和床。护士分别站于平车与床的两侧并抵住,站于床侧的护士协助患者向床侧翻身,将"过床易"平放在患者身下 1/3 或 1/4 处,向斜上方 45°轻推患者;站于车侧的护士,向斜上方 45°轻拉协助患者移向平车,待患者上平车后,协助患者向床侧翻身,将"过床易"从患者身下取出。

(9)妥善安置各种管路,为患者盖好盖被。

(10)观察输液畅通情况。

五、注意事项

(1)搬运患者时动作轻稳,协调一致,确保患者安全舒适。

(2)尽量使患者靠近搬运者,以节省搬运者的力量消耗。

(3)将患者头部置于平车的大轮端,以减轻颠簸与不适。

(4)推车时,车速适宜。护士站于患者头侧以观察病情,下坡时应使患者头部置于高处一端。

(5)对骨折患者,应在平车上垫木板,并固定好骨折部位再搬运。

(6)在搬运患者过程中应保证输液和引流的通畅。

第二节　无菌技术

一、目的

保持无菌物品和无菌区域不被污染,防止病原微生物侵入或传播给他人。

二、用物准备

无菌钳及镊子罐、无菌治疗巾、无菌手套、无菌容器、无菌溶液、治疗盘、污物碗等。

三、评估

操作环境:操作台宽阔、清洁、干燥,治疗室光线明亮,在进行无菌技术操作前 30 min 内无打扫。

四、操作要点

1. 取无菌持物钳及镊子罐

（1）检查无菌钳包有无破损，核对消毒日期。

（2）打开无菌钳包。

（3）取出镊子罐立于治疗台面上。

（4）标明打开日期及时间。

2. 取无菌治疗巾及铺无菌盘

（1）检查无菌治疗巾包及包皮有无破损，核对灭菌日期。

（2）检查治疗盘是否清洁、干燥。

（3）无菌治疗巾包应放在清洁、干燥、平坦、宽敞处。

（4）打开无菌治疗巾包，取出无菌治疗巾并铺于治疗盘中，应在清洁、干燥、平坦、宽敞处操作。

3. 取无菌溶液

（1）核对所用溶液瓶标签、名称、浓度、有效期，检查瓶子有无裂缝，检查溶液有无沉淀、浑浊及变色。

（2）按要求打开溶液瓶，在无污染环境下取无菌溶液。

（3）将无菌溶液倒入无菌容器内，用无菌治疗巾盖好，注明开瓶时间。

4. 戴无菌手套

（1）取下手表、手饰等，洗手。

（2）核对无菌手套包上的手套号码和灭菌日期。

（3）按要求戴手套，将手套的翻转处套在工作服衣袖外边。

（4）脱手套的方法正确。

五、注意事项

（1）治疗盘必须清洁干燥，无菌巾避免潮湿。

（2）铺无菌治疗巾时不可触及无菌面，覆盖无菌巾时对准边缘，一次盖好，避免污染。

（3）无菌容器有效期为 4 h。

（4）无菌持物钳使用时不可触及容器口边缘及溶液以上的容器内壁，并应保持钳端向下，不可倒转向上，用后立即放入容器中。如到远处夹取物品时，无菌持物钳应连同容器一并搬移，就地取出使用。无菌持物钳只能用于夹取无菌物品，不能用于换药和消毒皮肤。

（5）不可将无菌物品或非无菌物品伸入无菌溶液瓶内蘸取或直接接触瓶口倒液。

（6）倒出的无菌溶液不可再倒回瓶内。

（7）未戴手套的手不可触及手套外面，戴手套的手则不可触及未戴手套的手或另一手套的里面。

（8）手套破裂或污染，应立即更换。

第三节　住院患者清洁

一、全身沐浴

1.目的

(1)清除皮肤污垢,保持皮肤清洁,使患者舒适。

(2)增强皮肤血液循环及排泄功能,预防皮肤感染及褥疮发生。

(3)观察和了解患者的一般情况,尽量满足其身心需要。

2.用物准备

脸盆、肥皂、面巾、浴巾、清洁衣裤及拖鞋等。

3.操作要点

(1)观察患者一般情况,决定能否入浴。

(2)调节浴室温度至22~24 ℃,水温以40 ℃左右为宜。

(3)携物送患者入浴室。交代注意事项,如调节水温方法、呼叫铃的应用、注意安全、贵重物品保管等。

(4)对体弱患者给予必要协助,避免患者过劳。

(5)浴室不可闩门,可在门外挂牌示意,以便护士随时观察,避免意外。

(6)注意患者入浴时间,若时间过久应予询问。

(7)沐浴后,观察患者的一般情况,必要时做记录。

4.注意事项

(1)空腹或饱餐后避免沐浴。7个月以上孕妇禁盆浴,衰弱、创伤及心脏病需卧床休息的患者不宜自行沐浴。

(2)防止患者冻伤、烫伤、跌滑、眩晕等意外情况的发生,一旦发生异常及时处理。

(3)视患者情况,指导患者选择盆浴或沐浴。

二、床上擦浴

1.目的

同全身沐浴。

2.用物准备

护理车上备水壶、污水桶、毛巾、浴巾、清洁衣裤、50%酒精、便器及爽身粉等,必要时备小剪刀、屏风,以及患者的面巾、肥皂(沐浴液)、梳子、脸盆等。

3.操作要点

(1)向患者解释,关闭门窗,用屏风遮挡患者。室温以24 ℃左右为宜。

（2）按需给便器。

（3）根据病情放平床头及床尾，松床头、盖被。

（4）备水，水温一般在50℃左右。试温，据患者耐受度及季节调温。

（5）将擦洗毛巾折叠成手套形，浴巾铺于擦洗部位下面，擦洗顺序为眼、鼻、耳、脸、上肢、双手、胸腹、背部、下肢、会阴部，手脚可直接浸泡在盆内清洗。

（6）擦洗方法：

①先用擦上肥皂的湿毛巾擦洗。

②清洁湿毛巾，擦净肥皂。

③拧干毛巾后再次擦洗。

④用浴巾边按摩边擦干。

（7）骨隆凸处擦洗后用50%酒精按摩。

（8）必要时梳发、剪指甲、换清洁衣裤。

4.注意事项

（1）注意保暖，每次只暴露正在擦洗的部位，防止不必要的暴露及湿污床单。

（2）擦洗动作平稳有力，以刺激循环并减少瘙痒感。

（3）体贴患者，保护患者自尊；减少翻动次数，不要使患者过度疲劳。

（4）仔细擦净颈部、耳后、腋窝、腹股沟皮肤褶皱处。

（5）擦洗过程中，及时更换热水及清水。保持水温适宜。

（6）注意观察患者情况，若出现不适，立即停止擦洗，并及时给予处理。

（7）皮肤若有异常应予记录，并采取相应的措施。

（8）护士注意节力。擦浴时使患者移近护士，减少不必要的劳动，并避免不必要的走动。

三、足浴

1.目的

（1）促进末梢循环，保持局部皮肤清洁，预防褥疮。

（2）使患者舒适，易于入睡。

（3）促进炎症吸收，治疗局部疾患。

2.用物准备

足盆内盛热水（42℃左右），小毛巾、大毛巾各1条，橡皮单，50%酒精，必要时备肥皂等。

3.操作要点

（1）向患者解释以取得合作，患者仰卧屈膝。

（2）脚下垫橡皮单、大毛巾，放上足盆。水温适合，防烫伤。

（3）双足浸泡片刻后擦洗，酌情用肥皂。勿溅湿床单。

（4）用大毛巾擦干双足，必要时内外踝用50%酒精按摩。

四、床上洗头

1.目的

清除污秽,增进头皮血液循环。预防头部寄生虫及皮肤感染。

2.用物准备

马蹄形垫或洗头器、橡皮单、毛巾、浴巾、别针、污水桶、污物袋、纱布或眼罩、棉球、洗发液、梳子、热水、脸盆等。有条件者可备电吹风、洗头车,更便于操作。

3.操作要点

(1)调节室温,以 24 ℃左右为宜。

(2)向患者解释,并移开床旁桌椅。

(3)帮助患者头靠近床边,屈膝仰卧。肩下置橡皮单,解开衣领,颈部围毛巾,并用别针固定。

(4)马蹄形垫用塑料布包裹后置于颈后,开口朝下,塑料布另一头形成槽,下部接污水桶。

(5)棉球塞两耳,纱布或眼罩遮住双眼。

(6)试水温后湿润头发,使用洗发液从发际向头部揉搓,用梳子梳理除去脱发,放于污物袋。

(7)用热水冲洗头发,直到洗净为止。

(8)擦干头发及面部,撤去用物。

4.注意事项

(1)注意保暖,时间不宜过长,洗头后及时擦干头发,以防着凉。

(2)注意保护被褥、衣服清洁干燥,勿使水流入患者眼、耳内。

(3)注意水温,防止烫伤。

(4)注意观察患者病情变化。

(5)不宜给衰弱患者洗头。

第四节　新型采血法

一、一次性定量自动静脉采血器采血法

一次性定量自动静脉采血器,用于护理和医疗的检测工作,与注射器采血相比较,可预防交叉感染。特别是有各种已配好试剂的采血管,不仅减少了化验和护理人员配剂加药的工作量,而且可避免差错发生。

(一)特点

1.专用性

专供采集静脉血样标本用。血液可直接通过胶管吸入负压贮血管内。血液与外界完全隔离,避免了溶血和交叉感染,提高了检测的准确度。

2.多功能

已配备各种抗凝剂、促凝剂,分别适用于各种检验工作,改变了长期以来存在的由于检验、护理人员相关知识不足,导致试剂成分与剂量不规范,影响检测效果的情况。

3.高效率

一次性定量自动静脉采血器不需人力拉引,不需另配试管、试剂和注射器,可一针多管采取血样标本,还可一针多用,采完血不必拔出针头即可输液,是注射器采血时间的2/3,从而大大减轻了护理、检验人员的劳动强度和患者的痛苦,也不会因反复抽注造成溶血。

(二)系列采血管

1.普通采血管

(1)适用检测的项目:

①血清电解质钾、钠、氯、钙、磷、镁、铁、铜等离子测定。

②肝功能、肾功能、总蛋白、白蛋白/球蛋白(A/G)比值、蛋白电泳、尿素氮、肌酐、尿酸、血脂、葡萄糖、心肌酶、风湿系列等生化测定。

③各种血清学、免疫学等项目测定,如抗"O"抗体、类风湿因子(RF)、碱性磷酸酶(ALP)、血清甲胎蛋白(AFP)、绒毛膜促性腺激素(HCG)、抗核抗体(ANA)、癌胚抗原(CEA)、免疫球蛋白(Ig)、血清总三碘甲腺原氨酸(T_3)、血清总甲状腺素(T_4)、补体C3、肥达试验、外斐反应及狼疮细胞检查等。

(2)采集方法:在接通双针头后至采血完毕,将贮血管平置、送检。

2.3.8%枸橼酸钠抗凝采血管

(1)适用检测项目:魏氏法血细胞沉降率测定专用。

(2)在接通双针头后至采血完毕,将贮血管轻轻倒摇4~5次,使抗凝剂充分与血液混匀,达到抗凝的目的后送检。

3.肝素抗凝采血管

(1)适用检测项目:血流变学测定(采血量不少于5 mL),红细胞比积测定,微量元素检测。

(2)采集方法:接通双针头后至采血完毕,将采血管轻轻抖动4~5次,使抗凝剂充分与血液混匀,达到抗凝的目的后送检。

注意:本采血管不适用作酶类测定。

4.乙二胺四乙酸(EDTA)抗凝采血管

(1)适用检测项目:温氏法血沉及血细胞比容检查,全血或血浆生化分析,纤维蛋白原测定,各种血细胞计数、分类及形态观察,贫血及溶血,红细胞病理、血红蛋白检查分析。

(2)采集方法:同肝素抗凝采血管。

5.草酸钠抗凝采血管

(1)适用检测项目:凝血现象的检查测定。

(2)采集方法:同肝素抗凝采血管。

(三)操作要点

(1)检查真空试管是否密封,观察试管密封胶塞的顶部是否凹平,如果凸出则说明密封不合格,需更换试管。

(2)按常规扎上止血带,局部皮肤消毒。

(3)取出小包装内双针头,持有柄针头,取下针头保护套,刺入静脉。

(4)见到小胶管内有回血时,立即将另端针头(不需取下针头套)刺入贮血管上橡胶塞中心进针处,即自动采血。

(5)待达到采血量时,先拔出静脉上针头,再拔掉橡皮塞上的针头,即采血完毕(如果需多管采血时,不需拔掉静脉上针头,只需将橡胶塞上针头拔出并刺入另一贮血管即可)。

(6)如需抗凝血,需将每支贮血管轻轻倒摇4~5次,使血液与抗凝剂完全混匀后,平置送检。如不需抗凝的血,则不必倒摇,平置送检即可。

(四)注意事项

(1)包装破损严禁使用。

(2)一次性使用后销毁。

(3)环氧乙烷灭菌,有效期为两年。

二、小静脉逆行穿刺采血法

常规静脉取血,进针的方向与血流方向一致,在静脉管腔较大的情况下,取血针的刺入对血流影响不明显。如果穿刺的是小静脉,血流就会被取血穿刺针阻滞,针头部位就没有血流或血流不畅,不容易取出血来。小静脉逆行穿刺采血法的关键是逆行穿刺,即针头指向远心端,针头迎着血流穿刺,针体阻止血液回流,恰好使针头部位血流充盈,更有利于取血。

1.操作要点

(1)选择手腕、手背、足腕、足背或身体其他部位充盈好的小静脉。

(2)常规消毒,可以不扎止血带。

(3)根据取血量选用适宜的一次性注射器和针头。

(4)针头指向远心端,逆行穿刺,针头刺入小静脉管腔3~5 mm,固定针管,轻拉针栓即有血液进入针管。

(5)采足需要血量后,拔出针头,消毒棉球按压穿刺部位。

2.注意事项

(1)尽可能选择充盈好的小静脉。

(2)可通过按压小静脉两端仔细鉴别血液流向。

(3)注射器不能漏气。

(4)固定针管要牢,拉动针栓要轻,动作不可过大。

(5)本方法特别适用于肥胖者及婴幼儿静脉取血。

三、细小静脉直接滴入采血法

在临床护理中,对一些慢性病特别是消耗性疾病的患者进行常规静脉抽血采集血标本时,常因针管漏气、小静脉管腔等原因导致标本溶血,抽血不成功,给护理工作带来很大麻烦。而细小静脉直接滴入采血法,不仅能减轻患者的痛苦,而且还能为临床提供准确的检验数据。

1.操作要点

(1)选择手指背静脉、足趾背浅静脉、掌侧指间小静脉。

(2)常规消毒:在所选用的细小静脉旁或上方缓慢进针,见回血后立即用胶布将针栓固定,暂不松开止血带。

(3)去掉与针栓相接的注射器,将试管接于针栓下方约1 cm处,利用止血带的阻力和静脉本身的压力使血液自行缓缓沿试管壁滴入至所需量为止。

(4)为防凝血,可边接边轻轻旋转试管,使抗凝剂和血液充分混匀。

(5)操作完毕,松止血带,迅速拔出针头,用棉签压住穿刺点。

2.注意事项

(1)选血管时,不要过分拍挤静脉或扎止血带过久,以免造成局部淤血和缺氧,致使血液成分遭破坏而致溶血。

(2)进针深浅度适宜,见回血后不要再进针。

(3)固定头皮针时,动作要轻柔,嘱患者不要活动,以达到滴血通畅。

(4)此方法适用于急慢性白血病、肾病综合征和消化道癌症等患者。

四、新生儿后囟采血法

在临床护理中,给新生儿特别是早产儿抽血采集血标本时,常因血管细小,管腔内血液含量相对较少而造成操作失败,以致延误诊断和抢救时机。后囟采血法是将新生儿或2~3个月以内未闭合的后囟作为采集血标本的部位,这种方法操作简便,成功率高,安全可靠。

1.操作要点

(1)穿刺部位在后囟中央点,此处为窦汇,是头颈部较大的静脉腔隙。

(2)患儿右侧卧位,面向操作者,右耳下方稍垫高,助手固定患儿头及肩部。

(3)将后囟毛发剃净,面积为5~8 cm^2,用2.5%碘酒消毒皮肤,75%酒精脱碘。用同样的方法消毒操作者左手食指,并在后囟中央点固定皮肤。

(4)右手持注射器,中指固定针栓,针头斜面向上,手及腕部紧靠患儿头(作为固定支点),针头向患儿口鼻方向由后囟中央点垂直刺入,进针约0.5 cm,略有落空感后松开左手,试抽注射器活塞见回血,抽取所需血量后拔针,用消毒干棉签按压3~5 min,不出血即可。

2.注意事项

(1)严格无菌操作,消毒皮肤范围应广泛,避免细菌进入血液循环及颅内引起感染。

(2)对严重呼吸衰竭,有出血倾向,特别是颅内出血的患儿禁用此方法。

(3)进针时右手及胸部应紧靠患儿头部以固定针头,避免用力过度进针太深而刺伤脑组织。

(4)进针后抽不到回血时,可将针头稍进或稍退,也可将针头退至皮下稍移位后再刺入,切忌针头反复穿刺,以防感染或损伤脑组织。

(5)操作过程中,严密观察患儿的面色、呼吸,如有异常立即停止操作。

五、脐带血采集方法

人类脐带血含有丰富的造血干细胞,具有不同于骨髓及外周血的许多特点,这种通常被废弃的血源,可提供相当数量的造血干细胞,用于造血干细胞移植。脐带血还可提供免疫球蛋白,提高机体免疫力,因而近年来,人脐带血已开始应用于临床并显示出广泛的应用前景。

1.操作要点

(1)在胎儿着冠前,按无菌操作规程的要求准备好血袋和回输器,同时做好采血的消毒准备。

(2)选择最佳采集时间,在避免胎儿窘迫的前提下,缩短第二产程时间,胎盘剥离之前是理想的采集时机。

(3)胎儿娩出后立即用碘酒、酒精消毒脐轮端以上脐带约 10 cm,然后用两把止血钳夹住脐带,其中一把止血钳用钳带圈套好,距脐轮 1 cm 处夹住脐带,另一把止血钳与此相距 2 cm,并立即用脐带剪剪断脐带。

(4)迅速选择母体端脐带血管暴起处作为穿刺部位,采血,收集脐带血适量后,再用常规消毒方法严格消毒回输器与血袋连接处,立即封口形成无菌血袋。

(5)采集后留好血交叉标本,立即送检、储存,冷藏温度为-4 ℃,保存期 10 d。

2.注意事项

(1)采集的对象应是各项检验和检查指标均在正常范围的产妇。

(2)凡甲肝、乙肝、丙肝患者,不得采集。羊水Ⅲ°污染及羊水中有胎粪者,脐带被胎粪污染者不采集。早产、胎盘早剥、前置胎盘、孕妇贫血或娩出呼吸窘迫新生儿的产妇不采集。

(3)脐带血的采集,应选择素质好、责任心强、操作技术熟练的护士专人负责,未经培训者不得上岗。

(4)严格把好检查使用关,脐带血收集后,须由检验科鉴定脐带血型。使用时须与受血者做交叉配血试验,血型相同者方可使用。

第五节　注射新方法

一、乙型注射法

各种药物进行肌内注射时,都可采用乙型注射法。此法简便易行,可减少患者注射时疼痛,特别是可显著减轻其注射后疼痛,尤其适用于需长时间接受肌内注射者。

1.操作要点

(1)常规吸药后更换一无菌针头。

(2)选取注射部位,常规消毒皮肤,用左手将注射部位皮肤、皮下组织向一侧牵拉或向下牵拉,用左手拇指和食指拔掉针头帽,其余各指继续牵拉皮肤。

(3)右手将注射器内空气排尽后,刺入注射部位,抽吸无回血后注入药液,注射完毕后立即拔针,放松皮肤,使药液封闭在肌肉组织内。

2.注意事项

(1)如注射右旋糖酐铁时,注药完毕后需停留10 s后拔出针头,放松皮肤及皮下组织。

(2)禁止按摩注射部位,避免药物进入皮下组织产生刺激而引起疼痛。

二、水肿患者的静脉穿刺方法

临床工作中,患者由于明显的水肿,肢体肿胀,看不到也触及不到静脉血管,患者需要静脉注射或滴注治疗时,就会遇到困难,现介绍一种简便方法。

用两条止血带捆扎患者的肢体,上下相距约15 cm,肢体远端最好选用一条较宽的止血带,捆在患者的腕部、肘部或踝部。1 min后,松开下面一条止血带,在此部位可看到靛蓝色的静脉,行静脉穿刺。

该方法亦适用于因肥胖而难以进行静脉穿刺的患者。

三、小静脉穿刺法

患者因长期输液或输入各种抗癌药物,血管壁弹性越来越差,血管充盈不良,给静脉穿刺带来很大困难。此时如能有效利用小静脉,既可减轻患者痛苦,又能使较大的血管壁弹性逐渐恢复。

其方法是:取棉签蘸1%硝酸甘油均匀涂在患者手背上,然后用湿热小毛巾置于拟输液部位3 min左右,表浅小静脉迅速充盈,此时可进行静脉穿刺。湿热毛巾外敷可促使血管扩张,并可增加硝酸甘油的渗透作用,而硝酸甘油具有扩张局部静脉的作用。

此方法适用于慢性衰竭及末梢循环不良者,静脉不清晰的小儿患者,长期静脉输液或输入刺激性药物后血管硬化者,休克患者,术前需紧急输入液体但静脉穿刺困难而局部热敷按摩无效者。

四、氦氖激光静脉穿刺法

氦氖激光治疗仪是采用特定波长的激光束,通过光导纤维置入人体血管内,对血液进行净化照射的仪器。氦氖激光在治疗时是通过静脉穿刺来完成的。如采用激光套管针进行静脉穿刺,易造成穿刺失败,如改用9号头皮针进行静脉穿刺,取代套管针,不仅节省原材料,还能减轻患者痛苦。

1.操作要点

(1)首先接通电源,打开机器开关,根据需要调节功率,一般为1.5～2.2 mV,每次照射60～90 min。

(2)将激光针用2%戊二醛溶液浸泡30 min后取出,用0.1%肝素盐水冲洗,以免戊二醛溶液损伤组织细胞。

(3)将9号头皮针末端硅胶管部分拔掉,留下带有约1 cm长塑料部分的针头。将激光针插入头皮针腔内,安置于纤维管前端的针柄上拧紧螺母。

(4)选择较粗直的肘正中静脉、头静脉或手背静脉、大隐静脉,将脉枕放在穿刺部位下,于穿刺点上方约 6 cm 处,扎紧止血带。

(5)常规消毒,针尖斜面向上,使穿刺针与皮肤成 15°,刺入皮下再沿静脉走向,潜行刺入静脉,将激光针稍向外拉,见头皮针末端的塑料腔内有回血后,再轻轻送回原处。

(6)松止血带,胶布固定,将复位键打开使定时键为 0 并计时。

2.注意事项

(1)每次治疗应随时观察病情变化,如患者出现兴奋、烦躁不安,心慌等症状,可适当调节输出功率,缩短照射时间。

(2)为防止突然断电不能准确计时,应采用定时键与其他计时器同时计时。

(3)治疗结束后关闭电源,将头皮针和激光针一起拔出。激光针用清水清洗干净后浸泡于 2%戊二醛溶液中待用。

五、冷光乳腺检查仪用于小儿静脉穿刺法

小儿静脉穿刺一直沿用着凭肉眼及手感来寻找静脉的方法。由于小儿皮下脂肪厚,皮下静脉细小,尤其伴有肥胖、水肿、脱水时,常给静脉穿刺带来困难。冷光乳腺检查仪不仅能把乳腺肿物的大小、透光度显示出来,还能清晰地显示出皮下静脉的分布走行。应用乳腺检查仪,可大大加快寻找静脉的速度,尤其能将肉眼看不到、手摸不清的静脉清晰地显示出来,提高穿刺成功率,为危重患儿赢得抢救时间,提高护士的工作效率,还可减轻患儿不必要的痛苦,取得家长的信任和支持,密切护患关系。

1.操作要点

(1)四肢静脉的选择:按常规选择好穿刺部位,以手背静脉为例,操作者左手固定患儿手部,右手将冷光乳腺检查仪探头垂直置于患儿掌心,让光束透射手掌,推动探头手柄上的滑动开关,调节光的强度,便可把手背部静脉清晰地显示出来,选择较大的静脉,行常规消毒穿刺。

(2)头皮静脉的选择:按常规选择好穿刺部位,以颞静脉为例,首先在颞部备皮,操作者以左手固定患儿头部,右手将探头垂直抵于颞部皮肤,移动探头并调节光的强度,在探头周围形成的透射区内寻找较粗大的静脉,进行常规消毒穿刺。

2.注意事项

(1)调节光的强度,应由弱到强,直到显示清晰。

(2)四肢静脉以手背静脉、足背静脉效果最佳。

六、普通头皮针直接锁骨下静脉穿刺法

在临床危重患者的抢救中,静脉给药是抢救成功的最可靠保证,特别是危重婴幼儿患者,静脉通道能否尽快建立是抢救成功与否的关键。对于浅表静脉穿刺特别困难者,以往大多采用传统的静脉切开法或较为先进的锁骨下静脉穿刺法,但这两种方法难度较高,且多用于成年患者。用普通头皮针直接锁骨下静脉穿刺法,便可以解决这一难题。

1.操作要点

（1）定位：

①体位，患者取仰卧位，枕垫于肩下，使颈部充分暴露。

②定点，取锁骨的肩峰端与胸锁关节连线的内1/3处作为进针点。

③定向，取胸骨上端与喉结连线的1/2处与进针点连线，此线为进针方向。

（2）进针：将穿刺部位做常规消毒，在定点上沿锁骨下缘进针，针尖朝进针方向，进针深度视患儿年龄的大小、胖瘦而定，一般为2.0～2.5 cm，见回血后再继续进针2～3 mm即可。

（3）固定：由于针进入血管后保持45°左右的斜度立于皮肤上，所以固定前应先在针柄下方支垫少许棉球，再将胶布交叉贴于针柄及皮肤上以防针头左右摆动，最后将部分输液管固定在皮肤上，以防牵拉输液管时引起针头移位或脱落。

2.注意事项

（1）输液期间尽量减少活动，若行检查、治疗及护理时应注意保护穿刺部位。

（2）经常检查穿刺部位是否漏液，特别是穿刺初期，按压穿刺部位周围观察有无皮下气肿及血肿。

（3）在排除原发性疾病引起的呼吸改变后，应注意观察患儿的呼吸频率、节律是否有改变，口唇是否有发绀现象。因锁骨下静脉的后壁与胸膜之间的距离仅为5～7 mm，需防针尖透过血管，穿破胸膜，造成血胸、气胸。

（4）拔针时，用无菌棉球用力按压局部3～5 min以上，防止因局部渗血而形成皮下血肿，影响患儿的呼吸及再次注射。若需保留针头，其方法与常规浅表静脉穿刺保留法相同。

七、高压氧舱内静脉输液法

高压氧舱内静脉输液，必须保持输液瓶内外压力一致，如果产生压差，则会出现气体、液体均流向低压区，而发生气泡、液体外溢等严重后果。若将密闭式输液原通气方向改变，则能较好地解决高压氧舱内静脉输液的排气问题，保持气体通畅，使输液瓶内与舱内压力一致，从而避免压差现象。

1.操作要点

（1）患者静脉输液时，全部使用塑料瓶装，容量为500 mL的静脉用液体。

（2）取一次输液器，按常规操作为患者静脉输液，操作完毕，将输液瓶倒挂于输液架。

（3）用碘酒消毒该输液瓶底部或侧面（距液面5 cm以上）。

（4）将密闭式输液瓶的通气针头从下面的瓶口处拔出，迅速插入已消毒好的输液瓶底部或侧面部位，使通气针头从瓶口移至瓶底，改变原来的通气方向。

（5）调节墨菲滴管内液面至1/2高度。全部操作完成，患者方可进入高压氧舱接受治疗。

2.注意事项

（1）舱内禁止使用玻璃装密闭式静脉输液。

（2）使用三通式静脉输液器时，需关闭通气孔，按上述操作方法，在瓶底或瓶侧插入一个18号粗针头即可。

（3）使用软塑料袋装静脉输液时，需夹闭原通气孔，按上述操作方法，在塑料袋顶端刺入一个18号粗针头即可。

八、静脉穿刺后新型拔针法

在临床中静脉穿刺拔针时,通常采用"用干棉签按压穿刺点,迅速拔出针头"的方法(下称"旧法"),运用此法操作,患者血管损伤和疼痛明显。如果将操作顺序调换为"迅速拔出针头,立即用干棉签按压穿刺点"(下称"新法"),可使患者的血管损伤和疼痛大为减轻。

经病理学研究和临床试验观察,由于旧法拔针是先用干棉签按压穿刺点,后迅速拔出针头,锋利的针刃是在压力的作用下退出血管,这样针刃势必会对血管造成机械性的切割损伤,致血管壁受损甚至破裂。在这种伤害性刺激的作用下,可释放某些致痛物质并作用于血管壁上的神经末梢而产生痛觉冲动。由于血管受损,红细胞及其他血浆成分漏出管周,故出现管周淤血。由于血管内皮损伤,胶原暴露,继发血栓形成和血栓机化而阻塞管腔。由于血管壁损伤,液体及细胞漏出,引起管周大量结缔组织增生,致使管壁增厚变硬,管腔缩小或闭塞,引起较重的病理变化。

新法拔针是先拔出针头,再立即用干棉签按压穿刺点。针头在没有压力的情况下退出管腔,减轻甚至去除了针刃对血管造成的机械性切割损伤,各种病理变化均较旧法拔针轻微。

九、动脉穿刺点压迫止血法

目前,介入性检查及治疗已广泛地应用于临床,术后并发皮下血肿者时有发生,尤以动脉穿刺后多见。其原因主要是压迫止血的方法不当,又无直观的效果判断指标。如果采用压迫止血新方法,可有效地预防该并发症的发生。

其方法是,当动脉导管及其鞘拔出后,立即以左手食、中二指并拢重压皮肤穿刺口靠近心端2 cm左右处,即动脉穿刺口处,保持皮肤穿刺口的开放,使皮下积血能及时排出,用无菌纱布及时擦拭皮肤穿刺口的出血(以防凝血块形成而过早被堵住)。同时调整指压力量直至皮肤穿刺口无持续性出血则证明指压有效,继续压迫15~20 min,最后先抬起两指少许,观察皮肤穿刺口无出血,可终止压迫,再以弹性绷带加压包扎。

十、动、静脉留置针输液法

动、静脉留置针输液是近几年兴起的一种新的输液方法。它选择血管广泛,不易刺破血管形成血肿,能多次使用同一血管,维持输液时间长,短时间内可输入大量液体,是烧伤休克期、烧伤手术期及术后维持输液的理想方法。

1.操作要点

(1)血管及留置针的选择:应选择较粗且较直的血管。血管的直径在1 cm左右,前端有一定弯曲者也可。一般选择股静脉、颈外静脉、头静脉、肘正中静脉、前臂浅表静脉、大隐静脉,也可选择颞浅静脉、额正中静脉、手背静脉等。留置针的选择按血管粗细、长度而定。股静脉选择16 G留置针,颈外静脉、头静脉、肘正中静脉、前臂浅表静脉、大隐静脉可选用14 G—20 G留置针,其他部位宜选用18 G—24 G留置针。

(2)穿刺:进针部位用1%普鲁卡因或利多卡因0.2 mL进行局部浸润麻醉约30 s后进针,进针方法同一般静脉穿刺,回血后将留置针外管沿血管方向推进,外留 0.5~2.0 cm。左手按压留置针管尖部上方血管,以免出血或空气进入,退出针芯、接通输液。股静脉穿刺在腹股沟韧带股动脉内侧采用 45°斜刺进针,见回血后同上述穿刺方法输液。股静脉穿刺因其选择针体的较长,操作时应戴无菌手套。

(3)固定:

①用 3M 系列透明粘胶纸 5 cm×10 cm 规格贴于穿刺部位,以固定针体及保护针眼,此法固定牢固、简便,且粘胶纸有一定的伸缩性,用于正常皮肤关节部位的输液,效果较好。

②缝合固定,将留置针缝合于局部皮肤上,针眼处用棉球加以保护,此方法多用于通过创面穿刺的针体固定或躁动不安的患者。

③采用普通医用胶布同一般静脉输液,多用于前臂、手背等处的小静脉。

2.注意事项

(1)行股静脉穿刺输液时应注意以下几点:

①因股静脉所处部位较隐蔽,输液过程中要注意观察局部有无肿胀,防止留置针管脱出致液体输入皮下。

②因血管粗大,输液速度快,应防止输液过快或液体走空发生肺水肿或空气栓塞。

③若回血凝固,管道内所形成的血凝块较大,应用 5~10 mL 无菌注射器接于留置针局部将血凝块抽出,回血通畅后接通输液,若抽吸不出,应拔除留置针,避免加压冲洗管道,防止血凝块脱落导致血栓栓塞。

④连续输液期间每日应更换输液器 1 次,针眼周围皮肤每日用碘酒、酒精消毒后,针眼处再盖以酒精棉球和无菌纱布予以保护。

(2)通过创面穿刺者,针眼局部每日用 0.2%氯己定液清洗 2 次,用油纱布及无菌纱布覆盖保护,若局部为焦痂,每日可用 2%碘酒涂擦 3~4 次,针眼处用碘酒棉球及无菌纱布保护。

(3)对前端血管发红或局部液体外渗肿胀者,应立即予以拔除。

(4)留置针管同硅胶导管,其尖端易形成血栓,为侵入的细菌提供繁殖条件,故一般保留 3~7 d。若行痂下静脉穿刺输液,保留时间不超过 3 d。

十一、骨髓内输注法

骨髓内输注是目前欧美一些国家小儿急救的一项常规技术。小儿急救时,常因中央静脉插管困难及静脉切开浪费时间,休克导致外周血管塌陷等原因无法建立静脉通道。因长骨有丰富的血管网,髓内静脉系统较为完善,髓腔由海绵状的静脉窦隙网组成,髓窦的血液经中央静脉管回流入全身循环。若将髓腔视为坚硬的静脉通道,即使在严重休克时或心脏停搏时亦不塌陷。采用骨髓内输注法进行急救,安全、省时、高效。当然,骨髓内输注法并不能完全取代血管内输注,只不过是血管内输注技术的一项有效的补充替代方法,仅局限于急救治疗中静脉通路建立失败而且适时建立通路可以明显改善预后的患者。

心脏停搏、休克、广泛性烧伤、严重创伤以及危及生命的癫痫持续状态的患者,可选择骨髓内输注法。患有骨硬化症、骨发育不良症、同侧肢体骨折的患者,不宜采用此法。若穿刺部位出现蜂窝织炎,烧伤感染或皮肤严重撕脱则应另选它处。

1.操作要点

(1)骨髓穿刺针的选择:骨髓内输注穿刺针采用骨髓穿刺针、15—18 号伊利诺斯骨髓穿刺针或 Sur-Fast(美国产)骨髓穿刺针。18—20 号骨髓穿刺针适用于 18 个月以下婴幼儿,稍大一些小儿可采用 13—16 号针。

(2)穿刺部位的选择:最常用的穿刺部位是股骨远端和胫骨远、近端,多数首选胫骨近端,因其有较宽的平面,软组织少,骨性标志明显,但 6 岁以上小儿或成人常因该部位厚硬,穿刺难而选择胫骨远端(内踝)。胫骨近端为胫骨粗隆至胫骨内侧中点下方 1~3 cm,胫骨远端为胫骨内侧内踝与胫骨干交界处,股骨远端为外踝上方 2~3 cm。

(3)穿刺:穿刺部位常规消毒,固定皮肤,将穿刺针旋转钻入骨内,穿过皮质后,有落空感,即进入了髓腔。确定针入髓腔的方法为,接注射器抽吸有骨髓或缓慢注入 2~3 mL 无菌盐水,若有明显阻力则表示针未穿过皮质或进入对侧皮质。

(4)针入髓腔后,先以肝素盐水冲洗针,以免堵塞,然后接输液装置。

(5)输注速度:液体从髓腔给药的速度应低于静脉给药。内踝部,常压下 13 号针头输注速度为 10 mL/min,加压 40 kPa 为 41 mL/min。胫骨近端常压下输注速度为 1 130 mL/h,加压情况下可达常压下 2~3 倍。

(6)待建立血管通路后,及时中断骨髓内输注,拔针后穿刺部位以无菌纱布及绷带加压压迫 5 min。

2.注意事项

(1)操作过程应严格无菌,且骨髓输注留置时间不宜超过 24 h,尽快建立血管通路后应及时中断骨髓内输注,以防骨髓炎发生。

(2)为预防穿刺部位渗漏,应选择好穿刺部位,避开骨折骨,减少穿刺次数。确定针头位于髓腔内,必要时可摄片。为防止针移位,应固定肢体,减少搬动。定时观察远端血供及软组织情况。

(3)婴幼儿穿刺时,若采用大号穿刺针,穿刺点偏向胫骨干,易引起医源性胫骨骨折。因此,应选择合适穿刺针,胫骨近端以选在胫骨粗隆水平或略远一点为宜。

第六节　输血新技术

一、成功输血的 12 个步骤

(1)获取患者输血史。

(2)选择大口径针头的输血器,同时选择大静脉,保证输血速度,防止溶血。输血、输液可在不同部位同时进行。

(3)选择合适的过滤网,170 μm 网眼口径的过滤网即可去除血液中肉眼可见的碎屑和小凝块。20~40 μm 网眼口径的过滤网可过滤出更小的杂质和血凝块,此过滤网仅用于心肺分流术患者,而不用于常规输血。

(4)输血时最好使用 T 形管,特别是在大量输入血液时,更应采用 T 形管。这样既容易又安全地输入血制品,减少微生物进入管道的机会。

(5)做好输血准备后再到血库取血。

(6)做好核对工作,认真核对献血者和受血者的姓名、血型和交叉配血试验结果。

(7)观察生命体征,在输血后的 15 min 内应多注意观察患者有无异常症状,有无输血反应。

(8)输血前后输少量 0.9%NaCl。

(9)缓慢输血,第一个 5 min 输血速度不超过 2 mL/min,此期间若出现输血反应,应立即停止输血。

(10)保持输血速度,如果输血速度减慢,可提高压力,最简单的方法是将血袋轻轻用手翻转数次或将压力袖带系在血袋上(勿使用血压计袖带)。若采用中心静脉导管输血,需将血液加温至 37 ℃以下,防止输入大量冷血引起心律失常。

(11)密切监测整个输血过程。

(12)完成必要的护理记录。

二、成分输血

成分输血是通过血细胞分离和将血液中各有效成分进行分离,加工成高浓度、高纯度的各种血液制品,然后根据患者病情需要有针对性输注,以达到治疗目的。它具有疗效高,输血反应少,一血多用和节约血源等优点。

(1)浓集细胞:新鲜全血经离心或沉淀后移去血浆所得。红细胞浓度高,血浆蛋白少,可减少血浆内抗体引起的发热、过敏反应。浓集细胞适用于携氧功能缺陷和血容量正常或接近正常的慢性贫血患者。

(2)洗涤红细胞:浓集红细胞经 0.9%NaCl 溶液洗涤数次,加 0.9%NaCl 溶液或羟乙基淀粉制成。去除血浆中及红细胞表面吸附的抗体和补体、白细胞及红细胞代谢产物等。洗涤红细胞适用于免疫性溶血性贫血、阵发性睡眠性血红蛋白尿等患者以及发生过原因不明的过敏反应或发热者。

(3)红细胞悬液:提取血浆后的红细胞加入等量红细胞保养液制成的悬液,可以保持红细胞的生理功能,适用于中、小手术,战地急救等。

(4)冰冻红细胞:对 IgA 缺陷而血浆中存有抗 IgA 抗体患者,输注冰冻红细胞反应率较低。

(5)白细胞悬液:新鲜全血经离心后取其白膜层的白细胞,或用尼龙滤过吸附器而取得。白细胞悬液适用于各种原因引起的粒细胞缺乏(小于 $0.5×10^9$/L)伴严重感染者(抗生素治疗在 48 h 内无反应的患者)。

(6)血小板悬液:从已采集的全血中离心所得,或用连续和间断血液细胞分离机从供血者获取。血小板悬液适用于血小板减少或功能障碍所致的严重自发性出血者。

(7)新鲜或冰冻血浆:含有正常血浆中所有凝血因子,适用于血浆蛋白及凝血因子减少的患者。

三、自体输血法

自体输血法是指采集患者体内血或回收自体失血,再回输给同一患者的方法。开展自体输血将有利于开拓血源,减少贮存血量,并且有效地预防输血感染(如肝炎、艾滋病)和并发症的发生。自体输血分为预存自体输血和术中自体输血两种方法。

1.预存自体输血

预存自体输血即在输血前数周分期采血,逐次增加采血量,将前次采血输回患者体内,最后采集的血贮备后于术中或术后使用。预存自体血的采集与一般供血采集法相同。

2.术中自体输血

对手术过程中出血量较多者,如宫外孕、脾切除等手术,应事先做好准备,进行自体血的采集和输入。

(1)操作要点:

①将经高压灭菌后的电动吸引器装置一套(按医嘱在负压吸引瓶内加入抗凝剂和抗生素),乳胶管(硅胶管)两根,玻璃或金属吸引头一根,闭式引流装置一套以及剪有侧孔的14号导尿管,无菌注射器,针头和试管备好。

②连接全套吸引装置,在负压瓶内加入抗凝剂,一般每100 mL血液加入10~20 mL抗凝剂。

③术中切开患者腹腔后立即用吸引头吸引,将血液引流至负压瓶内,边吸边摇瓶,使血液与抗凝剂充分混匀。如收集胸血时,将插入胸腔的导管连接无菌闭式引流装置,在水封瓶内加入抗凝剂。

④收集的自体血经4~6层无菌纱布过滤以及肉眼观察无凝血块后,即可回输给患者。

(2)注意事项:

①用电动吸引器收集自体血时,负压吸引力不宜超过13.3 kPa,以免红细胞破裂。

②收集脾血时,脾蒂血管内的血液可自然流入引流瓶内,切忌挤压脾脏而引起溶血。

③回输自体血中的凝血因子和血小板已被耗损,可引起患者凝血功能的改变,故输血以后需要密切观察有无鼻出血,伤口渗血和血性引流液等出血症状,并做好应急准备。

④如果收集的自体血量多,可用500 mL 0.9%NaCl输液空瓶收集保存。

四、血压计袖带加压输血法

危重或急诊患者手术时,常常需要大量快速输血,由于库血温度低,血管受到刺激容易发生痉挛,影响输血速度。同时,一次性输血器管径小、弹性差,应用手摇式和电动式加压输血器效果也不理想。如采用血压计袖带加压输血,既方便经济,效果又好。

其方法是:输血时,应用一次性输血器,固定好穿刺部位,针头处衔接严密,防止加压输血时脱落。输血前将血压计袖带稍用力横向全部缠绕于血袋上,末端用胶布固定,再用一长胶布将血压计袖带与血袋纵向缠绕一圈粘贴妥当。袖带连接血压计的胶管用止血钳夹紧,然后将血袋连接一次性输血器,悬挂在输液架上,经输气球注气入袖带,即可产生压力,挤压血袋,加快输血速度。注入袖带内的气体量和压力根据输血滴速要求而定,袖带内注入300 mL气体,压力可达

12 kPa,此时血液直接注入血管。一般输入 350 mL 血液,中途须充气 2~3 次,8 min 内即可输完,若需改变滴速可随时调节注入袖带内的气体量。

此方法为一般输血速度的 3~3.5 倍,红细胞不易被破坏,从而减少输血反应发生,还可随意调节滴速。

第七节 吸引法

一、安全吸引法

吸引法是通过负压装置将管腔器官内的分泌物、渗出物或内容物吸出的一种治疗方法。如吸痰、胃肠减压以及术中腹腔、胸腔出血的吸引等。在负压吸引时,无论操作时怎样小心,都可能对患者造成损害,如吸痰时将带走一定量的氧气,胃肠吸引时可能损伤胃黏膜等。因此,为了减少吸引给患者造成的损伤,应采用安全吸引法。

1.控制流量

根据吸引的目的决定流量的大小。在吸引时,如果增加负压,可能损伤组织,因此在不增加负压的前提下可采取增加流量的有效方法。一是使用大口径吸引导管,二是缩短吸引管道的长度。如术中动脉出血,使术野不清时,则应选用流量较大的大口径导管,以减少吸引阻力。当进行气管内吸引时,大口径导管不能插入气管内,则可在导管和引流装置之间连接大口径管道,同样可以减少吸引阻力。吸引管道的长度是影响流量的因素之一,过长的管道可以增加不必要的阻力,因此长短要适度,不宜过长。引流物的黏稠度也对流量有影响,掌握了上述基本原理,就可以为患者做各种负压吸引。

2.使用二腔管间断吸引

在进行鼻胃管负压吸引时,采用二腔管间断吸引并将贮液瓶放在高于患者处,可预防黏膜损伤及管腔阻塞。其原理是:二腔管中一管腔用于吸引,另一管腔与外界相通,使空气进入胃内,流动的气体保证了管端与胃黏膜分离,减少了由于吸引管末端与胃黏膜接触而导致的胃黏膜损伤及管道堵塞现象。间断吸引时,管内压力恢复到大气压水平,也有助于胃黏膜或胃内容物与管端分离。将贮液瓶放在高于患者水平处,可防止吸引并发症的发生。其机制是:如传统的贮液瓶低于患者水平处,当吸引停止时,导管与黏膜很可能紧密接触。而将贮液瓶移至高于患者处,吸引中断时,管内液体可反流入胃,有助于分离胃黏膜与导管,一般反流量不足 7 mL(标准鼻管容积为 7 mL)时,进入胃内无害,同时也防止了侧管反流现象发生。

3.气道吸引法

进行气道吸引时,负压调节在 6~9 kPa,切忌增加吸引压力,从而损伤气道黏膜。如痰液黏稠时,应多湿化多饮水,以促进其稀释。由于气道吸引的同时,常因吸走部分氧气而引起低氧血症,所以吸引前后应加大给氧量或嘱患者深呼吸。另外,还应选择合适的吸痰管,一般吸痰管外径以不超过气道内径的 1/2 为宜,以防引起肺不张。

二、气管内吸引法

临床护理中,对各种原因引起的肌无力致使无力咳痰者或咳嗽反射消失以及昏迷患者不能将痰液自行排出者,常常采取气管内吸引,以解除呼吸道阻塞。在气管内吸引中,使用正确的操作方法,不仅可以缓解呼吸困难,而且可以减少吸引不良反应。

1.操作要点

(1)吸引压力:吸引的负压不宜过高,一般选择在 10.64~15.96 kPa,因较高负压可加重肺不张、低氧血症及气道黏膜损伤。早产儿和婴儿吸引时,负压应控制在 7.98~10.64 kPa。

(2)吸引时间:应限于 10 s 或更少,每次操作插管最多不超过 2 次,尤其对头部闭合伤伴颅内压增高的患者更应如此。因吸引导管插入次数越多,对黏膜损伤越大,须加以限制。当给予高充气时,吸引导管如多次通过气管插管,可增高平均动脉压,加重颅内压增高风险。

(3)吸引管的选择及插入深度:吸引管外径不能超过气管内插管内径的 1/2,使吸引时氧气被吸出的同时,空气可进入两肺,以防肺不张。吸引管的长度应以吸引管插至气管插管末端超出 1 cm为宜,对隆突处吸引比深吸引效果好,可以减少损伤。

(4)吸引前后吸入高浓度氧或高充气:吸引前后给予高浓度氧气吸入,可以预防因气管内吸引所致的低氧血症。高充气是将潮气量增至正常的 1.5 倍,易引起平均动脉压升高,增加肺损伤的危险,一般不宜作为常规使用。当高浓度氧气吸入后,若患者血氧饱和度能保持稳定,可不必高充气。

2.注意事项

(1)气管内吸引不能作为常规使用,只能在必需时进行:因吸痰可引起气道损伤,刺激气道产生分泌物,只有当患者咳嗽或呼吸抑制,听诊有啰音,通气机压力升高,血氧饱和度或氧分压突然下降时才进行吸引。还应根据患者的症状和体征将吸引频率减少到最低限度,以避免气道不必要的损伤。

(2)盐水不能稀释气道分泌物:以往认为气管插管内滴入盐水可稀释分泌物,使其易于吸出,一些医院以此作为吸引前的常规操作。但实验研究证明,盐水与呼吸道分泌物在试管内没能混合,也未必能在气道内混合而被吸出。另外,盐水还影响氧合作用,并因灌洗将细菌转入下呼吸道而增加感染机会,因此,盐水对分泌物的移动和变稀是无效的。

(3)注意监测心律、心率、血氧饱和度、氧分压等指标,吸引时,患者出现心动过缓、期前收缩、血压下降,意识减退等情况应停止吸引。

第二章

常用穿刺技术护理

第一节 心包穿刺术

一、目的

(1)确定心包腔积液的性质(渗出液、漏出液或化脓性)及病因,并可以向心包内注入药物。

(2)抽出积液,可减轻液体对心脏及邻近器官的压迫,防止发生急性心包填塞。

二、用物准备

心包穿刺包(内有心包穿刺针、弯盘、镊子、直弯血管钳、纱布、药杯、洞巾、橡皮管等)、无菌手套、无菌注射器、无菌试管、无菌容器、局部麻醉药、心电图机、除颤机等。

三、患者准备

(1)解释穿刺的目的、操作程序和配合要求,取得同意后签字。

(2)有针对性地做好心理护理,缓解紧张、焦虑情绪,嘱其在放液或治疗时有不适感及时告知。

(3)精神紧张者术前可给予可待因 0.03 g 或苯巴比妥 0.06 g,缓解紧张情绪。

(4)排空大小便。

四、操作要点

(1)核对:携用物至床前,核对床号、姓名,解释目的、要求。嘱其在穿刺时勿剧烈咳嗽或深呼吸。

(2)体位:患者取坐位或半卧位,仔细叩诊心浊音界。

(3)定位:常用心尖部穿刺点,左侧第 5 肋,锁骨中线外心浊音内 2 cm 左右(图 2-1),穿刺点也可用 B 超定位。

(4)消毒:常规消毒局部皮肤。打开心包穿刺包,戴手套,铺孔巾。

(5)局部麻醉:用利多卡因自皮肤至心包壁层做局部麻醉。

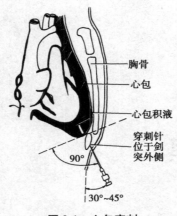

胸骨

心包

心包积液

穿刺针
位于剑
突外侧

90°

30°~45°

图 2-1　心包穿刺

（6）穿刺：穿刺针的针尾套有橡皮管，用血管钳夹闭。左手固定穿刺部位皮肤，右手持穿刺针在确定的穿刺点的肋骨上缘向脊柱方向缓慢刺入心包，待针锋感到阻力突然消失时，则表示已穿过心包外层，并可感到由心脏搏动而引起的震动。此时应稍退针，避免划伤心脏。助手立即用血管钳夹住针头以固定深度。操作者将注射器套于针座的橡皮管上，然后放松橡皮管上的止血钳，缓缓抽吸液体，记录液量，并将抽出的液体盛于试管内送检。需做培养时，应用灭菌培养管留取标本。

（7）注意事项：穿刺过程中注意观察患者脉搏、呼吸、面色等情况，如有异常，应停止穿刺，配合医生及时处理。

（8）固定：穿刺完毕，拔出针头，穿刺点用碘酊、乙醇消毒后，盖消毒纱布，以胶布固定。

（9）术后处理：整理用物，记录抽出液量、性质、颜色，将化验单及标本送检。

五、注意事项及护理要点

（1）严格执行无菌操作。

（2）心包穿刺有一定的危险，穿刺指征必须明确。术前必须进行 X 线及超声检查，估计积液量并确定穿刺点。

（3）术前应向患者做好解释以消除顾虑，并嘱患者在穿刺时切勿咳嗽或深呼吸。如抽出为鲜血，应立即拔出穿刺针，并严密观察有无心包填塞征出现。

（4）麻醉要完善，以避免因疼痛引起的神经源性休克。

（5）抽液过程中应注意夹闭橡皮管，以免空气进入心包内。

（6）首次抽液量不超过 100 mL，再次抽液量为 300~500 mL，抽液速度应缓慢。

（7）术中和术后需密切观察呼吸、血压、脉搏及面色的变化。如有呼吸困难或胸痛等，可给予氧气吸入或遵医嘱给予镇静药。

（8）及时做好各种记录，如生命体征、穿刺液颜色和量及病情变化。

第二节　腹腔穿刺术

一、目的

（1）适用于检查腹腔积液的性质，以协助诊断。

（2）向腹腔内注射药物。

（3）当大量的腹腔积液引起呼吸困难或腹胀时，通过穿刺放液可降低腹内压力，减轻症状，达到治疗的目的。

二、用物准备

腹腔穿刺包(内有腹腔穿刺针一副、弯盘、镊子、直弯血管钳、纱布、药杯、孔巾、橡皮管等)、无菌手套、无菌注射器、无菌试管、无菌容器、腹带、局部麻醉药等。

三、患者准备

(1)解释穿刺的目的、操作程序和配合要求,取得同意后签字。

(2)有针对性地做好心理护理,缓解紧张、焦虑情绪,嘱其在放液或治疗时有不适感及时告知。

(3)排空大小便。

(4)检查患者的穿刺部位,清洁局部皮肤。

四、操作要点

(1)核对:携用物到床旁,核对床号、姓名,向患者解释,取得合作。

(2)体位:取坐位或半卧位(图2-2)。

(3)定位:诊断性穿刺常在左下腹、脐耻连线中上1/3或髂前上棘与脐连线中外1/3交界处(图2-3)。穿刺点也可用B超定位。

(4)消毒:暴露穿刺部位,进行皮肤消毒(卧位者应垫中单),戴手套,铺孔巾。

(5)局部麻醉:必须深达腹膜壁层。

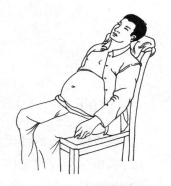

图2-2 腹腔穿刺体位

(6)穿刺:做诊断性抽液时,可用17—18号长针头,由穿刺点自上向下斜行刺入,抵抗感突然消失时,即已进入腹腔,做诊断性穿刺只需取10~20 mL腹腔积液即可。腹腔放液减压穿刺时,可用接有橡皮管的8号或9号针头,先平行刺入皮下后,再垂直进针,待抵抗感消失时,即已进入腹腔,有腹腔积液自然流出,再接上橡皮管放液于无菌容器内,用输液夹控制速度(图2-4)。初次放液一般不超过1 000 mL。针头处盖无菌纱布。

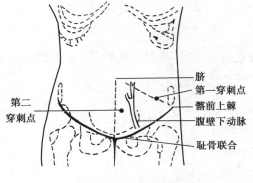

脐
第一穿刺点
髂前上棘
腹壁下动脉
第二穿刺点
耻骨联合

图2-3 常用腹腔穿刺点

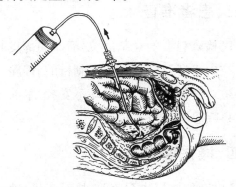

图2-4 腹腔穿刺抽液

(7)固定:穿刺完毕,拔出针头,穿刺点用碘伏消毒后局部盖纱布,胶布固定,测量腹围。用腹带固定,以防腹内脏器因腹压低导致血管扩张血压下降,助患者卧床休息。

(8)术后处理:清理用物,整理床单位,洗手。与患者交流,观察了解患者的情况。

五、注意事项及护理要点

腹腔穿刺前先嘱患者排空尿液,以免穿刺时损伤膀胱。术中注意保暖,避免受凉;避免剧烈咳嗽,防止腹压增加。术中应密切观察患者有无头晕、恶心、心悸等症状,并密切观察患者的呼吸、脉搏及面色等。严重者应立即停止操作,并做对症处理。放液不要过多、过快,并注意其性状,一般以一次不超过 3 000 mL 为宜,大量放液时必须逐步束紧多头腹带。腹腔内注射药物要慎重,很多药物不宜做腹腔注射。术前、术后测量腹围,计算放液量及复查腹部体征以便观察病情变化。严格无菌操作,避免腹腔感染。穿刺后嘱患者平卧 8~12 h。观察穿刺点有无渗液,同时警惕诱发肝性脑病。如有腹腔积液外溢,及时处理伤口,更换敷料,防止伤口感染。

第三节　腰椎穿刺术

一、目的

(1)检查脑脊液的性质,对诊断脑炎、脑膜炎、脑血管病变、脑瘤及椎管内病变有重要意义。

(2)鞘内注射药物或注入空气做气脑摄片检查。

(3)测定颅内压,了解蛛网膜下隙是否阻塞、出血等。

二、用物准备

治疗盘内盛皮肤消毒剂、棉签、胶布、利多卡因、腰椎穿刺(简称"腰穿")包(内有穿刺针头、测压管、5 mL 注射器、7 号针头、试管、孔巾等)、无菌手套、火柴、酒精灯等。

三、患者准备

(1)检查患者的穿刺部位,清洁局部皮肤。

(2)向患者及家属说明穿刺目的、程序、配合方法和术中可能出现的意外,取得同意后签字。

(3)对过度紧张者和躁动不安者,术前 30 min 给予镇静药。

(4)嘱患者排空大小便。

四、操作要点

(1)核对:携用物至床前,核对床号、姓名,向患者解释目的,取得合作。

(2)体位:患者卧于硬板床上,取去枕侧卧位,背部与床板垂直,头向胸前屈曲,双手抱膝使其紧贴腹部,使脊柱尽量后突以增宽椎间隙,便于进针(图 2-5)。

(3)刺点定位:以左右髂后上棘的连线与后正中线的交会处作为穿刺点(成年人选棘突间隙,

儿童选 L_{4-5} 棘突间隙),并做好标记。

(4)消毒:常规消毒皮肤,戴无菌手套,铺孔巾,暴露穿刺部位。

(5)局部麻醉:用利多卡因 2~4 mL 自皮下至椎间韧带做局部麻醉(图 2-6)。

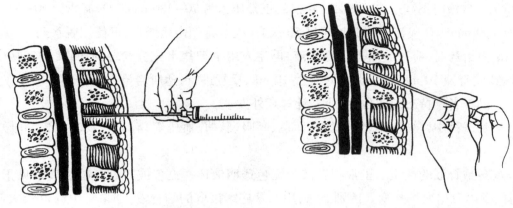

图 2-5 插入腰穿针至蛛网膜 　　　　　　图 2-6 局部浸润麻醉

(6)穿刺:用左手固定穿刺点皮肤,右手持穿刺针垂直于脊柱缓慢刺入,成年人进针深度为 4~6 cm,儿童为 2~4 cm。当针头穿过韧带与硬脊膜时(图 2-7),可感到阻力突然消失,此时可将针芯慢慢拔出,如有脑脊液溢出,应立即插上针芯。

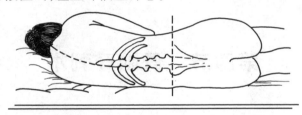

图 2-7 成年人腰穿体位

(7)测压:检查测压工具,拔出针芯后迅速接上测压管或脑压表,测量压力(图 2-8)。完毕取下测压管,用无菌试管接 2~4 mL 脑脊液送检。如需培养时,应用无菌操作法留标本。必要时可鞘内注射药物或进行药物灌洗。

(8)固定:穿刺完毕,将针芯插入,再一并拔出穿刺针,穿刺点用碘伏消毒后覆盖无菌纱布,最后用胶布固定。

(9)其他:新生儿可用头皮针穿刺测压。

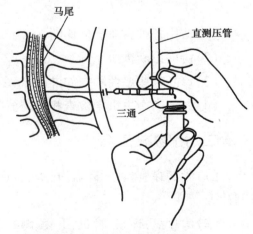

图 2-8 利用三通测压管测压

五、注意事项及护理要点

(1)严格掌握禁忌证,凡疑有颅内压增高者必须做眼底检查;如有明显的视盘水肿或有脑疝先兆者或脊椎部位有化脓病灶者,禁止穿刺;凡患者处于休克、衰竭或濒危状态,或颅后窝有占位性病变,或伴有脑干症状者,均禁忌穿刺。

(2)针头刺入皮下组织后进针要缓慢,以免用力过猛时刺伤马尾神经或血管,产生下肢疼痛或使脑脊液混入血液影响结果的判断。如系外伤出血,须待 5~7 d 后才能重复检查(过早则脑脊液仍可有陈旧性血液成分)。

(3)术中发现颅压增高时,可用针芯尖端堵住针座的出口,以控制脑脊液的流速,防止脑脊液突然大量喷出。放液时不宜过快。侧卧位腰椎的正常压力为 70~180 mmH$_2$O,流速为 40~50 滴/min。压力超过 200 mmH$_2$O 或流速每分钟超过 50 滴时,提示有颅内压增高,可使用脱水药。

(4)鞘内给药时,应先放出等量脑脊液,再注入用生理盐水充分稀释的药物,做气脑检查时,应先缓慢放脑脊液 10 mL,再注入滤过空气 10 mL,反复进行,达所需量再行摄片。

(5)帮助患者维持有效体位,防止断针等意外发生。

(6)穿刺过程中密切观察患者意识、面色、呼吸、脉搏、血压等,有异常及时报告,并做相应的处理。

(7)观察脑脊液的性质。正常脑脊液为无色透明液体。血色或粉红色脑脊液常见于穿刺损伤或椎管、颅内有出血性病变。区别方法:用三管连续接取的脑脊液,如果管中红色依次变淡,最后转清,则为穿刺损伤出血;如三管皆为均匀一致的血色,则为出血性病变。

(8)术毕及时送检脑脊液标本,以免影响检查结果。术后,患者宜去枕平卧 4~6 h,以免出现穿刺术后头痛等。如出现头痛,应卧床休息,静脉滴注生理盐水和 5% 葡萄糖溶液可改善症状。保护穿刺处敷料,防止潮湿、污染和脱落。术后 24 h 不宜沐浴,以免感染。

第四节　骨髓穿刺术

一、目的

(1)适用各种白血病的诊断。

(2)协助诊断贫血原因。

(3)诊断某些恶性肿瘤如淋巴瘤、多发性骨髓瘤等。

(4)血液内寄生虫学检查和骨髓液的细菌培养以及经骨髓腔输血、输骨髓等治疗疾病。

二、用物准备

(1)骨髓穿刺包:无菌盒、孔巾、血管钳、20 mL 及 2 mL 注射器、6 号半针头、纱布、16 号骨髓穿刺针等。

(2)治疗盘:棉签、胶布、手套、碘酒、乙醇、局部麻醉药等。如需做培养者准备培养基。

三、患者准备

(1)解释穿刺的目的、操作程序和配合要求,取得同意后签字。

(2)有针对性地做好心理护理,缓解紧张、焦虑情绪,嘱其有不适感及时告知。

（3）精神紧张者术前可给予可待因 0.03 g 或苯巴比妥 0.06 g，缓解紧张情绪。

（4）排空大小便。

四、操作要点

（1）核对：携用物至床前，核对床号、姓名，解释目的、要求。嘱其在穿刺时勿剧烈咳嗽。

（2）定位：患者取仰卧、侧卧或俯卧位。髂前上棘后 1～2 cm 处，髂后上棘穿刺点，胸骨穿刺点，小儿胫骨粗隆穿刺点，腰椎棘突穿刺点（图 2-9）。

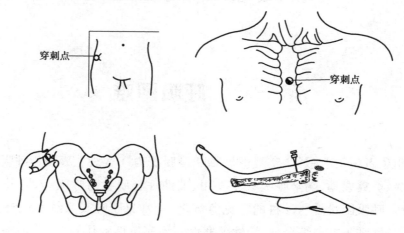

图 2-9　骨髓穿刺部位

（3）消毒：常规消毒局部皮肤。打开穿刺包，戴手套，铺孔巾。

（4）局部麻醉：用利多卡因局部麻醉至骨膜。

（5）穿刺：将骨髓穿刺针的固定器固定在离针尖 1～1.5 cm 处。操作者以左手拇指、食指固定皮肤，右手持穿刺针在局麻针眼处垂直缓缓刺入，针尖进入骨髓腔时有阻力减小之感觉，即拔出针芯，接20 mL注射器向外抽吸，即获骨髓。一般分类涂片抽骨髓 0.2 mL 即可，如做骨髓液细菌培养则可抽吸 1.5 mL。术毕，拔除穿刺针。穿刺点用碘酒、乙醇消毒，并盖无菌纱布，局部按压 1～2 min。

五、注意事项及护理要点

（1）严格执行无菌操作，以防感染。穿刺时要注意避免进针过深。抽吸时针头不要左右摆动，以免折断针头。

（2）穿刺过程中随时观察患者面色、脉搏等情况，发现异常报告医师及时处理。

（3）术后观察穿刺部位有无出血。

（4）术后 24 h 内不宜沐浴，保持局部干燥。

第三章

常见急症的护理

第一节 呼吸困难

呼吸困难是指患者主观上感觉"空气不足"或"呼吸费力",客观上表现为呼吸运动费力,严重时可出现张口呼吸、鼻翼扇动、端坐呼吸甚至发绀、辅助呼吸肌参与呼吸运动,并伴有呼吸频率、深度、节律的改变。呼吸困难是急诊科的常见急症之一,常见于呼吸系统和循环系统疾病,如肺栓塞、哮喘、气胸、急性呼吸窘迫综合征、慢性阻塞性肺疾病急性发作、心力衰竭等,其他系统疾病也可累及呼吸功能而引起呼吸困难。

一、病因与发病机制

不同原因引起呼吸困难的发病机制各异,但均可导致肺的通气和(或)换气功能障碍,引起呼吸困难。

1.急性肺栓塞(APE)

急性肺栓塞(APE)是各种栓子阻塞肺动脉系统引起的以肺循环和呼吸功能障碍为主要表现的一组疾病或临床综合征的总称,包括肺血栓栓塞(PTE)、脂肪栓塞、羊水栓塞、空气栓塞。临床上以 PTE 最为常见,通常所指的 APE 即指 PTE。其发病机制为肺血管栓塞后,由于血栓机械性堵塞肺动脉,引发神经、体液因素参与的肺血管痉挛和气道阻力增加,从而引起通气/血流比例失调、肺不张和肺梗死,导致呼吸功能改变。

2.支气管哮喘

支气管哮喘简称哮喘,是由多种细胞和细胞组分参与的气道慢性炎症性疾病。哮喘的发病机制非常复杂,气道炎症、气道反应性增高和神经调节等因素及其相互作用被认为与哮喘的发病密切相关。其中,气道炎症是哮喘发病的本质,而气道高反应是哮喘的重要特征。常因接触变应原、刺激物或呼吸道感染诱发。

3.急性呼吸窘迫综合征(ARDS)

急性呼吸窘迫综合征(ARDS)是由各种肺内、肺外因素导致的急性弥漫性肺损伤,进而发展的急性呼吸衰竭。发病机制主要为肺毛细血管内皮细胞和肺泡上皮细胞损伤,造成肺毛细血管通透性增高、肺水肿及透明膜形成,引起肺容积减少、肺顺应性降低、严重的通气/血流比例失调,导致呼吸功能障碍。

4.慢性阻塞性肺疾病(COPD)

慢性阻塞性肺疾病(COPD)是一种以气流受限为特征的肺部疾病。气流受限呈进行性发展,与气道和肺组织对有害气体或有害颗粒的异常慢性炎症反应有关,与慢性支气管炎和肺气肿密切相关。发病机制主要为各级支气管壁均有炎症细胞浸润,基底部肉芽组织和机化纤维组织增生导致管腔狭窄。

5.气胸

气胸胸膜腔是不含有空气的密闭潜在性腔隙,一旦胸膜腔内有气体聚集,即称为气胸。气胸可分为自发性气胸和创伤性气胸。自发性气胸常指无创伤及医源性损伤而自行发生的气胸。根据脏胸膜破裂口的情况可将气胸分为闭合性气胸、开放性气胸、张力性气胸。气胸发生后,胸膜腔内压力增高,肺失去膨胀能力,通气功能严重受损,引起严重呼吸困难。

二、临床表现与辅助检查

(一)临床表现

1.呼吸形态的改变

(1)呼吸频率:呼吸频率增快常见于呼吸系统疾病、心血管疾病、贫血、发热等;呼吸频率减慢多见于急性镇静安神药中毒、CO中毒等。

(2)呼吸深度:呼吸加深见于糖尿病及尿毒症酸中毒,呼吸中枢受刺激,出现深而慢的呼吸,称为酸中毒深大呼吸或库斯莫尔呼吸。呼吸变浅见于肺气肿、呼吸肌麻痹及镇静剂过量等。呼吸浅快,常见于癔症发作。

(3)呼吸节律:常见的呼吸节律异常可表现为潮式呼吸(Cheyne-Stokes呼吸)或间停呼吸(Biots呼吸),是呼吸中枢兴奋性降低的表现,反映病情严重。潮式呼吸见于中枢神经系统疾病和脑部血液循环障碍,如脑动脉硬化、心力衰竭、颅内压增高以及糖尿病昏迷和尿毒症等。间停呼吸偶见于脑膜炎、中暑、颅脑外伤等。

2.主要症状与伴随症状

引起呼吸困难的原发病不同,其主要症状与伴随症状也各异。患者如有不能解释的呼吸困难、胸痛、咳嗽,同时存在深静脉血栓的高危因素,应高度怀疑急性肺栓塞的可能。既往曾诊断哮喘或有类似症状反复发作,突然出现喘息、胸闷、伴有哮鸣的呼气性呼吸困难可考虑支气管哮喘急性发作。起病急,呼吸困难和(或)呼吸窘迫,顽固性低氧血症,常规给氧方法不能缓解,出现非心源性肺水肿可考虑ARDS。呼吸困难伴有突发一侧胸痛(每次呼吸时都会伴随疼痛),呈针刺样或刀割样疼痛,有时向患侧肩部放射常提示气胸。

3.体征

可通过观察患者的胸廓外形及呼吸肌的活动情况、有无"三凹征"和颈静脉充盈,叩诊胸廓和听诊呼吸音等方法评估呼吸困难患者的体征。肺栓塞患者可有颈静脉充盈,肺部可闻及局部湿性啰音及哮鸣音,肺动脉瓣区第二心音亢进或分裂,严重时血压下降甚至休克。支气管哮喘急性发作时胸部呈过度充气状态,吸气性"三凹征",双肺可闻及广泛的呼气相哮鸣音,但非常严重的哮喘发作可无哮鸣音(静寂胸)。呼吸浅快、桶状胸、叩诊呈过清音,辅助呼吸肌参与呼吸运动甚至出现胸腹矛盾运动常见于 COPD。患侧胸廓饱满、叩诊呈鼓音、听诊呼吸音减弱或消失应考虑气胸。

(二)辅助检查

(1)血氧饱和度监测:了解患者缺氧情况。

(2)动脉血气分析:呼吸困难最常用的检查,了解氧分压、二氧化碳分压的高低以及 pH 值等,从而判断是否存在呼吸衰竭、呼吸衰竭的类型以及是否有酸中毒、酸中毒的类型等情况。

(3)胸部 X 线或 CT 检查:了解肺部病变程度和范围,明确是否存在感染、占位性病变、气胸等情况。

(4)心电图:初步了解心脏情况,除心肌梗死和心律失常外,对诊断肺栓塞有参考意义。

(5)血常规:了解是否存在感染、贫血以及严重程度。

(6)特殊检查:

①肺动脉造影,确诊或排除肺血栓栓塞症。

②肺功能检查,可进一步明确呼吸困难类型。

三、治疗原则

呼吸困难的治疗原则是保持呼吸道通畅,纠正缺氧和(或)二氧化碳潴留,纠正酸碱平衡失调,为基础疾病及诱发因素的治疗争取时间,最终改善呼吸困难取决于病因治疗。

四、护理评估

(一)健康史

1.询问健康史

询问既往咳、痰、喘等类似发作史与既往疾病,如咳、痰、喘症状与季节有关,可能为肺源性呼吸困难。既往有心脏病史,呼吸困难发作与活动有关,可能是心源性呼吸困难。

2.起病缓急和时间

①突然发作的呼吸困难多见于自发性气胸、肺水肿、支气管哮喘、急性心肌梗死和肺栓塞等。

②夜间阵发性呼吸困难以急性左心衰所致的心源性肺水肿为最常见,COPD 患者夜间可因痰液聚积而引起咳、喘,被迫端坐体位。

③ARDS 患者多在原发病起病后 7 d 内,约半数者在 24 h 内会出现呼吸加快,随后呼吸困难呈进行性加重或窘迫。

3.诱发因素

①有过敏原(如鱼、虾、花粉、乳胶、霉菌、动物皮屑等)、运动、冷刺激(吸入冷空气和食用冰激凌)、吸烟、上呼吸道感染等诱因而出现的呼吸困难常提示哮喘或 COPD 急性发作。

②有深静脉血栓的高危因素,如骨折、创伤、长期卧床、外科手术、恶性肿瘤等,排除了其他原因的呼吸困难可考虑肺栓塞。

③在严重感染、创伤、休克和误吸等直接或间接肺损伤后 12~48 h 内出现呼吸困难可考虑 ARDS。

④有过度用力或屏气用力史而突然出现的呼吸困难可考虑自发性气胸。

(二)病情严重程度评估与判断

可以通过评估患者的心率、血压、血氧饱和度、意识以及患者的呼吸形态、异常呼吸音、体位、讲话方式、皮肤颜色等,初步判断患者呼吸困难的严重程度。

(1)讲话方式:患者一口气不间断地说出话语的长度是反映呼吸困难严重程度的一个指标。能说完整的语句表示轻度或无呼吸困难,说短语为中度呼吸困难,仅能说单词常为重度呼吸困难。

(2)体位:体位也可以提示呼吸困难的程度。可平卧为没有或轻度呼吸困难,可平卧但愿取端坐位常为中度呼吸困难,无法平卧可能为重度呼吸困难。

(3)气胸威胁生命的征象:气胸的患者如出现张力性气胸、急剧的呼吸困难、低血压、心动过速、气管移位任何一项,即为威胁生命的征象。

(4)急性肺血栓栓塞症病情危险程度:

①低危 PTE(非大面积):血流动力学稳定,无右心室功能不全和心肌损伤,临床病死率<1%。

②中危 PTE(次大面积):血流动力学稳定,但出现右心室功能不全及(或)心肌损伤,临床病死率 3%~5%。

③高危 PTE(大面积):以休克和低血压为主要表现,即体循环动脉收缩压<90 mmHg,或较基础值下降幅度≥40 mmHg,持续 15 min 以上,临床病死率>15%。

(5)哮喘急性发作时病情严重程度的分级见表3-1。

表 3-1　哮喘急性发作时病情严重程度的分级

临床特点	轻度	中度	重度	危重
气短	步行、上楼时	稍事活动	休息时	—
体位	可平卧	喜坐位	端坐呼吸	—
讲话方式	连续成句	常有中断	单字	不能讲话
精神状态	可有焦虑/尚安静	时有焦虑或烦躁	常有焦虑、烦躁	嗜睡、意识模糊
出汗	无	有	大汗淋漓	—
呼吸频率	轻度增加	增加	常>30 次/min	—
辅助呼吸肌活动及"三凹征"	常无	可有	常有	胸腹矛盾运动
哮鸣音	散在,呼吸末期	响亮、弥漫	响亮、弥漫	减低乃至无
脉率	<100 次/min	100~120 次/min	>120 次/min	脉率变慢或不规则
奇脉	无,<10 mmHg	可有,10~25 mmHg	常有,>25 mmHg	无
使用 β_2 激动剂后,最大呼吸流速(PEF)占预计值或个人最佳值	>80%	60%~80%	<60%或绝对值<100 L/min 或作用持续时间<2 h	—
动脉血氧分压(PaO_2)	正常	≥60 mmHg	<60 mmHg	<60 mmHg
动脉血二氧化碳分压($PaCO_2$)	<45 mmHg	≤45 mmHg	>45 mmHg	>45 mmHg
动脉血氧饱和度(SaO_2)	>95%	91%~95%	≤90%	≤90%
pH 值	—	—	可降低	降低

五、护理措施

1.即刻护理措施

任何原因引起的呼吸困难均应以抢救生命为首要原则。

（1）保持呼吸道通畅。

（2）氧疗：鼻导管、面罩或鼻罩给氧。COPD 伴有 CO_2 潴留和肺栓塞合并通气功能障碍时应先低流量给氧。哮喘急性发作时，可先经鼻导管给氧，如果缺氧严重，应经面罩或鼻罩给氧。ARDS 患者一般高浓度给氧，尽快提高氧分压。

（3）建立静脉通路，保证及时给药。

（4）心电监护：监测心率、心律、血压、呼吸和血氧饱和度。

（5）准确留取血样标本：采血查动脉血气、D-二聚体、血常规等。

（6）取舒适体位：嘱患者安静，取半坐卧位或端坐卧位，昏迷或休克患者取平卧位，头偏向一侧。

（7）备好急救物品：如患者呼吸困难严重，随时做好气管插管或气管切开、机械通气的准备与配合工作，备好吸引器等抢救物品和抢救药品。

（8）做好隔离措施：对可疑的呼吸道传染性疾病，应注意做好隔离与防护，防止交叉感染。

2.用药护理

遵医嘱及时准确地给予各种药物。

（1）控制感染：呼吸困难伴有呼吸道和肺部感染时，遵医嘱应用抗生素，注意观察有无药物过敏反应。

（2）解痉、平喘：

①β_2 受体激动药（如沙丁胺醇、特布他林和非诺特罗），β_2 受体激动药可舒张支气管平滑肌，是控制哮喘急性发作的首选药物。哮喘急性发作时因气道阻塞影响口服吸入法治疗的效果，可经皮下或静脉途径紧急给药。应用时注意观察患者有无头痛、头晕、心悸、手指颤抖等不良反应。

②茶碱类，具有舒张支气管平滑肌作用，及强心、利尿、扩张冠状动脉、兴奋呼吸中枢和呼吸肌作用。静脉滴注时浓度不宜过高，注射速度不宜超过 0.25 mg/（kg·min），以免引起心动过速、心律失常、血压下降，甚至突然死亡等中毒反应。

③糖皮质激素，糖皮质激素是控制哮喘发作最有效的药物，可分为吸入、口服和静脉用药，重度或严重哮喘发作时应及早遵医嘱应用激素。

④肾上腺素，支气管哮喘发作紧急状态下，可遵医嘱给予 0.1% 肾上腺素 0.3~0.5 mL 皮下注射，以迅速解除支气管痉挛。

（3）维持呼吸：呼吸兴奋剂可应用于 CO_2 潴留并伴有呼吸中枢抑制的患者，如不能改善缺氧状态，应做好人工机械通气的准备。应用呼吸兴奋剂时，应保持呼吸道通畅，适当提高吸氧浓度，静脉滴注时速度不宜过快，注意观察患者的呼吸频率、节律、神志变化，监测动脉血气。

（4）维持血压：肺栓塞、气胸的患者，往往会有血流动力学的改变，出现心率加快、血压下降甚至休克,应遵医嘱及时给予多巴胺或多巴酚丁胺等血管活性药物治疗心力衰竭、休克,维持体循环和肺循环稳定。

（5）止痛:剧烈胸痛影响呼吸功能时,遵医嘱应用止痛药物。

（6）纠正酸中毒:严重缺氧可引起代谢性酸中毒,遵医嘱静脉滴注5%碳酸氢钠。

3.病情观察

（1）监测生命体征和呼吸功能:注意监测心率、心律、血压的变化,有无血流动力学障碍。观察呼吸频率、深度和节律改变,注意监测血氧饱和度和动脉血气情况。

（2）观察氧疗效果:氧疗过程中,应注意观察氧疗效果。如吸氧后呼吸困难缓解、发绀减轻、心率减慢,表示氧疗有效;如意识障碍加深或呼吸过度表浅、缓慢,可能为 CO_2 潴留加重。应定期按医嘱复查动脉血气,根据动脉血气分析结果和患者的临床表现,及时遵医嘱调整氧流量或呼吸机参数设置,保证氧疗效果。

4.肺栓塞的护理

如果呼吸困难是由肺栓塞引起,除上述护理外,还应给予如下护理。

（1）镇静:绝对卧床休息,保持安静,防止活动致使其他静脉血栓脱落。

（2）胸痛护理:了解胸痛的部位、诱发因素、疼痛程度,必要时遵医嘱给予止痛药物。

（3）溶栓治疗的护理:

①保证静脉通路畅通。

②用药护理,溶栓和抗凝治疗的主要药物不良反应为出血。应密切观察患者有无出血倾向,如牙龈、皮肤黏膜、穿刺部位等。观察患者有无头痛、呕吐、神志改变等脑出血症状。动、静脉穿刺时,要尽量选用小号针头,穿刺后要充分压迫止血,放松压迫后要观察是否继续出现皮下渗血。

③溶栓后护理,按医嘱抽血查凝血时间、动脉血气、描记心电图,以判断溶栓效果及病情变化。

（4）其他处理:做好外科手术和介入治疗的准备。

5.支气管哮喘急性发作的护理

如果呼吸困难是由于哮喘急性发作所引起,应尽快配合采取措施缓解气道阻塞,纠正低氧血症,恢复肺功能,预防哮喘进一步恶化或再次发作,防治并发症。遵医嘱给予 β_2 受体激动药、氨茶碱、抗胆碱药、糖皮质激素等,解除支气管痉挛。维持水、电解质与酸碱平衡,注意补充液体,纠正因哮喘持续发作时张口呼吸、出汗、进食少等原因引起的脱水,避免痰液黏稠导致气道堵塞。部分患者可因反复应用 β_2 受体激动药和大量出汗而出现低钾、低钠等电解质紊乱情形,应按医嘱及时予以纠正。并发呼吸衰竭者,遵医嘱给予鼻(面)罩等无创伤性辅助通气。若无效,做好有创机械通气治疗的准备与配合,对黏液痰栓阻塞气道的患者必要时可行支气管肺泡灌洗术。

6.ARDS 的护理

（1）氧疗护理:确定给氧浓度的原则是在保证 PaO_2 迅速提高到 60 mmHg 或血氧饱和度（SaO_2）达90%以上的前提下,尽量降低给氧浓度。ARDS 患者轻者可用面罩给氧,多数患者需使用机械通气。

保护性机械通气是治疗 ARDS 的主要方法,其中最重要的是应用呼气末正压(PEEP)和小潮气量治疗。采用小潮气量,旨在控制吸气平台压,防止肺泡过度扩张。应用 PEEP 时应注意:

①对血容量不足的患者,应补充足够的血容量以代偿回心血量的不足,但又不能过量,以免加重肺水肿。

②PEEP 一般从低水平开始应用,逐渐增加至合适水平,使 PaO_2 维持在大于 60 mmHg 而吸入氧浓度(FiO_2)小于 0.6。

③使用 PEEP 时,应注意观察患者情况,避免气压伤的发生。

④有条件者采用密闭式吸痰方法,尽量避免中断 PEEP。

(2)控制液体量:注意控制 ARDS 患者液体摄入量,出入量宜维持负平衡(-500 mL 左右)。

(3)积极配合治疗原发病:如按医嘱控制感染、固定骨折、纠正休克等。

(4)营养支持:由于 ARDS 发生时,机体常处于高代谢状态,应按医嘱补充足够的营养,提倡全胃肠营养。

(5)防治并发症:注意观察感染等并发症,如发热、咳嗽、咯黄绿色痰液等,应根据医嘱留取各种痰液标本。

7.慢性阻塞性肺疾病急性发作的护理

在控制性氧疗、抗感染、祛痰、止咳、松弛支气管平滑肌等治疗措施的基础之上,协助患者咳嗽、咳痰,必要时给予吸痰,保持呼吸道通畅。

8.气胸的护理

积极配合给予排除胸腔气体,闭合漏口,促进患肺复张,减轻呼吸困难,改善缺氧症状等急救措施。

(1)胸腔穿刺抽气:张力性气胸患者如病情危重,应做好配合紧急穿刺排气的准备。在患侧锁骨中线第 2 或第 3 肋间用 16—18 号粗针头刺入排气,每次抽气不宜超过 1 000 mL。

(2)胸腔闭式引流:目的是排出气体,促使肺膨胀。患者在胸腔闭式引流时,护理上应注意:

①连接好胸腔闭式引流装置。

②搬动患者时,应夹闭引流管,并妥善固定。

③更换引流装置时需夹闭引流管,注意无菌操作。

④引流过程中注意观察引流是否通畅,穿刺口有无渗血。渗血多时,及时报告医生,随时给予更换敷料等处理。

⑤鼓励患者咳嗽、深呼吸,促进胸腔内气体的排出。

(3)手术准备:若胸腔引流管内持续不断地逸出大量气体,呼吸困难未改善,提示可能有肺和支气管的严重损伤,应做好手术探查修补裂口的准备。

(4)并发症的护理:

①复张后肺水肿处理,复张后肺水肿多发生于抽气过多或过快时,表现为胸闷、咳嗽、呼吸困难无缓解,严重者可有大量白色泡沫痰或泡沫血痰。处理方法包括停止抽气,患者取半卧位、吸氧、应用利尿药等。

②皮下气肿和纵隔气肿,皮下气肿一般不需要特殊处理往往能自行吸收,但需注意预防感

染。吸入高浓度氧可促进皮下气肿的吸收消散。纵隔气肿张力过高,必要时需做锁骨上窝切开或穿刺排气处理。

9.心理护理

呼吸困难患者因为突然发病,几乎都存在恐惧心理,应关注患者的神情变化,给予恰当的病情告知、安慰与心理支持,使其尽可能消除恐惧,保持情绪平稳,有良好的遵医行为。

10.转运护理

急诊处理后需手术或住院的患者,应做好转运的准备工作。根据病情,准备氧气、监护仪、简易呼吸器、除颤仪等必要的转运抢救设施,安排相应的工作人员护送至手术室或病房,保证转运途中安全。

第二节　窒　息

窒息是指气流进入肺脏受阻或吸入气体缺氧导致的呼吸衰竭或呼吸停止状态。一旦发生窒息,可迅速危及生命,应立即采取相应措施,查明原因,积极进行抢救。本节主要讨论气道阻塞引起的窒息。

一、病因与发病机制

引起窒息的原因各异,但其发病机制都是由于机体的通气受限或吸入气体缺氧导致肺的通气与换气功能障碍,引起全身组织与器官缺氧、二氧化碳潴留,进而导致组织细胞代谢障碍、酸碱失衡、功能紊乱甚至衰竭而死亡。

根据病因可分为:

(1)气道阻塞性窒息:分泌物或异物部分或完全堵塞气道致通气障碍所引起的窒息。

(2)中毒性窒息:如 CO 中毒,大量的 CO 经呼吸道进入血液,与血红蛋白结合形成碳氧血红蛋白,阻碍氧与血红蛋白的结合及解离,引起组织缺氧造成的窒息。

(3)病理性窒息:包括肺炎与淹溺等所致的呼吸面积的丧失,以及脑循环障碍引起的中枢性呼吸停止,主要表现为 CO_2 和其他酸性代谢产物蓄积引起的刺激症状与缺氧导致的中枢神经麻痹症状交织在一起。

二、临床表现与诊断

气道阻塞的患者通常呈吸气性呼吸困难,出现"四凹征"(胸骨上窝、锁骨上窝、肋间隙及剑突下软组织)。根据气道是否被完全阻塞可分为:

(1)气道不完全阻塞:患者张口瞪目,有咳嗽、喘气或咳嗽微弱无力,呼吸困难,烦躁不安。皮肤、甲床、口腔黏膜和面色青紫。

(2)气道完全阻塞:患者面色灰暗青紫,不能说话及呼吸,很快意识丧失,呼吸停止。如不紧急解除窒息,将迅速导致死亡。

三、治疗原则

当窒息发生时,保持呼吸道通畅是关键,其次是采取病因治疗。对气道不完全阻塞的患者,应查明原因,采取病因治疗和对症治疗,尽早解除气道阻塞。对气道完全阻塞的患者,应立即解除窒息,或做好气管插管、气管切开或紧急情况下环甲膜穿刺的准备。

四、护理评估

(1)气道阻塞的原因判断:通过健康史、血气分析、胸部平片、纤维支气管镜检查,可分别判断不同原因引起的窒息。

(2)气道阻塞引起窒息的严重程度分级:

①Ⅰ度:安静时无呼吸困难,当活动时出现轻度的呼吸困难,可有轻度的吸气性喉喘鸣及胸廓周围软组织凹陷。

②Ⅱ度:安静时有轻度呼吸困难、吸气性喉喘鸣及胸廓周围软组织凹陷,活动时加重,但不影响睡眠和进食,无烦躁不安等缺氧症状,脉搏尚正常。

③Ⅲ度:呼吸困难明显,喉喘鸣声较响亮,吸气性胸廓周围软组织凹陷明显,并出现缺氧症状,如烦躁不安、不易入睡、不愿进食、脉搏加快等。

④Ⅳ度:呼吸极度困难,患者坐立不安、手足乱动、出冷汗、面色苍白或发绀、心律不齐、脉搏细速、昏迷、大小便失禁等。若不及时抢救,可因窒息导致呼吸、心跳停止而死亡。

五、护理措施

1.即刻护理措施

(1)迅速解除窒息因素,保持呼吸道通畅。

(2)给予高流量吸氧,使血氧饱和度恢复94%以上,必要时建立或重新建立人工气道,给予人工呼吸支持或机械通气。

(3)建立静脉通路,遵医嘱给予药物治疗。

(4)监测生命体征:给予心电、血压、呼吸、血氧饱和度监护,遵医嘱采动脉血做血气分析。

(5)备好急救物品:如吸引器、呼吸机、气管插管、喉镜等开放气道用物。

2.根据窒息的严重程度,配合给予相应的救治与护理

(1)Ⅰ度:查明病因并进行针对性治疗,如由炎症引起,按医嘱应用抗生素及糖皮质激素控制炎症。若由分泌物或异物所致,尽快清除分泌物或取出异物。

(2)Ⅱ度:针对病因治疗,多可解除喉阻塞。

(3)Ⅲ度:严密观察呼吸变化,按医嘱同时进行对症治疗及病因治疗。经保守治疗未见好转、窒息时间较长、全身情况较差者,应及早做好配合气管插管或气管切开的准备。

(4)Ⅳ度:需立即行气管插管、气管切开或环甲膜穿刺术,应及时做好吸痰、吸氧及其相关准备与配合工作。

应注意的是:气管阻塞或气道异物引起的窒息,如条件允许,即使Ⅲ度、Ⅳ度呼吸困难,也可把握好时机,有效清理呼吸道或将异物取出后即可缓解呼吸困难,而不必首先行气管插管或气管切开术。

3.气道异物的护理

气道异物有危及生命的可能,应尽早配合取出异物,以保持呼吸道通畅,防止窒息及其他并发症的发生。可使用海姆立克(Heimlich)手法排除异物,或经内镜(直接喉镜、支气管镜、纤维支气管镜)取出异物。如确实难以取出异物,应做好开胸手术、气管切开的准备。对有明显气道阻塞的患者,紧急情况下可用粗针或剪刀行环甲膜穿刺或切开术,以开放气道。

4.喉阻塞的护理

喉阻塞患者的护理重点是保持呼吸道的通畅。对舌后坠及喉阻塞者,可使用口咽通气管开放气道。如为气管狭窄、下呼吸道梗阻所致的窒息,应立即做好施行气管插管或气管切开术的准备,必要时配合给予机械辅助通气。

5.大咯血窒息时的紧急处理

如为肺部疾病所致的大咯血,有窒息前兆症状时,应立即取患者头低足高45°的俯卧位,头偏向一侧,轻拍背部以利引流;及时吸出口腔内的血块,使呼吸道畅通;在解除气道阻塞后按医嘱给予吸氧等措施,改善缺氧。

6.严密观察病情变化

随时注意患者呼吸、咳嗽及全身情况,如患者窒息后呼吸急促、口唇发绀、烦躁不安等症状仍不能改善或逐渐加重,应准备继续进行抢救。

7.术前护理

必要时,做好经纤维支气管镜或喉镜取异物的术前准备工作。

8.心理护理

嘱患者安静休息,避免剧烈活动,对精神紧张的患者,做好患者的解释和安慰工作。

第三节　急性胸痛

胸痛是指胸前区的不适感,包括胸部闷痛、刺痛、烧灼、紧缩或压榨感等,有时可放射至面颊、下颌部、咽颈部、肩部、后背部、上肢或上腹部,表现为酸胀、麻木或沉重感等,常伴有精神紧张、焦虑、恐惧感,是急诊科常见的病症之一。胸痛的病因复杂各异,且危险性存在较大的差别。急性胸痛是一些致命性疾病的主要临床表现,如急性冠状动脉综合征、主动脉夹层、急性肺栓塞等。目前,"胸痛中心"是一种新型的医疗模式,通过院内多学科及院内外急救医疗服务体系信息共享和流程优化,使急性胸痛患者得到了快速诊断和及时治疗,病死率降低,临床预后得到改善。

一、病因与发病机制

胸痛的病因涵盖各个系统,有多种分类方法,其中,从急诊处理和临床实用角度,可将胸痛分为致命性胸痛和非致命性胸痛两大类。致命性胸痛又可分为心源性胸痛和非心源性胸痛,其中急性冠脉综合征、主动脉夹层和急性肺栓塞属于致命性胸痛。

急性冠脉综合征(ACS)是以冠状动脉粥样硬化斑块破溃,继发完全或不完全闭塞性血栓形成病理基础的一组临床综合征,包括不稳定型心绞痛(UA)、非 ST 段抬高型心肌梗死(NSTE-MI)和 ST 段抬高型心肌梗死(STEMI);前两者又称非 ST 段抬高型急性冠脉综合征(NSTE-ACS)。其中,斑块破溃若形成微栓子或不完全血栓,可诱发 UA 或 NSTEMI;若形成完全性血栓,可诱发 STEMI。这些综合征均可导致心搏骤停和死亡,因此早期识别和快速反应至关重要。

主动脉夹层(AD)是指主动脉腔内的血液经主动脉内膜撕裂口流入囊样变性的主动脉中层,形成夹层血肿,并随血流压力的驱动,沿主动脉壁纵轴延伸剥离导致的严重心血管急症。由于机械压迫、刺激和损伤导致突发撕裂样的胸部疼痛。约有半数主动脉夹层由高血压动脉粥样硬化引起,其他病因包括遗传性血管病变如马方综合征、血管炎性疾病、医源性因素、主动脉粥样硬化斑块内膜破溃以及健康女性妊娠晚期等。

急性肺栓塞引起的胸痛与低氧血症、冠状动脉灌注减少、肺动脉高压时的机械扩张和波及壁胸膜有关。

由于心、肺、大血管以及食管的传入神经进入同一个胸背神经节,通过这些内脏神经纤维,不同脏器疼痛会产生类似的胸痛表现。此外,内脏病变除产生局部疼痛外,还可产生牵涉痛,其发生机制是由于内脏器官的痛觉纤维与来自皮肤的感觉纤维在脊髓后角终止于同一神经元上,通过脊髓丘脑束传入大脑,大脑皮质把来自内脏的痛觉误感觉为相应体表的痛觉。

二、临床表现与诊断

1.临床表现

(1)起病:ACS 多在 10 min 内胸痛发展到高峰,而主动脉夹层多是突然起病,发病时疼痛最严重。

(2)部位及放射:心绞痛或心肌梗死的疼痛区域常位于胸骨后或心前区,向左肩和左臂内侧放射,也可向左颈或面颊部放射而被误诊为牙痛。主动脉夹层随夹层血肿的扩展,疼痛可由近心端向远心端蔓延,升主动脉夹层疼痛可向前胸、颈、喉放射,降主动脉夹层疼痛可向肩胛间、背、腹、腰或下肢放射。急性肺栓塞、气胸常呈剧烈的患侧胸痛。

(3)性质:疼痛的性质多种多样,程度可呈剧烈、轻微或隐痛。典型的心绞痛和心肌梗死表现为压榨样痛并伴有压迫样窒息感,而非典型疼痛表现为"胀痛"或"消化不良"等非特异性不适。主动脉夹层为骤然发生的前后移行性撕裂样剧痛。急性肺栓塞有胸膜炎性胸痛或心绞痛样疼痛。

(4)持续时间及影响因素:心绞痛一般持续 2~10 min,休息或含服硝酸甘油后 3~5 min 内缓解,诱因包括劳累、运动、饱餐、寒冷、情绪激动等。不稳定型心绞痛还可在患者活动耐量下降时,或静息状态下发作,胸痛持续时间延长,程度加重,发作频率增高。心肌梗死的胸痛持续时间常大于 30 min,硝酸甘油无法有效缓解。呼吸时加重的胸痛多见于肺、心包或肌肉骨骼疾患。与进食密切相关的胸痛多见于食管疾病。

（5）伴发症状:胸痛伴有血流动力学异常,如大汗、颈静脉怒张、血压下降或休克等情况,多见于致命性胸痛。胸痛伴有严重呼吸困难、发绀、烦躁不安等情况时,提示呼吸系统疾病的可能性较大。恶心、呕吐可为心源性或消化系统疾病所致胸痛患者的伴发症状。

2.体格检查

ACS 患者可无特异性临床体征,部分患者可表现为面色苍白、皮肤湿冷、发绀、颈静脉怒张、低血压、心脏杂音、肺部啰音等。主动脉夹层累及主动脉根部,可闻及主动脉瓣杂音;夹层破入心包,引起心脏压塞可出现贝氏三联征,即颈静脉怒张、脉压减小、心音低钝遥远;夹层压迫锁骨下动脉可造成脉搏短绌、双侧收缩压和(或)脉搏不对称。急性肺栓塞患者最常见体征是呼吸频率增快,可伴有口唇发绀;血压下降,休克提示大面积肺栓塞;单侧或双侧不对称性下肢肿胀、腓肠肌压痛提示患者合并深静脉血栓形成。

3.辅助检查

（1）心电图:心电图是早期快速识别 ACS 的重要工具,标准十二或十八导联心电图有助于识别心肌缺血部位、范围和程度。

①STEMI 患者典型心电图:至少两个相邻导联 J 点后,新出现 ST 段弓背向上抬高,伴或不伴病理性 Q 波、R 波减低;新发的完全左束支传导阻滞;超急性期 T 波改变。

②NSTE-ACS 患者的典型心电图:同基线心电图比较,至少 2 个相邻导联 ST 段压低大于等于 0.1 mV 或者 T 波改变,并呈动态变化。少数 UA 患者可无心电图异常表现。上述心电图变化可随心绞痛的缓解而完全或部分消失,如果其变化持续 12 h 以上,提示 NSTEMI。

③急性肺栓塞患者典型心电图:$S_IQ_{III}T_{III}$征,即 I 导联 S 波加深,III 导联出现 Q 波及 T 波倒置。

（2）实验室检查:心肌肌钙蛋白 I/T(cTnI/T)是诊断心肌梗死的特异性高、敏感性好的生物性标志物,高敏肌钙蛋白(hs-cTn)是检测 cTnI/T 的高敏感方法。如不能检测 cTn,肌酸激酶同工酶(CK-MB)检测可作为替代。

多数急性肺栓塞患者的血气分析表现为 $PaO_2 <80$ mmHg 伴 $PaCO_2$ 下降。血浆 D-二聚体升高,因其敏感性高而特异性差,若其含量低于 500 μg/L,对急性肺栓塞有重要的排除价值。

（3）超声心动图:可定位主动脉夹层内膜裂口,显示真、假腔的状态及并发心包积液和主动脉瓣关闭不全的改变等。

（4）CT 血管成像:主动脉夹层和急性肺栓塞的临床首选影像学检查。

（5）肺动脉造影术:在 CT 检查难以确诊或排除急性肺栓塞诊断时,或者患者需要血流动力学监测时应用。

三、治疗原则

急性胸痛的治疗原则是首先迅速识别致命性胸痛,给予积极救治,然后针对病因进行治疗。

1.ACS 的救治原则

（1）院前急救：

①首先识别并确认缺血性胸痛，获取十二导联心电图，如果 ST 段抬高，将患者送往能进行心血管再灌注治疗的医院，有条件应提前与医院沟通。

②监测生命体征和血氧饱和度，如果血氧饱和度小于 94%，给予吸氧。

③如果发生心搏骤停，立即进行心肺复苏（CPR）和除颤。

④对症治疗，如舌下含服或喷雾硝酸甘油，必要时给予吗啡止痛。

⑤建立静脉通路。

⑥如果考虑给予院前溶栓治疗，应排除禁忌证。

（2）急诊科救治：

①救治目标：识别并分诊患者，缓解缺血性胸部不适；预防和治疗 ACS 的急性致命并发症（如室颤、无脉性室速、心源性休克、急性心力衰竭等）。

②危险分层：根据评估结果，可将患者划分为 STEMI、高危 NSTE-ACS 以及中低危 NSTE-ACS，分别采取不同的救治措施。

③早期再灌注治疗，如果 STEMI 患者症状出现时间少于 12 h，应直接行经皮冠状动脉介入治疗（PCI），目标时间是从接诊到球囊扩张时间少于 90 min。如果采用静脉溶栓治疗，目标时间是从接诊到进针时间少于 30 min。

2.急性主动脉夹层的救治原则

积极给予镇静与镇痛治疗，给予控制血压、负性心率与负性心肌收缩力的药物，必要时采取介入或外科手术治疗。

3.急性肺栓塞的救治原则

在呼吸循环支持治疗的基础上，以抗凝治疗为主；对于伴有明显呼吸困难、胸痛、低氧血症的大面积肺栓塞病例，采取溶栓、外科手术取栓或介入导管碎栓治疗。

四、护理评估

1.评估与判断流程

急诊接诊急性胸痛患者时，首要任务是迅速评估患者的生命体征，简要收集临床病史，判断是否有危及生命的表现，如生命体征异常、面色苍白、出汗、发绀、呼吸困难等，决定是否需要立即对患者实施抢救；然后详细询问病史中疼痛及放射的部位、性质、持续时间、影响因素、伴发症状等，配合体格检查和辅助检查，进行综合分析与判断。需要强调的是，急诊护士面对每一例胸痛患者，均需优先排查致命性胸痛。

2.ACS 的危险分层

对 ACS 患者的预后判断和治疗策略选择具有重要价值。

STEMI 高危特征包括：广泛 ST 段抬高、新发左束支传导阻滞、既往心肌梗死病史、Killip 分级>Ⅱ级、下壁心肌梗死伴左室射血分数小于等于 35% 或收缩压小于 100 mmHg 或心率大于 100 次/min 或前壁导联 ST 段下移大于等于 0.2 mV 或右室导联 V_4R ST 段抬高大于等于 0.1 mV、前壁心肌梗死且至少 2

个导联 ST 段抬高大于等于 0.2 mV。

五、护理措施

1.即刻护理措施

急性胸痛在没有明确病因前应给予：

①安静卧床休息。

②连接心电、血压、呼吸和血氧饱和度监测仪,注意电极位置,应避开除颤区域和心电图胸导联位置。

③当有低氧血症时,给予鼻导管或面罩吸氧,使血氧饱和度大于等于94%。

④描记十二或十八导联心电图,关注 ST 段动态变化。

⑤建立静脉通路,保持给药途径畅通。

⑥按所在部门救治流程采取动脉、静脉血标本,监测血常规、血气分析、心肌损伤标志物、电解质、凝血试验、肝肾功能、D-二聚体等。

⑦对 ACS 的急性致命并发症,如室颤、无脉性室速等,准备好急救药物和抢救设备。

⑧对于 NSTE-ACS 极高危缺血患者,做好紧急行冠状动脉造影(小于 2 h)的准备。

⑨如果病情允许,协助患者按医嘱接受 X 线胸片、CT、磁共振成像(MRI)等影像学检查。

2.胸痛护理

观察胸痛的部位、性质、严重程度、有无放射、持续时间、伴随症状、缓解和加重因素。注意疼痛程度的变化,胸痛时表情有无面色苍白、大汗和血流动力学障碍。及时向医生报告患者疼痛变化。根据医嘱使用镇痛药,及时评估止痛的效果。

3.ACS 的护理

如胸痛的病因为 ACS,护理如下。

(1)按医嘱应用药物:明确用药剂量、途径、适应证、禁忌证以及简单药物原理。

①阿司匹林:对于疑似 STEMI 患者,若无阿司匹林过敏史和近期胃肠道出血,应遵医嘱立即让其嚼服阿司匹林 150～300 mg,保证药物吸收效果。

②硝酸酯类药物:包括硝酸甘油和硝酸异山梨酯。对于阿司匹林无法缓解的胸痛患者,若血流动力学稳定(收缩压高于 90 mmHg 或低于基线值 30 mmHg 且心率为 50～100 次/min),每 3～5 min 让其舌下含服 1 片硝酸甘油,含服时确保舌下黏膜湿润,尽可能取坐位,以免加重低血压反应。若胸痛仍未缓解,及时报告医生,准备给予静脉滴注硝酸甘油,注意定期调整滴注速度,监测血流动力学和临床反应,使血压正常患者平均动脉压下降10%,高血压患者平均动脉压下降20%～30%。部分患者用药后可能出现面色潮红、头部胀痛、头晕、心动过速、心悸等不适,应告知患者是由于药物所产生的血管扩张作用所致,并注意密切观察。特别需要注意的是,对心室前负荷不足的患者应慎用或不用硝酸甘油,这些情况包括:下壁心梗和右室心梗、低血压、心动过缓、心动过速、过去 24～48 h 服用过磷酸二酯酶抑制药。

③吗啡:对于经硝酸酯类药物治疗胸痛未缓解的患者,应及时报告医生,准备给予吗啡治疗。吗啡有扩张血管作用。可能有前负荷依赖或 UA/NSTEMI 患者应慎用吗啡,因吗啡可能与其死亡

率增高有关。

④β-受体阻滞药:排除低血压、心动过缓、心力衰竭的ACS患者按医嘱给予β-受体阻滞药,降低心率和高血压,减少心肌耗氧。

⑤氯吡格雷:具有血小板抑制作用,起效快、使用安全。高危ACS保守治疗患者或延迟性PCI患者在早期辅助治疗中按医嘱给予氯吡格雷可改善预后,尤其适合对阿司匹林过敏的ACS高危人群。

(2)再灌注心肌的治疗与护理:起病3~6 h,最多在12 h内,做好使闭塞的冠状动脉再通的准备,使心肌得到再灌注,减小心肌坏死的范围。

①直接PCI治疗的适应证:STEMI患者,包括:

a.发病12 h内或伴有新出现左束支传导阻滞,或伴严重急性心力衰竭或心源性休克(不受发病时间限制)。

b.发病12~24 h,具有临床或心电图进行性缺血证据。

②溶栓后PCI治疗的适应证:所有在院前溶栓的患者应及时转运到能进行PCI治疗的医院。

a.溶栓成功后3~24 h,或溶栓后出现心源性休克或急性严重心力衰竭时,应行冠状动脉造影并对梗死相关血管行血运重建的患者。

b.溶栓治疗失败患者。

c.溶栓成功后若出现再发缺血、血流动力学不稳定以及危及生命的室性心律失常或有再次闭塞证据的患者。

③PCI治疗的术前护理:协助医生向患者及家属介绍PCI目的、方法。按医嘱抽取血常规、凝血试验、心肌损伤标志物、肝肾功能等化验,做好手术区域的备皮,备好便携式给氧设施及必要的抢救药品与物品,尽快护送患者到介入导管室。

④溶栓治疗的护理:如果因各种原因不能进行PCI治疗而采用溶栓治疗,应:

a.评估溶栓治疗的适应证和禁忌证。

b.按医嘱准确给药,如尿激酶(UK)、链激酶(SK)和重组组织型纤维蛋白溶酶原激活剂(rt-PA)。

c.监测血压的改变。

d.按医嘱随时做心电图,及时了解再灌注心律失常和ST段的改变。

e.溶栓治疗最严重的并发症是颅内出血,应密切观察患者是否发生严重头痛、视觉障碍、意识障碍等反应。动、静脉穿刺后要注意延长按压局部时间至不出血为止。

f.按医嘱及时抽取和送检血液标本,及时了解化验和特殊检查结果。

g.注意观察有无药物不良反应,如寒战、发热等过敏反应。

(3)并发症的监测与处理:

①心律失常的监测与处理:注意观察监护仪及心电图的心率(律),识别各种心律失常,配合医生给予及时处理。

②心源性休克的监测与处理:密切观察患者的呼吸、血压、心率及皮肤颜色、温度及潮湿度等表现。如果患者出现心率持续加快、血压有下降趋势(低于90 mmHg),血氧饱和度低于94%,皮肤颜色苍白或发绀,四肢湿冷,表情淡漠等症状,应高度警惕可能发生心源性休克,应及时通知医

生,配合给予必要的处理。

心源性休克的处理:

a.补充血容量,按医嘱补充液体,注意按输液计划调节滴速,观察有无呼吸困难、颈静脉充盈、恶心、呕吐、心前区疼痛加重等表现。

b.按医嘱及时给予药物:如血压低于 90 mmHg 及时给予静脉滴注血管活性药物(如多巴胺)等。用药时注意观察血压和输液部位的皮肤,根据医嘱和血压具体情况调节输液速度。需要时,按医嘱采取措施纠正酸中毒及电解质紊乱,保护肾功能。

c.密切观察病情变化:注意观察药物作用与不良反应,密切观察心率(律)、血压、血氧饱和度、尿量和患者状况,准确记录出入水量,及时向医生报告病情变化情况。

③急性左心衰竭的监测与处理:如患者出现不能平卧、呼吸困难、咳嗽、发绀、烦躁等心力衰竭症状时,立即准备按医嘱采取紧急措施:

a.体位,将患者置于坐位或半坐位。

b.保持呼吸道通畅,给予高流量面罩吸氧。

c.遵医嘱给予各种抢救药物,如静脉注射吗啡,镇静,减轻恐惧感,同时亦可降低心率,减轻心脏负荷;应用氨茶碱,解除支气管痉挛,缓解呼吸困难;给予洋地黄制剂,增加心肌收缩力和心排血量;静脉滴注硝酸甘油、硝普钠等血管扩张剂,扩张周围血管,减少静脉回心血量;静脉注射呋塞米,利尿,减少循环血量。在给药过程中,注意按药物用法给药,血管活性药物一般应用微量泵注入,控制输液速度,防止低血压。对于肺和(或)体循环淤血者,注意严格控制静脉输液速度,监测液体出入量。

d.密切观察病情变化,协助完善相关检查:进行心电、血压、血氧饱和度监测,密切观察药物作用及其病情变化。描记十二导联心电图,留取动脉血气、脑钠肽、血常规、血糖、电解质和心肌损伤标志物等各种血标本;协助患者接受 X 线胸片、超声检查。

④心理护理:ACS 患者突然发病、症状重,加之处于医院的特殊环境,告知的手术风险及医疗费用等因素均会引起紧张、恐惧、焦虑、烦躁,甚至绝望等负面情绪。因此,应重视对患者的心理护理,注意关心体贴患者。抢救过程中适时安慰和鼓励患者,有针对性地告知相关抢救措施,减轻患者的恐惧感,取得患者及家属的配合,积极配合救治,增强治疗信心。

⑤健康指导:在救治 ACS 患者的同时,结合患者病情和不同特点对患者和家属实施健康教育和康复指导,强化预防意识。已有 ACS 病史应预防再次梗死和其他心血管不良事件称之为二级预防。

a.改变生活方式:

● 合理膳食,宜摄入低热量、低脂、低胆固醇、低盐饮食,多食蔬菜、水果和粗纤维食物,如芹菜、糙米等,避免暴饮暴食。

● 适当运动,保持适当的体力活动,以有氧运动为主,注意运动的强度和时间,以不致发生疼痛症状为度。

● 控制体重,在饮食治疗的基础上,结合运动和行为治疗等控制体重。

● 戒烟戒酒。

b.避免诱发因素:调整日常生活与工作量,不可过于劳累,避免情绪激动,减轻精神压力,保证充足睡眠。

c.正确应用药物:告知患者用药目的、作用及注意事项,指导患者正确应用抗血小板聚集、抗缺血、抗心律失常、降压降脂降糖等药物,积极治疗冠心病、高血压、高血脂、糖尿病等慢性基础疾病。

d.病情的自我监测:向患者讲解疾病的知识,包括 ACS 发生的简单过程、诱因、监护意义。教会患者自测脉率,以及如何早发现心律失常。告知患者及家属心绞痛发作时的缓解方法,如心绞痛发作比以往频繁、程度加重,疼痛时间延长,应警惕心肌梗死的发生,及时就医。

4.主动脉夹层的护理

如胸痛的病因是主动脉夹层,护理如下。

(1)按医嘱给予药物治疗:

①降压治疗,降压可以减轻或缓解患者胸痛,防止主动脉破裂,争取手术机会。一般静脉持续应用微量泵给予扩血管药物,如硝普钠,同时配合应用 β 受体阻滞药或钙离子拮抗药,将收缩压控制在相对安全水平。用药过程中要密切监测血压变化,避免血压出现骤低或骤高,根据血压变化调节药物剂量,使血压维持在相对稳定和安全的水平。

②镇痛治疗,如果患者胸痛剧烈,应及时报告医生,遵医嘱给予吗啡等治疗,观察并记录胸痛缓解情况,密切监测有无心动过缓、低血压和呼吸抑制等不良反应。

(2)密切观察病情变化:严密监测四肢血压和心率(律)的变化;观察胸痛缓解或加重情况;关注辅助检查结果,了解病情严重程度与发展趋势。出现任何异常情况,及时向医生报告。主动脉夹层极易发生夹层破裂而危及生命,应随时做好抢救的准备。

(3)做好介入治疗、手术或转运的准备:按医嘱为患者做好接受介入治疗或住院接受外科手术治疗的准备,按部门要求为转运过程中可能发生的病情变化做好充分的准备。

5.急性肺栓塞的护理

如胸痛病因是急性肺栓塞,其护理参见本章第一节"呼吸困难"。

第四节　严重心律失常

心律失常是指心脏冲动的频率、节律、起源部位、传导速度或激动次序的异常。心律失常按其发生部位,可分为室上性(包括窦性、房性、房室交界性)心律失常和室性心律失常。心律失常按其发生原理,可分为冲动形成异常和冲动传导异常。心律失常按照发生时心率的快慢,可将其分为快速性心律失常与缓慢性心律失常两大类。快速性心律失常是指心率大于 100 次/min,缓慢性心律失常是指心率小于 60 次/min;可导致临床症状的快速性心律失常通常心率大于等于 150次/min,缓慢性心律失常通常心率小于等于 50 次/min。心室率过快或过慢,均可使心脏有效射血功能不全,血流动力学不稳定而导致生命危险。可以迅速导致晕厥、心绞痛、心力衰竭、休克甚至心搏骤停的心律失常称为严重心律失常或危险性心律失常。严重心律失常是临床常遇到的一种急危重症,如快速性心律失常中的心室颤动(VF)、室性心动过速(VT)、尖端扭转型室性心动过速

（TdP）、心房颤动（AF）、室上性心动过速（SVT）等；还有缓慢性心律失常中的二度Ⅱ型房室传导阻滞和三度房室传导阻滞。如果不能及时识别和处理，患者会在短期内死亡。

本节主要针对急诊常见的严重心律失常进行讨论。

一、病因与发病机制

严重心律失常有许多潜在的病因，可由下列病理状况引起：

①器质性心脏病变：急性冠脉综合征、心肌病、先天性心脏病、病态窦房结综合征等。

②药物中毒：洋地黄、奎尼丁、胺碘酮等。

③电解质紊乱：低血钾、高血钾、低血镁等。

④长 QT 综合征等。

心律失常的发生机制包括冲动形成的异常和（或）冲动传导的异常。窦房结、结间束、冠状窦口附近、房室结的远端和希氏束-浦肯野系统等处的心肌细胞均具有自律性。自主神经系统兴奋性改变或内在的病变，均可导致不适当的冲动发放。此外，原来无自律性的心肌细胞，如心房、心室肌细胞，亦可在病理状态下出现异常自律性。冲动传导异常可以产生折返，折返是快速性心律失常最常见的发病机制。

二、临床表现与辅助检查

（一）临床表现

评估患者有无心悸、头晕、乏力、胸闷等症状。如果患者出现晕厥、持续胸痛、低血压（90 mmHg 以下）或其他休克征象则为血流动力学不稳定状态，这种状态是指可能有重要器官受损或有发生心搏骤停的危险。

（二）辅助检查

1.心电图检查

（1）室上性心动过速：

①频率大多在 160～250 次/min，节律规则。

②P 波形态异常，P-R>0.12 s 者为房性，P 波呈逆行性（Ⅱ、Ⅲ、aVF 导联倒置，aVR 导联直立）或 P-R<0.12 s 者为房室交界性，多数情况下 P 波与 T 波融合，无法辨认。

③QRS 波群形态和时限正常，若伴有预激综合征、室内差异性传导或束支传导阻滞时，QRS 波群可宽大畸形（图 3-1）。

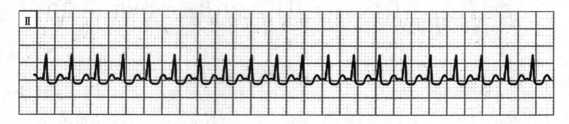

图 3-1　室上性心动过速

（2）心房颤动：P 波消失，代之以形态、间隔及振幅均绝对不规则的 f 波，频率为 350～600 次/min；R-R 间期绝对不等，心室率通常为 100～160 次/min；QRS 波群形态一般正常，当心室率过快，发生室内差异性传导时，QRS 波群可增宽变形（图 3-2）。

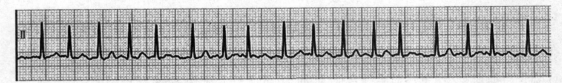

图 3-2　心房颤动

（3）室性心动过速：心电图表现为 3 个或 3 个以上的室性期前收缩，连续出现；QRS 波群宽大畸形，时限超过 0.12 s；ST-T 波方向与 QRS 波主波方向相反；心室率通常为 100～250 次/min；心律规则，亦可略不规则，常呈现房室分离。根据发作时 QRS 波群形态，室性心动过速又可分为单形性室速和多形性室速（图 3-3）。

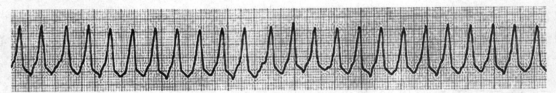

图 3-3　室性心动过速

（4）尖端扭转型室性心动过速：心电图表现为 QRS 波群的振幅与波峰围绕等电位线上下扭转，呈周期性改变，频率为 200～250 次/min，QT 间期通常超过 0.5 s，u 波显著（图 3-4）。

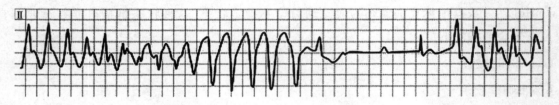

图 3-4　尖端扭转型室性心动过速

（5）心室颤动：心电图表现为 P 波、QRS 波、T 波均消失，呈形态、振幅各异的不规则心电波形，频率为 250～500 次/min（图 3-5）。

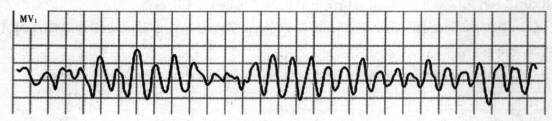

图 3-5　心室颤动

（6）二度 Ⅱ 型房室传导阻滞：心电图表现为 P-R 间期恒定，间断或周期性出现 P 波后 QRS 波脱落，下传搏动的 PR 间期大多正常；阻滞位于希氏束-浦肯野系统，QRS 波群增宽，形态异常（图3-6）。

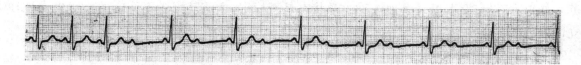

图 3-6　二度 Ⅱ 型房室传导阻滞

（7）三度房室传导阻滞：心电图表现为：

①P-P 间期和 R-R 间期有各自的规律性，P 波与 QRS 波群无传导关系。

②P 波频率较 QRS 波群频率快。

③心室起搏点位于希氏束及其近邻，QRS 波群正常，为房室交界逸搏心律，心室率 40～60 次/min；若位于室内传导系统的远端，则 QRS 波群增宽，为室性逸搏心律，心室率可低至 40 次/min 以下，心室律常不稳定（图 3-7）。

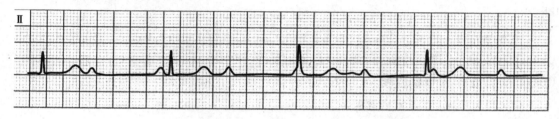

图 3-7　三度房室传导阻滞

2.动态心电图检查

连续记录患者 24 h 的心电图，目的是：

①了解心悸与晕厥等症状的发生是否与心律失常有关。

②明确心律失常发作与日常活动的关系及昼夜分布特征。

③协助评价抗心律失常药物的疗效等。

3.心脏超声检查

心脏超声检查可以协助诊断有无器质性心脏病，如心肌病、先天性心脏病、急性心肌梗死等。

4.实验室检查

实验室检查有助于明确心律失常的病因，判断是否有低血钾、高血钾、低血镁等离子紊乱情况，检查心肌生化标志物，协助急性心肌梗死的诊断。

三、治疗原则

尽快终止心律失常，改善血流动力学状态，积极治疗原发病。根据心律失常的种类以及血流动力学状态可给予气道、呼吸和循环支持，必要时进行药物治疗、起搏、电复律等处理。

四、护理评估

（一）评估程序

1.初步评估

评估任何严重心律失常患者的第一步是确定是否存在脉搏。如果没有脉搏，立即进行心肺复苏。如果存在脉搏,判断患者血流动力学状态是否稳定,血流动力学不稳定的心律失常往往需要立即处理。

2.进一步评估

快速性心律失常患者血流动力学稳定时,评估心电图,确定 QRS 波是宽还是窄,是规则还是不规则。规则的窄 QRS 波(<0.12 s)心动过速常为室上性心动过速。规则的宽 QRS 波(>0.12 s)心动过速可能为室性心动过速。快速心房颤动可表现为不规则的窄 QRS 波心动过速。伴随差异性传导的心房颤动、预激综合征伴心房颤动、尖端扭转型室速等可表现为不规则的宽 QRS 波心动过速。

(二)健康史评估

询问患者是否患有心律失常、器质性心脏病、心悸、电解质紊乱等病史。病史采集通常能帮助判断:

①心律失常的存在及其类型。

②心律失常的诱发因素,如烟、酒、咖啡、运动及精神刺激等。

③心律失常发作的频繁程度、起止方式。

④心律失常对药物和非药物方法的反应。

(三)病情严重程度的评估与判断

心律失常的严重程度主要取决于心律失常类型、心率快慢、持续时间、有无血流动力学变化及潜在心脏疾病。如阵发性室上性心动过速病情严重程度取决于心率快速程度与持续时间。心房颤动(简称房颤)病情严重程度取决于心室率的快慢,如快速房颤(心室率超过 120 次/min),患者出现心悸、胸闷等现象,则需要处理。当心室率超过 150 次/min,患者可发生心绞痛与充血性心力衰竭。当心室率超过 180 次/min,患者可发生心室颤动。室性心动过速病情严重程度因发作时心率、持续时间、有无血流动力学变化而不同。非持续性室性心动过速(发作时间小于 30 s,可自行终止)的症状和病情较轻微。持续性室性心动过速(发作时间超过 30 s,需药物或电复律终止)常伴有明显的血流动力学障碍与心肌缺血症状。尖端扭转型室性心动过速是多形性室性心动过速的一个特殊类型,可发展为心室颤动和猝死。心室颤动是心室静止前的心电图征象,临床表现为意识丧失、抽搐、呼吸停止甚至死亡。三度房室传导阻滞的症状取决于心率的快慢与伴随的基础病变,心室率过低(低于 40 次/min)时,患者有发生晕厥的危险。

五、护理措施

1.即刻护理措施

①立即协助患者采取舒适、安静卧位休息。

②保持气道通畅,存在低氧血症时,给予氧气吸入,保证血氧饱和度≥94%。

③立即描记 12 导联心电图,协助心律失常的诊断。

④对严重心律失常的患者,按医嘱给予心电监护,注意电极位置,应避开电复律的电极板放置区域和心电图胸导联位置。

⑤除颤器置于患者床旁,呈完好备用状态。

2.快速性心律失常的处理

（1）血流动力学稳定的快速性心律失常：对血流动力学稳定的心动过速患者，立即描记与评估 12 导联心电图，确定 QRS 波群时限，判断 QRS 波是窄还是宽。

①规则的窄 QRS 波心动过速：多为室上性心动过速，如血流动力学稳定，可尝试刺激患者迷走神经的方法。如按摩颈动脉窦（患者取仰卧位，先行右侧按摩，每次 5~10 s，注意不要双侧同时按摩），采取 Valsalva 动作（即深吸气后屏气再用力做呼气动作），刺激恶心反射或咽反射，压迫眼球，冷水面部浸浴等方法。如无效，遵医嘱给予药物治疗。腺苷可终止约 90% 的折返性心律失常，但对合并心绞痛、支气管哮喘、室性心律失常、年龄大于 60 岁者应该慎用或禁用，也可遵医嘱给予普罗帕酮、维拉帕米、胺碘酮等药物治疗，或遵医嘱协助患者办理住院手续，接受经食管心房调搏复律和导管射频消融术等其他治疗。

②不规则的窄 QRS 波心动过速：很可能为房颤，主要是处理心律失常及预防发生血栓栓塞。对于阵发性心房颤动伴快速心室率，最初的治疗目标是减慢心室率，可遵医嘱给予静脉注射 β 受体阻滞药、钙通道阻滞药或地高辛。将房颤转复为窦性心律的方法包括药物转复、电转复及导管消融治疗。IA（奎尼丁、普鲁卡因胺）、IC（普罗帕酮）或 Ⅲ 类（胺碘酮）抗心律失常药物均可能转复房颤。目前常用胺碘酮，因其致心律失常发生率最低。奎尼丁可诱发致命性室性心律失常，目前已很少使用；IC 类药亦可致室性心律失常，严重器质性心脏病患者不宜使用。药物复律无效时，可改用电复律。导管消融被列为房颤的二线治疗，不推荐作为首选治疗方法。遵医嘱给予肝素或华法林进行抗凝治疗，预防血栓栓塞。

③规则的宽 QRS 波心动过速：多为室性心动过速，在做好专科医生会诊准备的同时，可遵医嘱给予静脉注射抗心律失常药物或同步电复律，首选药物为胺碘酮，也可以使用普鲁卡因胺、利多卡因等。对于血流动力学尚稳定但持续时间超过 24 h 或药物治疗无效的 VT 也可选择电复律。

④不规则的宽 QRS 波心动过速：做好专科医生会诊的准备。如出现尖端扭转型室速，应遵医嘱立即给予硫酸镁，并做好随时进行心肺复苏的准备。

（2）血流动力学不稳定的快速性心律失常：如快速性心律失常患者伴有晕厥、持续的胸部不适或疼痛、低血压或其他休克征象，应立即准备进行同步电复律。对于规则的窄波，通常给予初始能量为 50~100 J 的双相波同步电复律；对于不规则的窄波，通常给予初始能量为 120~200 J 的双相波同步电复律；对于规则的宽波，通常给予初始能量为 100 J 的双相波同步电复律，如果首次电击无效，可采用逐级提高模式，增加电击能量。如果可能，对清醒的患者，按医嘱给予镇静剂，但不要延误对血流动力学不稳定患者进行电复律。房颤给予紧急复律治疗可选用静脉注射肝素或皮下注射低分子肝素抗凝。

（3）心室颤动：立即进行心肺复苏，尽早实施非同步直流电除颤，首次单相波除颤能量为 360 J，双相波除颤能量选择 120~200 J，除颤之后立即继续 5 个周期（约 2 min）的 CPR，CPR 后再次分析心律，必要时再次除颤。遵医嘱给予肾上腺素和抗心律失常药，具体处理见本书相关内容。

3.缓慢性心律失常的处理

对于心动过缓患者，在气道开放良好和呼吸顺畅的前提下，如果出现血流动力学不稳定的表现,应遵医嘱给予静脉注射阿托品0.5 mg,必要时重复使用,最大剂量不超过3 mg。如果患者对阿托品没有反应,应做好专科会诊和起搏治疗的准备,等待起搏治疗期间,如果患者出现低血压,可遵医嘱静脉输注肾上腺素、多巴胺或异丙肾上腺素等药物。

4.病情观察

注意了解引发心律失常的原因、发作时的症状、持续的时间及患者发作时的心理状态。当患者主诉头晕、乏力时,应注意观察患者是否伴有血流动力学不稳定。当患者出现胸痛、胸闷甚至心绞痛发作时,说明冠状动脉灌注减少。如果出现了呼吸困难,说明患者可能出现了心力衰竭。如果患者出现头痛、恶心、肢体活动及语言障碍、下肢疼痛,应高度警惕患者发生了血栓栓塞。应对患者的主诉给予高度的重视,为尽快救治患者提供最佳的时机。

5.用药护理

遵医嘱及时、正确地使用抗心律失常药物。应用抗心律失常药物时,应注意获取基线生命体征数据,观察药物的疗效和不良反应。

6.持续心电、血压监护

给予心电、血压监护,严密监测心率、心律和血压的变化。如出现以下变化,应及时与医生联系,随时做好急救处理的准备。

（1）心率:低于50次/min或超过150次/min。

（2）心律:

①频发室性期前收缩（每分钟5次以上）,或室性期前收缩呈二联律。

②连续出现2个以上多源性室性期前收缩,或反复发作的短阵室速。

③室性期前收缩落在前一搏动的T波之上（R on T现象）。

④室颤。

⑤不同程度的房室传导阻滞。

（3）低血压:收缩压低于90 mmHg,脉压小于20 mmHg。

（4）阿-斯综合征:患者突然意识丧失、昏迷或抽搐、心音消失、血压测不到、呼吸停止或发绀、瞳孔散大。

7.电复律治疗与护理

对血流动力学不稳定的异位性快速心律失常或心室颤动,应配合医生紧急进行直流电复律或除颤。电复律后应严密监测心率、心律的变化,如有异常及时配合医生处理。

8.介入治疗准备

及时按医嘱做好心脏起搏、导管射频消融治疗的准备工作。

9.健康宣教

（1）病因预防:注意劳逸结合、生活规律,保证充足的休息和睡眠,避免过多摄入浓咖啡、浓茶等。

（2）用药:遵医嘱服用抗心律失常药物,不能擅自增减药物,如有异常及时就诊。

（3）自我监测病情:学会测量脉搏的方法,了解心律失常的相关症状进行自我监测。

（4）定期复查心电图,及早发现病情变化并及时就诊。

第五节 急性腹痛

急性腹痛是指发生在1周之内,由各种原因引起的腹腔内外脏器急性病变而表现在腹部的疼痛,是临床上常见的急症之一。具有发病急、变化多、进展快的特点,若处理不及时,极易发生严重后果,甚至危及患者生命。护士细致的评估、严密的观察和及时的护理,对把握患者抢救时机和疾病的疗效与预后起到重要的作用。

一、病因与发病机制

(一)病因

引起腹痛的病因很多,可分为器质性病变和功能失调性两类。器质性病变包括急性炎症、梗阻、扩张、扭转、破裂、损伤、出血、坏死等;功能失调性因素有麻痹、痉挛、神经功能紊乱、功能暂时性失调等。

1.腹腔内脏器病变引起的腹痛

(1)急性炎症:急性胃炎、急性胃肠炎、急性肠系膜淋巴结炎、急性肾盂肾炎、急性回肠或结肠憩室炎、自发性腹膜炎等;急性胰腺炎、阑尾炎、胆囊炎、急性化脓性胆管炎、腹腔内各种脓肿、急性盆腔炎、急性附件炎、急性泌尿系感染以及急性细菌性或阿米巴性痢疾等。

(2)急性梗阻或扭转:常见的有急性肠梗阻(包括肠套叠、肠扭转)、腹内/外疝、胆道、肾、尿路管结石嵌顿性绞痛、胆道蛔虫症、肠系膜或大网膜扭转、急性胃或脾扭转、胃黏膜脱垂症、卵巢囊肿蒂扭转等。

(3)急性穿孔:消化性溃疡急性穿孔、胃肠道癌或肠炎症性疾病急性穿孔、胆囊穿孔、子宫穿孔、外伤性胃肠穿孔等。

(4)急性内出血:腹部外伤所致肝、脾、肾等实质脏器破裂,肝癌等破裂;异位妊娠、卵巢或黄体破裂等。

(5)血管病变:见于腹主动脉瘤、肾梗死、肠系膜动脉急性栓塞或血栓形成、肠系膜静脉血栓形成、急性门静脉或肝静脉血栓形成、脾梗死、夹层动脉瘤等。

(6)其他:急性胃扩张、痛经、肠易激综合征、腹壁皮肤带状疱疹等。

2.腹腔外脏器或全身性疾病引起腹痛

以胸部疾病所致的放射性腹痛和中毒、代谢疾病所致的痉挛性腹痛为多,常伴有腹外其他脏器病症,而无急性腹膜炎征象。

(1)胸部疾病:不典型心绞痛、急性心肌梗死、急性心包炎、主动脉夹层、肋间神经痛、下肺肺炎、肺脓肿、胸膜炎、气胸等。

(2)代谢及中毒疾病:铅、砷、汞、酒精中毒,尿毒症,糖尿病酮症酸中毒,低钙血症等。

(3)变态反应性疾病:腹型过敏性紫癜、腹型风湿热等。

（4）神经源性疾病：脊柱结核、带状疱疹、末梢神经炎、腹型癫痫、胃肠功能紊乱、神经功能性腹痛等。

（二）发病机制

1.体性痛

脏腹膜上虽然没有感觉受体，但近脏器的肠系膜、系膜根部、小网膜及膈肌等均有脊髓性感觉神经，当病变累及其感觉神经时产生冲动，并上传至丘脑，被大脑感知。体性痛较剧烈，定位较准确，与体位有关，变换体位常可使疼痛加重。

2.内脏痛

多由消化道管壁平滑肌突然痉挛或强力收缩，管壁或脏器突然扩张，急性梗阻、缺血等刺激自主神经的痛觉纤维传导所致，常为脏器本身的疼痛。

3.牵涉痛

牵涉痛也称放射痛或感应性痛，是由某种病理情况致身体某一局部疼痛，疼痛部位非病变所在部位，但与病变脏器的感觉常来自同一节段的神经纤维。

二、治疗原则

急性腹痛的病因虽然不同，但救治原则基本相似，即挽救生命、减轻痛苦、积极地对因治疗和预防并发症。

1.手术治疗

手术治疗是急腹症的重要治疗手段。如肠梗阻、内脏穿孔或出血、急性阑尾炎等病因明确，有手术指征者，应及时手术治疗。

2.非手术治疗

非手术治疗主要适用于病因未明而腹膜炎症状不严重的患者，给予纠正水、电解质紊乱，抗感染，防止腹胀，防止休克等对症支持措施。对病因已明确而不需手术治疗、疼痛较剧烈的患者，应适当使用镇痛剂。

3.不能确诊的急腹症患者

要遵循"四禁"原则，即禁食、禁灌肠、禁止痛、禁用泻药。经密切观察和积极治疗后，腹痛不缓解，腹部体征不减轻，全身状况无好转反而加重的患者可行剖腹探查，明确病因。

三、护理评估

（一）病情评估

1.快速评估全身情况

急诊护士接诊后应首先评估患者的总体情况，初步判断病情的轻、重、缓、急，以决定是否需要做急救处理。对危重患者，应重点评估（包括神志、回答问题能力、表情、血压、脉搏、体位、疼痛程度等），之后迅速分诊送入治疗区进行急救处理，待情况允许再做详细检查。表情痛苦、面色苍白、脉搏细速、呼吸急促、大汗淋漓、仰卧不动或蜷曲侧卧、明显脱水等情况提示病情较重。如脉搏细速伴低血压，提示低血容量。

2.评估一般情况

（1）年龄：青壮年以急性胃穿孔、阑尾炎、肠梗阻、腹部外伤所致脏器破裂出血等多见。中老年以胃肠道癌肿及并发症、胆囊炎、胆石症及血管疾病等发病率高。

（2）性别：如消化性溃疡穿孔、急性阑尾炎、肠梗阻、尿路结石男性多见，而胆囊炎、胰腺炎则女性多见。

（3）既往史：了解既往有无引起急性腹痛的病史，如消化性溃疡、阑尾炎等，有无类似发作史，有无腹部外伤史、手术史，有无心肺等胸部疾病和糖尿病、高血压史等。女性还应了解月经史、生产史，闭经且发生急性腹痛并伴休克者，应高度警惕异位妊娠破裂内出血。

3.重点详细询问腹痛相关信息

（1）诱发因素：胆囊炎或胆石症常于进食油腻食物后发作；急性胰腺炎发作前常有酗酒、高脂饮食、暴饮暴食史；部分机械性肠梗阻与腹部手术有关；消化性溃疡穿孔在饱餐后多见；剧烈活动或突然改变体位后突发腹痛可能为肠扭转；腹部受暴力作用引起剧痛伴休克者，可能是肝、脾破裂所致。

（2）疼痛部位：最早发生腹痛及压痛最明显的部位常是发生病变的部位，可帮助推断发生腹痛可能的病因。

（3）疼痛的起病方式、性质：

①炎症性急性腹痛，以腹痛、发热、压痛或腹肌紧张为主要特点。一般起病较缓慢，多由轻渐重，剧痛呈持续性并进行性加重，炎症波及脏器浆膜和壁腹膜时，呈典型局限性或弥漫性腹膜刺激征。常见于急性阑尾炎、胆囊炎、腹膜炎、胰腺炎、盆腔炎等。

②穿孔性急性腹痛，以突发持续腹痛、腹膜刺激征，可伴有肠鸣音消失或气腹为主要特点。突然起病，呈剧烈的刀割样痛、烧灼样痛，后呈持续性，范围迅速扩大。常见于外伤、炎症或癌肿侵蚀导致的空腔脏器破裂，如溃疡穿孔、胃癌穿孔、胆囊穿孔、外伤性肠穿孔等。

③梗阻性急性腹痛，以阵发性腹痛、呕吐、腹胀、排泄功能障碍为主要特点。多突然发生，呈阵发性剧烈绞痛，当梗阻器官合并炎症或血运障碍时，常呈持续性腹痛，阵发性加重。常见于肾、输尿管结石、胆绞痛、胆道蛔虫病、肠梗阻、肠套叠、嵌顿性疝、卵巢囊肿蒂扭转等。

④出血性急性腹痛，以腹痛、失血性休克与急性贫血、隐性（内）出血或显性（外）出血（呕血、便血、尿血）为主要特点。起病较急骤，呈持续性，但不及炎症性或穿孔性腹痛剧烈，由于大量积血刺激导致急性腹膜炎，但腹膜刺激症状较轻，有急性失血症状。常见于消化性溃疡出血、肝脾破裂出血、胆道出血、肝癌破裂出血、腹主动脉瘤破裂出血、异位妊娠破裂出血等。

⑤损伤性急性腹痛，以外伤、腹痛、腹膜炎或内出血综合征为主要特点。因暴力着力点不同，可有腹壁伤、空腔脏器伤及实质脏器伤造成的腹痛，原发性休克恢复后，常呈急性持续性剧烈腹痛，伴恶心、呕吐。

⑥绞窄与扭转性急性腹痛，又称缺血性急性痛。疼痛呈持续性，因受阵发牵拉，可有阵发性类似绞痛加剧，常可触及压痛性包块，可有频繁干呕、消化道排空症状，早期无腹膜刺激征，随着坏死的发生而出现。

⑦功能性紊乱及全身性疾病所致的急性腹痛，疼痛常无明显定位，呈间歇性、一过性或不规

律性,腹痛虽然严重,但体征轻,腹软,无固定压痛和反跳痛,常有精神因素或全身性疾病史。如肠道易激综合征、胃肠神经症、肠系膜动脉硬化或缺血性肠病、腹型癫痫、过敏性紫癜等。

腹部绞痛具有发病急、患者痛苦等特点,应注意鉴别,尽早明确病因。

(4)疼痛程度:腹痛程度可反映腹内病变的轻重,但疼痛的个体敏感性和耐受程度差异较大,影响其评价。刀割样剧痛可能为化学刺激引起,如空腔脏器急性穿孔;剧烈疼痛为梗阻性疾病,如肠扭转、卵巢囊肿蒂扭转、肾绞痛等;脏器破裂出血性疾病引起的腹痛略次之,如宫外孕、脾破裂、肝破裂等;炎症性疾病引起的腹痛较轻,如阑尾炎、肠系膜淋巴结炎等。

(5)与发作时间、体位的关系:餐后痛可能由于胆、胰疾病,胃部肿瘤或消化不良所致;饥饿痛发作呈周期性、节律性者见于胃窦、十二指肠溃疡;子宫内膜异位者腹痛与月经周期有关;卵泡破裂者腹痛发作在月经间期。如果某些体位使腹痛加剧或减轻,有可能成为诊断的线索,如胃黏膜脱垂患者左侧卧位可使疼痛减轻;胰腺疾病患者前倾坐位或膝胸位时疼痛减轻;腹膜炎患者活动疼痛加剧,蜷缩侧卧疼痛减轻;反流性食管炎患者烧灼痛在躯体前屈时明显,而直立位时减轻。

(6)伴随症状:

①消化道症状:

a.恶心、呕吐,常发生于腹痛后,可由严重腹痛引起。急性胆囊炎、消化性溃疡穿孔均可伴有恶心、呕吐。急性胃肠炎、胰腺炎发病早期呕吐频繁,高位肠梗阻呕吐出现早而频繁,低位肠梗阻或结肠梗阻呕吐出现晚或不出现。呕吐物的性质及量与梗阻部位有关,如呕吐宿食不含胆汁多为幽门梗阻,呕吐粪水样物常为低位肠梗阻。

b.排便情况,腹痛伴有呕吐,肛门停止排气、排便多见于肠梗阻;腹痛伴有腹泻,多见于急性肠炎、痢疾、炎症性肠病、肠结核等;腹痛伴有果酱样便是肠套叠的特征;腹痛伴有血便,多见绞窄性肠梗阻、肠套叠、溃疡性结肠炎、坏死性肠炎、缺血性疾病等。

②其他伴随症状:

a.休克,腹痛伴有贫血者可能是腹腔脏器破裂(如肝、脾或异位妊娠破裂);腹痛不伴贫血者见于急性胆管炎、胃肠穿孔、绞窄性肠梗阻、肠扭转、急性胰腺炎等。

b.黄疸,多见于急性胆管炎、胆总管结石、壶腹部癌或胰头癌等。

c.发热,外科疾病一般是先有腹痛后发热;而内科疾病多先有发热后有腹痛。如伴发热、寒战者,多见于胆道感染、腹腔或腹内脏器化脓性病变、下肺炎症或脓肿等。

d.血尿、排尿困难,多见于泌尿系感染、结石等。

e.盆腔炎症或积液、积血时可有排便次数增多、里急后重感。

4.体格检查

重点在评估腹部情况。腹部体检时应嘱患者取仰卧位,双腿屈曲,充分暴露全腹,然后对腹部进行视、触、叩、听四个方面的检查。

(1)视诊:全腹膨胀是肠梗阻、腹膜炎晚期表现。不对称性腹胀可见于肠扭转、闭袢性肠梗阻。急性腹膜炎时腹式呼吸运动减弱或消失。注意胃有无肠蠕动波及胃肠型、腹股沟区有无肿块等。

（2）触诊：最重要的腹部检查，着重检查腹膜刺激征，腹部肌紧张、压痛与反跳痛的部位、范围和程度。压痛最明显之处往往就是病变所在，是腹膜炎的客观体征。炎症早期或腹腔内出血表现为轻度腹肌紧张，较重的感染性病变如化脓性阑尾炎、肠穿孔表现为明显腹肌紧张。胃十二指肠、胆道穿孔时，腹壁可呈"板状腹"，但随着时间延长，腹腔内渗液增加反而使腹膜刺激征减轻。注意年老体弱、肥胖、小儿或休克患者，腹膜刺激征常较实际为轻。

（3）叩诊：先从无痛区开始，叩痛最明显处常是病变部位。肝浊音界消失提示胃肠道穿孔致膈下游离气体。移动性浊音表示腹腔积液或积血。

（4）听诊：判断胃肠蠕动功能，一般选择脐周听诊。肠鸣音活跃、音调高、有气过水音提示机械性肠梗阻。肠鸣音消失或减弱多见于急性腹膜炎、血运性肠梗阻和肠麻痹。上腹部振水音提示可能幽门梗阻或胃扩张。

（二）病情判断

急性腹痛的病情严重程度可分为三类：

（1）危重：先救命后治病。患者出现呼吸困难、脉搏细弱、严重贫血貌，如腹主动脉瘤破裂、异位妊娠破裂合并重症休克，应立即实施抢救。

（2）重：配合医生诊断与治疗。患者持续腹痛伴器官功能障碍，如消化道穿孔、绞窄性肠梗阻、卵巢囊肿蒂扭转等，应配合医生尽快完成各项相关检查，纠正患者一般情况，准备急诊手术和相关治疗。

（3）普通：但仍存在潜在危险性。通常患者体征平稳，可按常规程序接诊，细致观察，及时发现危及生命的潜在病因。如消化道溃疡、胃肠炎等，也有结石、恶性肿瘤的可能性。需要强调的是，面对每一例腹痛患者，均需重视并优先排查。

四、护理措施

1.即刻护理措施

应首先处理能威胁生命的情况，如腹痛伴有休克应及时配合抢救，迅速建立静脉通路，及时补液纠正休克。如有呕吐，头应偏向一侧，以防误吸。对于病因明确者，遵医嘱积极做好术前准备。对于病因未明者，遵医嘱暂时实施非手术治疗措施。

2.控制饮食及胃肠减压

对病情较轻且无禁忌证者，可给予少量流质或半流质饮食。病因未明或病情严重者，必须禁食。疑有空腔脏器穿孔、破裂，腹胀明显或肠梗阻患者须行胃肠减压，应注意保持引流通畅，观察与记录引流液的量、色和性状，及时更换减压器。对病情严重、预计较长时间不能进食者，按医嘱应尽早给予肠外营养。

3.补液护理

遵医嘱给予输液，补充电解质和能量合剂，纠正体液失衡，并根据病情变化随时调整补液方案和速度。

4.遵医嘱给予抗生素控制感染

急腹症多为腹腔内炎症和脏器穿孔引起，多有感染，是抗生素治疗的确定指征。一般首先给予经验性用药,宜采用广谱抗生素,且主张联合用药。待细菌培养,明确病原菌及药敏后,尽早采用针对性用药。

5.严密观察病情变化

观察期间要注意病情演变,综合分析,特别是对病因未明的急性腹痛患者,严密观察是极为重要的护理措施。观察内容包括:

①意识状态及生命体征。

②腹痛部位、性质、程度、范围以及腹膜刺激征的变化和胃肠功能状态(饮食、呕吐、腹胀、排便、肠蠕动、肠鸣音等)。

③全身情况及重要脏器的功能变化。

④腹腔异常,如腹腔积气、积液、肝浊音界变化和移动性浊音。

⑤新的症状与体征出现等。

6.对症处理

如腹痛病因明确者,遵医嘱及时给予解痉镇痛药物。但使用止痛药物后应严密观察腹痛等病情变化。病因未明时禁用镇痛剂。高热者可给予物理降温或药物降温。

7.卧床休息

尽可能为患者提供舒适体位。一般状况良好或病情允许时宜取半卧位或斜坡卧位。注意经常更换体位,防止压疮等并发症。

8.稳定患者情绪,做好心理护理

急性腹痛往往给患者造成较大的恐惧。因此,应注意对患者及家属做好解释安慰工作,对患者的主诉采取同情性倾听,减轻焦虑,降低患者的不适感。

9.术前准备

对危重患者应在不影响诊疗前提下尽早做好必要的术前准备,一旦治疗过程中出现手术指征,立刻完善术前准备,送入手术室。

第六节　高血糖症

糖尿病(DM)是一组由多病因引起的以慢性高血糖为特征的代谢性疾病,是由于胰岛素分泌(或)作用缺陷所引起。糖尿病典型的症状为"三多一少",即多尿、多饮、多食及体重减轻。长期代谢紊乱可引起多系统及器官的功能减退及衰竭,成为致死或致残的主要原因;病情严重或应激时可发生急性严重代谢紊乱,如糖尿病酮症酸中毒、高血糖高渗状态、低血糖症等。

一、糖尿病酮症酸中毒

糖尿病酮症酸中毒(DKA)是由于体内胰岛素活性重度缺乏及升糖激素不适当增高,引起糖、脂肪和蛋白质代谢紊乱,以致水、电解质和酸碱平衡失调,出现高血糖、酮症酸中毒、代谢性酸中毒和脱水为主要表现的临床综合征,是糖尿病的急性并发症,也是内科常见的危象之一。

（一）病因与发病机制

1型糖尿病患者有自发DKA倾向,DKA也是1型糖尿病患者死亡的主要原因之一。2型糖尿病患者在一定诱因作用下也可发生DKA。最常见的诱因为感染,其他诱因包括胰岛素治疗突然中断或不适当减量、饮食不当、创伤、手术、妊娠和分娩、脑卒中、心肌梗死、精神刺激等,但有时可无明显诱因。

胰岛素活性的重度或绝对缺乏和升糖激素过多（如胰高血糖素、儿茶酚胺类、皮质醇和生长激素）是DKA发病的主要原因。胰岛素缺乏和胰高血糖素升高是DKA发展的基本因素。糖、脂肪、蛋白质三大营养物质代谢紊乱,导致血糖升高,脂肪分解加速,大量脂肪酸在肝脏组织经β-氧化产生大量乙酰乙酸、β-羟丁酸和丙酮,三者统称为酮体。当酮体超过机体的氧化能力时,血中酮体升高并从尿中排出,形成糖尿病酮症。乙酰乙酸、β-羟丁酸为较强有机酸,大量消耗体内储备碱,当代谢紊乱进一步加剧,超过机体酸碱平衡的调节能力时,即发生代谢性酸中毒。出现意识障碍时则为糖尿病酮症酸中毒昏迷,主要病理、生理改变包括酸中毒、严重脱水、电解质平衡紊乱、周围循环衰竭、肾衰竭和中枢神经系统功能障碍。

（二）临床表现与辅助检查

1.临床表现

早期糖尿病原有的"三多一少"症状加重,酸中毒失代偿后,患者出现四肢乏力、口干、食欲不佳、恶心、呕吐,伴头痛、烦躁、嗜睡等症状,呼吸深快,呼气中有烂苹果味。随着病情的迅速发展,患者出现严重失水、皮肤干燥且弹性差、眼眶下陷、尿量减少、心率加快、脉搏细速、四肢发冷、血压下降等症状。晚期各种反应迟钝,甚至消失,患者出现不同程度的意识障碍,最终导致昏迷。少数患者临床表现为腹痛,似急腹症。

2.辅助检查

（1）尿液检查:尿糖、尿酮体均呈阳性或强阳性,可有蛋白尿及管型尿。

（2）血液检查:血糖明显升高,多数为16.7～33.3 mmol/L,超过33.3 mmol/L时常伴有高渗状态或肾功能障碍;血酮体定量检查多在4.8 mmol/L以上;酸中毒失代偿后血动脉、血pH值均下降。

（三）治疗原则

DKA一旦明确诊断,应及时给予相应的急救处理:

（1）尽快补液以恢复血容量、纠正失水状态,是抢救DKA的首要措施。

（2）给予胰岛素,降低血糖。

（3）纠正电解质及酸碱平衡失调。

（4）积极寻找和消除诱因,防治并发症,降低病死率,包括防治感染、脑水肿、心力衰竭、急性肾衰竭等。

（四）护理评估

（1）病情评估:评估患者有无糖尿病病史或家族史,有时患者可能不清楚自己是否患有糖尿病。1 型糖尿病患者有自发 DKA 倾向,2 型糖尿病患者在某些诱因作用下也可发生 DKA,如感染、降糖药物应用不规范、胰岛素抗药性、拮抗激素分泌过多、应激状态、饮食失调或胃肠疾患、妊娠和分娩、糖尿病未控制或病情加重等,但亦可无明显诱因。

(2)病情判断:当尿酮体呈阳性,同时血糖增高、血 pH 值降低者,无论有无糖尿病史均高度怀疑 DKA。

根据酸中毒的程度,DKA 分为轻、中、重度。轻度是指仅有酮症而无酸中毒,即糖尿病酮症;中度是指除酮症外,还伴有轻度至中度的酸中毒,即糖尿病酮症酸中毒;重度是指酸中毒伴随意识障碍,即糖尿病酮症酸中毒昏迷,或虽无意识障碍,但二氧化碳结合力低于 10 mmol/L 者。

(五)护理措施

(1)即刻护理措施:保持呼吸道通畅,防止误吸,必要时建立人工气道。如有低氧血症伴呼吸困难,给予吸氧 3~4 L/min。立即查验血糖、留尿标本,建立静脉通路,开放 2 条以上静脉通道补液。采集动脉血标本进行血气分析,及时送检血、尿等相关检查标本。

(2)严密观察病情:在抢救患者的过程中需注意治疗措施之间的协调,重视病情观察,防治并发症,尤其是脑水肿和肾衰竭等,以维持重要脏器功能。

①生命体征的观察:严重酸中毒可使外周血管扩张,导致低体温和低血压,并降低机体对胰岛素的敏感性,故应严密监测患者体温、血压的变化,及时采取措施。

②心律失常、心力衰竭的观察:血钾过低、过高均可引起严重心律失常,应密切观察患者心电监护情况,尽早发现,及时治疗。年老或合并冠状动脉病(尤其是心肌梗死)、补液过多可导致心力衰竭和肺水肿,应注意预防,一旦患者出现咳嗽、呼吸困难、烦躁不安、脉搏加快,特别是在昏迷好转时出现上述表现,提示输液过量的可能,应立即减慢输液速度,并立即报告医生,遵医嘱给予及时处理。

③脑水肿的观察:脑水肿是 DKA 最严重的并发症,病死率高,可能与补碱不当、长期脑缺氧和血糖下降过快、补液过多等因素有关,需密切观察患者意识状态、瞳孔大小以及对光反射。如 DKA 患者经治疗后血糖下降、酸中毒改善,但昏迷反而加重,或患者虽然一度清醒,但出现烦躁、心率快等情况,要警惕脑水肿的可能。

④尿量的观察:密切观察患者尿量的变化,准确记录患者 24 h 液体出入量。DKA 时失水、休克,或原有肾脏病变等,均可引起急性肾衰竭。肾衰竭是本症主要死亡原因之一,要注意预防。尿量是衡量患者失水状态和肾功能的简明指标,如尿量少于 30 mL/h 时,应及时通知医生,给予积极处理。

(3)积极处理诱因,预防感染,遵医嘱应用抗生素。

(4)其他:及时采血、留取尿标本,监测尿糖、尿酮、电解质及血气分析等结果。加强基础护理,昏迷患者应勤翻身,做好口腔和会阴护理,防止压疮和继发性感染的发生。

二、高血糖高渗状态

高血糖高渗状态(HHS),也被称为糖尿病高渗性非酮症昏迷,是糖尿病急性代谢紊乱的另一类型。临床以严重高血糖、无明显酮症酸中毒、血浆渗透压明显升高、不同程度的意识障碍和脱水为特点。多见于老年 2 型糖尿病患者,约 2/3 患者发病前无糖尿病病史或糖尿病症状较轻。

（一）病因与发病机制

最初表现常被忽视,诱因为引起血糖增高和脱水的因素:急性感染、外伤、手术、脑血管意外、水摄入不足或失水、透析治疗、静脉高营养疗法以及使用糖皮质激素、免疫抑制药、利尿药、甘露醇等药物,有时在病程早期因未确诊糖尿病而输入大量葡萄糖液或因口渴而摄入大量含糖饮料可诱发本病。

HHS 的发病机制复杂,未完全阐明。各种诱因下,升糖激素分泌增加,进一步抑制胰岛素的分泌,加重胰岛素抵抗,糖代谢紊乱加重,血糖升高导致渗透性利尿,大量失水,失水多于失盐,血容量减少,血液浓缩,渗透压升高,导致细胞内脱水和电解质紊乱,脑细胞脱水和损害导致脑细胞功能减退,引起意识障碍甚至昏迷。

（二）临床表现与辅助检查

（1）临床表现:本病起病缓慢,可从数日到数周,主要表现为多尿、多饮,有食欲减退或不明显的多食。随着病程进展,出现严重的脱水和神经系统症状和体征。脱水表现为皮肤干燥和弹性减退,眼球凹陷、唇舌干裂、脉搏快而弱,卧位时颈静脉充盈不良,立位时血压下降。神经系统表现为反应迟钝、烦躁或淡漠、抽搐、嗜睡、逐渐陷入昏迷。患者晚期尿少甚至尿闭。

（2）辅助检查:血糖达到或超过 33.3 mmol/L（一般 33.3～66.6 mmol/L）,尿糖强阳性,尿酮体阴性或弱阳性,血浆渗透压达到或超过 320 mOsm/L,动脉血气分析显示 pH≥7.3 或血 HCO_3^- 浓度大于等于 15 mmol/L。

（三）治疗原则

HHS 需给予紧急处理,有条件时应尽快收住重症监护室。处理原则:尽快补液以恢复血容量、纠正失水状态及高渗状态,降低血糖,同时积极寻找和消除诱因,防治并发症,降低病死率。

（四）护理评估

（1）病情评估:评估有无糖尿病病史及诱发高血糖高渗状态的诱因,如应激、摄水不足、失水过多、高糖摄入、使用易诱发的药物等。

（2）病情判断:对于昏迷的老年人,脱水伴有尿糖或高血糖,特别是有糖尿病史并使用过利尿药、糖皮质激素、苯妥英钠或普萘洛尔者,应高度警惕发生高血糖高渗状态的可能。一旦发生,即应视为危重症。

出现以下表现者提示预后不良:

①昏迷持续 48 h 尚未恢复。

②血浆高渗透状态在 48 h 内未能纠正。

③昏迷伴癫痫样抽搐和病理反射征阳性。

④血肌酐和尿素氮持续增高不降低。

⑤合并革兰氏阴性菌感染。

⑥出现横纹肌溶解或肌酸激酶升高。

(五)护理措施

1.即刻护理措施

立即给予吸氧,保持呼吸道畅通。建立 2~3 条静脉通路予以补液。遵医嘱采集血、尿标本进行急诊的相关检查。

2.补液

HHS 失水比 DKA 更严重,失水量多,在发病前体液的 1/4 或体重的 1/8 以上,应积极谨慎补液以恢复血容量,纠正高渗和脱水状态。目前多主张先静脉输入等渗盐水(0.9%氯化钠),以便较快扩张微循环而补充血容量,迅速纠正低血压。若血容量恢复,血压上升而渗透压和血钠仍不下降时,应注意按医嘱改用低渗氯化钠溶液(0.45%氯化钠)。补液的速度宜先快后慢,最初 12 h 补液量为失液总量的 1/2,其余的液体在 24~36 h 内补入,并加上当日的尿量。视病情可给予经胃肠道补液。

3.胰岛素治疗与护理

大剂量胰岛素因使血糖降低过快而易产生低血糖、低血钾和促发脑水肿,故宜应用小剂量短效胰岛素。高血糖是维持血容量的重要因素,因此监测血糖尤为重要,当血糖降至 16.7 mmol/L 时,开始输入 5%葡萄糖液并在每 2~4 g 糖中加入 1 U 胰岛素,当血糖降至13.9 mmol/L,血浆渗透压小于等于 330 mOsm/L 时,应及时报告医生,按医嘱减少或停用胰岛素。

4.严密观察病情

与糖尿病酮症酸中毒的病情观察基本相同,此外,仍需注意以下情况:

①补液量过多、过快时,可能发生肺水肿等并发症。

②补充大量低渗溶液时,有发生溶血、脑水肿及低血容量休克的危险,应随时注意观察患者的呼吸、脉搏、血压、神志、尿量和尿色情况。一旦发现尿液呈粉红色,为发生溶血,立即停止输入低渗溶液,报告医生,遵医嘱给予对症处理。

5.基础护理

患者绝对卧床休息,注意保暖。昏迷者应保持气道通畅,保持皮肤清洁,预防压疮和继发性感染。

第七节　低血糖症

低血糖症是由多种原因引起的以静脉血浆葡萄糖(简称血糖)浓度低于正常值状态,临床上以交感神经兴奋和脑细胞缺糖为主要特点的综合征。一般以静脉血浆葡萄糖浓度低于 2.8 mmol/L作为低血糖症的标准。糖尿病患者在药物治疗过程中发生血糖过低现象,血糖水平低于 3.9 mmol/L 就属于低血糖范畴。当血糖降低时,出现交感神经兴奋的症状,持续严重的低血糖将导致患者昏迷,可造成永久性的脑损伤,甚至死亡。

一、病因与发病机制

低血糖症是多种原因所致的临床综合征,按病因不同,可分为器质性及功能性;按照低血糖的发生与进食的关系分为空腹低血糖和餐后低血糖两种临床类型。空腹低血糖常见于使用胰岛素治疗、口服磺胺类药物、高胰岛素血症、胰岛素瘤、重症疾病(肝衰竭、心力衰竭、肾衰竭等)、升糖激素缺乏(皮质醇、生长激素、胰高糖素等)等;餐后低血糖常见于2型糖尿病患者初期餐后胰岛素分泌高峰延迟、糖类代谢酶的先天性缺乏、倾倒综合征、肠外营养治疗等。

人体内血糖的正常维持有赖于消化道、肝脏、肾脏及内分泌腺体等多器官功能的协调一致。人体通过神经-体液调节机制来维持血糖的稳定。其主要的生理意义在于保证对脑细胞的供能,脑细胞所需的能量几乎完全直接来自葡萄糖,而且本身没有糖原储备。当血糖降到 $2.8 \sim 3.0$ mmol/L时,体内胰岛素分泌减少,而升糖激素如肾上腺素、胰升糖素、皮质醇分泌增加,肝糖原产生增加,糖利用减少,引起交感神经兴奋,大量儿茶酚胺释放。当血糖降到 $2.5 \sim 2.8$ mmol/L时,由于能量供应不足使大脑皮质功能抑制,皮质下功能异常。

二、临床表现与辅助检查

1.临床表现

低血糖症常呈发作性,发作时间及频率随病因不同而有所差异。其临床表现可归纳为交感神经兴奋症状和中枢神经低血糖症状。

交感神经过度兴奋症状:表现为心悸、面色苍白、出汗、颤抖、饥饿、焦虑、紧张、软弱无力、流涎、四肢冰凉、震颤、血压轻度升高等。糖尿病患者由于血糖快速下降,即使血糖高于2.8 mmol/L,也可出现明显的交感神经兴奋症状,称为"低血糖反应"。

中枢神经系统症状:主要为脑功能障碍症状,是大脑缺乏足量葡萄糖供应时功能失调的一系列表现。表现为注意力不集中、思维和语言迟钝、头晕、视物不清等。大脑皮层下受抑制时可出现骚动不安,甚而强直性惊厥、锥体束征阳性。波及延髓时进入昏迷状态,各种反射消失。如果低血糖持续得不到纠正,常不易逆转甚至死亡。

部分患者虽然低血糖但无明显症状,往往不易被觉察,极易发展成严重低血糖症,陷于昏迷或惊厥称为未察觉低血糖症。

低血糖临床表现的严重程度取决于:

①低血糖的程度。

②低血糖发生的速度及持续时间。

③机体对低血糖的反应性。

④年龄等。

2.辅助检查

血糖测定多低于2.8 mmol/L,但长期高血糖的糖尿病患者血糖突然下降时,虽然血糖高于此水平但仍会出现低血糖反应的症状。

三、治疗原则

治疗原则为及时识别低血糖症、迅速升高血糖、去除病因和预防再发生低血糖。

（1）紧急复苏：遇到昏迷、心率加快者立即采取相应的复苏措施。立即测定血糖，遵医嘱进行其他相关检查。

（2）升高血糖：根据病情口服含糖溶液或静脉注射 50% 葡萄糖，必要时遵医嘱采用抑制胰岛素分泌的药物治疗。

（3）查明病因：及早查明病因，积极治疗原发病。

四、护理评估

（1）病情评估：评估有无糖尿病病史及诱发低血糖的病因，如进食和应用降糖药物等因素。

（2）病情判断：可依据 Whipple 三联征确定低血糖。

①低血糖症状。

②发作时血糖低于正常值（如 2.8 mmol/L）。

③供糖后低血糖症状迅速缓解。根据血糖水平，低血糖症可分为轻、中、重度，血糖低于 2.8 mmol/L 为轻度低血糖，血糖低于 2.2 mmol/L 为中度低血糖，血糖低于 1.11 mmol/L 为重度低血糖。

五、护理措施

（1）即刻护理措施：立即检测血糖水平。对意识模糊者，应注意开放气道，保持呼吸道通畅。必要时，给予氧气吸入。

（2）补充葡萄糖：意识清楚者，口服含 15~20 g 糖的糖水、含糖饮料，或进食糖果、饼干、面包、馒头等即可缓解。15 min 后监测，若血糖仍低于或等于 3.9 mmol/L，再给予 15 g 葡萄糖口服。重者和疑似低血糖昏迷的患者，应及时测定毛细血管血糖，甚至无需血糖结果，及时给予 50% 葡萄糖液 20 mL 静脉注射，15 min 后若血糖仍低于或等于 3.9 mmol/L，继续以 50% 葡萄糖液 60 mL 静脉注射，也可给予 5% 或 10% 的葡萄糖液静脉滴注，必要时可遵医嘱加用氢化可的松和（或）胰高糖素肌内或静脉注射。神志不清者，切忌喂食以避免呼吸道窒息。昏迷患者清醒后，或血糖仍高于或等于 3.9 mmol/L，但距离下次就餐时间在一个小时以上，可给予含淀粉或蛋白质食物，以防再次昏迷。

（3）严密观察病情：严密观察患者的生命体征、神志变化、心电图、尿量等。定时监测血糖。意识恢复后，继续监测血糖至少 24~48 h，同时注意低血糖症诱发的心、脑血管意外事件，要注意观察是否有出汗、嗜睡、意识模糊等再度低血糖状态，以便及时处理。

（4）加强护理：意识模糊的患者按昏迷常规护理。抽搐患者除补充葡萄糖外，按医嘱可酌情使用适量镇静剂，注意保护患者，防止外伤。

（5）健康教育：低血糖症纠正后，对患者及时实施糖尿病教育，指导糖尿病患者合理饮食、进餐和自我检测血糖的方法，让患者知晓在胰岛素和口服降糖药治疗过程中可能会发生低血糖，指导患者随身携带糖尿病急救卡，对于儿童或老年患者的家属也要进行相关的培训，教会患者及亲属识别低血糖早期表现和自救方法。

第八节　脑卒中

脑卒中,是指由于急性脑循环障碍所致的局部或全面脑功能缺损综合征,分为缺血性脑卒中和出血性脑卒中。缺血性脑卒中(IS),又称脑梗死(CI),是指各种原因所致脑部血液供应障碍,导致局部脑组织缺血、缺氧性坏死,出现相应神经功能缺损的一类临床综合征,是最常见的脑卒中类型,占全部脑卒中的60%~80%。按病理机制可将脑梗死分为脑血栓形成、脑栓塞和腔隙性脑梗死。其中,脑血栓形成和脑栓塞是急诊科常见的脑血管急症。出血性脑卒中,也称脑出血(ICH),是指非外伤性脑实质内出血,占全部脑卒中的20%~40%,根据出血部位不同可分为脑出血和蛛网膜下腔出血。

一、病因与发病机制

脑卒中的危险因素包括高血压、细菌性心内膜炎、高脂血症、糖尿病、吸烟、口服避孕药和房颤等。脑血栓形成的常见病因是动脉粥样硬化和动脉炎。脑栓塞按栓子来源不同可分为心源性、非心源性和来源不明三类,其中60%~75%的栓子为心源性,如心房纤颤时附壁血栓脱落形成的栓子、心肌梗死形成的附壁血栓、心脏外科手术体外循环产生的栓子等。脑梗死最常见的病因为脑动脉粥样硬化,其次为脑动脉炎、高血压、糖尿病和血脂异常等。80%以上的脑出血是由高血压性脑内细小动脉病变引起,其他病因有动-静脉血管畸形、脑动脉瘤、血液病、抗凝或溶栓治疗等。蛛网膜下腔出血的常见病因是颅内动脉瘤。

二、临床表现与诊断

脑卒中的患者可有如下症状和体征:
①原因不明的突发剧烈头痛。
②眩晕、失去平衡或协调性。
③恶心、呕吐。
④一侧脸部、手臂或腿突然乏力或麻木。
⑤不同程度的意识障碍。
⑥双侧瞳孔不等大。
⑦说话或理解有困难。
⑧偏瘫。
⑨吞咽困难或流涎等。

由于出血性脑卒中和缺血性脑卒中在治疗上有显著的不同,出血性脑卒中的患者禁止给予抗凝和纤溶治疗,而缺血性脑卒中患者在症状出现后3 h内可以提供静脉溶栓疗法。应注意早期识别脑卒中,并对出血性和缺血性脑卒中进行鉴别。

三、治疗原则

急诊总体治疗原则是保持呼吸道通畅,维持生命体征,减轻和控制颅脑损伤,预防与治疗各种并发症,并尽可能地提高患者的康复率与生存质量,防止复发。

1.具体救治原则

(1)出血性脑卒中救治原则:安静卧床、保持呼吸道通畅、脱水降颅压、调整血压、防止继续出血、加强护理,防治并发症。当病情严重致颅内压过高,内科保守治疗效果不佳时,应及时进行外科手术治疗。

(2)缺血性脑卒中救治原则:脑血栓形成的急诊处理包括维持生命体征、处理并发症和溶栓、抗凝治疗等。

2.溶栓治疗

急性期早期溶栓治疗可以降低死亡率、致残率,保护神经功能。

(1)静脉溶栓治疗:

①适应证:

a.年龄18~80岁。

b.临床确诊为缺血性脑卒中,神经功能障碍明显。

c.症状开始出现至静脉溶栓干预开始时间少于4.5 h。

d.脑CT等影像学检查已排除脑出血。

e.患者或其家属已签署知情同意书。

②禁忌证:

a.脑CT证实颅内出血。

b.近3个月内有颅内手术、脑卒中或脑外伤史,3周内有胃肠道或泌尿系统出血史,2周内有外科手术史,1周内有腰穿或动脉穿刺史。

c.有出血或明显出血倾向者。

d.血糖低于2.7 mmol/L,血压高于或等于180/110 mmHg。

e.CT显示低密度大于1/3大脑中动脉供血区。

③并发症:梗死灶继发性出血或身体其他部位出血。

(2)动脉溶栓治疗:对大脑中动脉等大动脉闭塞引起的严重卒中患者,可在数字减影血管造影(DSA)直视下进行动脉溶栓治疗。动脉溶栓的适应证、禁忌证和并发症与静脉溶栓基本相同。

3.抗血小板治疗

未行溶栓的急性脑梗死患者可在48 h之内应用抗血小板聚集剂,如阿司匹林和氯吡格雷,降低死亡率与复发率,但在溶栓后24 h内不应使用。

4.抗凝治疗

抗凝治疗主要包括肝素、低分子肝素和华法林。一般不推荐急性缺血性脑卒中后应用。

5.神经保护治疗

脑保护剂包括自由基清除剂、阿片受体阻断药、钙通道阻滞药等,可降低脑代谢、减轻缺血性脑损伤。此外,早期应用头部或全身亚低温治疗也可降低脑代谢和脑耗氧量,减轻神经元损伤。

6.对症治疗

维持生命体征和处理高血压、高血糖、脑水肿等并发症。

四、护理评估

(一)初步评估

分诊护士对于疑似脑卒中的患者必须立即进行迅速评估和分诊,评估时可使用卒中量表,如美国辛辛那提院前卒中量表(CPSS),其中出现 CPSS 中的任意 1 个异常结果,表示卒中的概率为72%。如果出现 3 个异常结果,则表示卒中的概率大于 85%。

(二)卒中严重程度评估

卒中严重程度的评估可以使用美国国立卫生研究院卒中量表(NIHSS)(表 3-2),NIHSS 用于评估有反应的卒中患者,是目前世界上较为通用的、简明易行的脑卒中评价指标,根据详细的神经学检查,有效测量卒中的严重程度。

表 3-2　美国国立卫生研究院卒中量表(NIHSS)

项 目	评分标准(UN=untestable,无法检测)
1a.意识水平	0=清醒;1=嗜睡;2=昏睡;3=昏迷
1b.意识水平提问(月份,年龄)	0=均正确;1=一项正确、构音障碍/气管插管/语言障碍;2=均不正确或失语
1c.意识水平指令(握手,闭眼)	0=均正确;1=一项正确;2=均不正确
2.凝视	0=正常;1=部分凝视麻痹;2=被动凝视或完全凝视麻痹
3.视野	0=正常;1=部分偏盲;2=完全偏盲;3=双侧偏盲,双盲,包括皮质盲
4.面瘫	0=正常;1=轻瘫;2=部分(面下部区域);3=完全(单或双侧)
5.上肢运动(两侧分开计分)	0=上举 90°或 45°能坚持 10 s;1=上举 90°或 45°但不能坚持 10 s;2=上举不能达90°或 45°就下落;3=不能抵抗重力,立刻下落;4=无运动;UN=截肢或关节融合
6.下肢运动(两侧分开计分)	0=抬起 30°能坚持 5 s;1=抬起 30°但 5 s 末下落;2=5 s 内下落;3=立刻下落;4=无运动;UN=截肢或关节融合
7.肢体共济失调	0=无共济失调;1=一侧有;2=两侧均有;3=麻痹,截肢或关节融合
8.感觉	0=正常;1=轻到中度感觉缺失;2=重度到完全感觉缺失,四肢瘫痪,昏迷无反应
9.语言	0=正常;1=轻到中度失语;2=严重失语;3=哑或完全失语,昏迷无反应
10.构音障碍	0=正常;1=轻到中度,能被理解,但有困难;2=哑或严重构音障碍;UN=气管插管/无法检测
11.消退和不注意(以前为忽视)	0=正常;1=视/触/听/空间/个人忽视,或对双侧刺激消失;2=严重的偏身忽视或一种以上的忽视

注:1.评分范围为 0~42 分,分数越高,神经受损越严重,分级如下:0~1 分:正常或近乎正常;1~4 分:轻度卒中/小卒中;5~15 分:中度卒中;15~20 分:中-重度卒中;21~42 分:重度卒中。

2.基线评估大于 16 分的患者很有可能死亡,小于 6 分的患者很有可能恢复良好;每增加 1 分,预后良好的可能性降低 17%。

脑干和小脑大量出血的患者病情较危重。脑干出血尤其是脑桥出血预后很差,多可在48 h内死亡。小脑大量出血病情进展迅速,因血肿压迫脑干发生枕骨大孔疝而死亡。

五、护理措施

1.即刻护理措施

①立即给予患者卧床,避免情绪激动;床头可抬高30°,减轻脑水肿。

②保持呼吸道通畅,给氧,及时清除口腔内分泌物和呕吐物,舌后坠者予以口咽通气道协助通气,必要时做好气管插管或气管切开的准备。

③心电监护,密切观察患者的生命体征、意识、瞳孔及肢体的变化,评估是否有意识障碍加重、血压升高、瞳孔不等大、呕吐等再出血及颅内压增高表现,是否并发心肌梗死或心律失常。

④建立静脉通路,遵医嘱准确给药及正确留取血液标本进行血常规、出凝血时间、血糖等检查。

⑤对烦躁不安的患者,予以床栏,必要时给予保护性约束,防止坠床。

⑥迅速协助完成神经病学检查、十二导联心电图和脑CT扫描。

2.降低颅内压

遵医嘱应用脱水药,通常使用20%甘露醇、呋塞米等药物。20%甘露醇为高渗性液体,应选择粗大的上肢静脉输注,保证在15~30 min滴完,并注意保护血管及局部组织,防止外渗。密切观察患者瞳孔、血压、尿量的变化,监测肾功能和血液电解质浓度,动态评估用药效果及药物不良反应。

3.调整血压

急性期血压升高是对颅内压升高的一种代偿反应,一般不需紧急处理,但过高的血压会增加再出血的风险。一般来说,当收缩压高于200 mmHg,或平均动脉压高于150 mmHg时,应积极控制血压。遵医嘱静脉应用降压药物时,需使用输液泵严格控制给药速度,加强血压监测,并随时根据血压调整滴速,以免血压下降过快导致脑低灌注。此外,血压升高也可因躁动、气道梗阻、膀胱充盈等因素引起,需注意去除这些诱因。

4.溶栓治疗的护理

严格按医嘱剂量给药,密切观察患者有无出血倾向,如头痛、呕吐、意识障碍加重等脑出血症状,以及牙龈、皮肤黏膜、穿刺部位、消化道出血征象,遵医嘱复查凝血时间、头部CT,评价溶栓效果及病情变化。

5.并发症护理

①高血糖:当血糖高于10 mmol/L时,应遵医嘱予以胰岛素治疗,将血糖控制在7.8~10 mmol/L,注意监测血糖,避免低血糖。

②心脏损伤:动态心电监测,随时做好检查心肌损伤标志物的准备,及时发现和治疗心脏损伤。

③上消化道出血:密切观察患者有无消化道出血征象,遵医嘱给予预防性措施。

6.物理降温

出血性脑卒中急性期发热较多见,降低体温,使脑代谢率降低、耗氧量减少,有利于保护脑细胞和减轻脑水肿。可用头枕冰袋、冰帽、冰毯进行物理降温,最好使体温保持在 32~36 ℃。

7.加强基础护理

昏迷患者应及时清除其口腔和气管内分泌物,防止反流、误吸等,采取翻身、叩背等排痰措施,加强口腔护理,预防肺部感染。加强皮肤护理,预防压疮。保持肢体功能位置。做好尿管和会阴护理,防止尿路感染。

8.做好术前准备及转运护理

当病情危重致颅内压过高,内科保守治疗效果不佳时,及时完善外科手术治疗的准备。需住院治疗的患者,应做好入院转运前的各项准备工作,保障转运途中患者安全,按要求做好交接工作。

第四章

循环系统疾病护理

第一节　心力衰竭

在致病因素作用下,心功能必将受到不同程度的影响,即为心功能不全。在疾病的早期,机体能够通过心脏本身的代偿机制以及心外的代偿措施,使机体的生命活动处于相对恒定状态,患者无明显的临床症状和体征,此为心功能不全的代偿阶段。心力衰竭,简称心衰,又称充血性心力衰竭,一般是指心功能不全的晚期,属于失代偿阶段,是指在多种致病因素的作用下,心脏泵血功能发生异常变化,导致心排血量绝对减少或相对不足,以致不能满足机体组织细胞代谢需要,患者有明显的临床症状和体征的病理过程。

一、病因与发病机制

(一)病因

1.基本病因

心力衰竭的关键环节是心排血量的绝对减少或相对不足,而心排血量的多少与心肌收缩性的强弱、前负荷和后负荷的高低以及心率的快慢密切相关。因此,凡是能够减弱心肌收缩性、使心脏负荷过度和引起心率显著加快的因素均可导致心力衰竭的发生。

2.诱因

(1)感染:呼吸道感染最多,其次是风湿热。女性患者中泌尿道感染亦常见。亚急性感染性心内膜炎也常诱发心力衰竭。

(2)过重的体力劳动或情绪激动。

(3)钠盐摄入过多。

(4)心律失常:尤其是快速性心律失常,如阵发性心动过速、心房颤动等。

(5)妊娠分娩。

(6)输液(特别是含钠盐的液体)或输血过快或过量。

(7)洋地黄过量或不足。

(8)药物作用:如利舍平类、胍乙啶、维拉帕米、奎尼丁、肾上腺皮质激素等。

（9）其他：出血和贫血、肺栓塞、室壁膨胀瘤、心肌收缩不协调,乳头肌功能不全等。

（二）发病机制

心脏有规律的收缩与舒张是保障心排血量的重要前提,其中心肌收缩性是决定心排血量最关键的因素,也是血液循环动力的来源。因此,心力衰竭发病的中心环节,主要是心肌收缩性减弱,但也可见于舒张功能障碍,或二者兼有之。心肌收缩性减弱的基本机制包括：

①心肌结构被破坏,导致收缩蛋白和调节蛋白减少。

②心肌能量代谢障碍。

③心肌兴奋-收缩偶联障碍。

④肥大心肌不平衡生长。

二、临床表现与诊断

（一）临床表现

心力衰竭的临床表现与左右心室或心房受累有密切关系。左侧心力衰竭的临床特点主要是由于左心房和（或）左心室衰竭引起肺淤血、肺水肿;右侧心力衰竭的临床特点主要是由于右心房和（或）右心室衰竭引起体循环静脉淤血和水钠潴留。发生左侧心力衰竭后,右心也常相继发生功能损害,最终导致全心心力衰竭。出现右侧心力衰竭后,左心衰竭的症状可能有所减轻。

（二）辅助检查

1.X 线

左侧心力衰竭可显示心影扩大,上叶肺野内血管纹理增粗,下叶肺野内血管纹理变细,有肺静脉内血液重新分布的表现,肺门阴影增大,肺间质水肿引起肺野模糊,Kerley B 在两肺野外侧可见水平性线状影,是肺小叶间积液的表现。

2.心脏超声

利用心脏超声可以评价心脏瓣膜、心腔结构、心室肥厚以及收缩和舒张功能等心脏完整功能参数。其对心室容积的测定、收缩功能和局部室壁运动异常的检出结果可靠,可检测心脏射血分数、心脏舒张功能。

3.血流动力学监测

除二尖瓣狭窄外,肺毛细血管楔压的测定能间接反映左心房压或左心室充盈压,肺毛细血管楔压的平均压,正常值低于 1.6 kPa（12 mmHg）。

4.心脏核素检查

核素心血池扫描为评价左、右心室整体收缩功能以及心肌灌注提供了简单方法。利用核素技术可以评价左心室舒张充盈早期相。

5.心肺功能运动试验

运动耐量有助于评价其病情的严重性并监测其进展,可检测运动时最大氧摄入量和无氧代谢阈（AT）。

（三）诊断

1.急性心力衰竭（AHF）

AHF 的诊断主要依靠症状和体征,辅以适当的检查,如心电图、胸部 X 线、生化标志物和超声心动图。

2.慢性心力衰竭

（1）收缩性心力衰竭（SHF）:多指左侧心力衰竭。主要判定标准为心力衰竭的症状、左心腔增大、左心室收缩末容量增加和左心室射血分数（LVEF）≤40%。近年研究发现 B 型利钠肽（BNP）在心力衰竭诊断中具有较高的临床价值,其诊断心力衰竭的敏感性为94%,特异性为95%,为心力衰竭的现代诊断提供了重要方法。

（2）舒张性心力衰竭（DHF）:以心肌松弛性、顺应性下降为特征的慢性充血性心力衰竭,往往发生于收缩性心力衰竭前,约占心力衰竭总数的1/3。欧洲心脏病协会于1998年制定了原发性 DHF 的诊断标准,即必须具备以下 3 点:

①有充血性心力衰竭的症状和体征。

②LVEF≥45%。

③有左心室松弛、充盈、舒张期扩张度降低或僵硬度异常的证据。

三、治疗原则

（一）急性心力衰竭

治疗目标是即刻改善症状和稳定血流动力学状态。

（二）慢性心力衰竭

慢性心力衰竭治疗原则:去除病因;减轻心脏负荷;增强心肌收缩力;改善心脏舒张功能;支持疗法与对症处理。治疗目的:纠正血流动力学异常,缓解症状;提高运动耐量,改善生活质量;防止心肌损害的进一步加重;降低病死率。

1.防治病因及诱因

如能应用药物和手术治疗基本病因,则心力衰竭可获改善。如高血压心脏病的降压治疗、心脏瓣膜病及先天性心脏病的外科手术矫治等。避免或控制心力衰竭的诱发因素有感染、心律失常、操劳过度及甲状腺功能亢进等。

2.休息

限制患者的体力活动,保证其有充足的睡眠和休息。较严重的心力衰竭患者应卧床休息。

3.控制钠盐摄入

减少钠盐的摄入,可减少体内水潴留,减轻心脏的前负荷,是治疗心力衰竭的重要措施。对大量利尿的患者,可不必严格限制钠盐。

4.利尿药的应用

利尿药可作为基础用药,是控制心力衰竭患者体液潴留的唯一可靠方法,适用于所有伴有体液潴留的、有症状的心力衰竭患者。但利尿药对远期存活率、死亡率的影响尚无大宗试验验证;

多与一种血管紧张素转换酶抑制药（ACEI）类或β受体阻滞药合用，旨在减轻症状和体液潴留的表现。

5.血管扩张药的应用

血管扩张药可通过减轻前负荷和（或）后负荷来改善心脏功能。应用小动脉扩张药如肼屈嗪等，可以降低动脉压力，减少左心室射血阻力，增加心排血量。

6.洋地黄类药物的应用

洋地黄可致心肌收缩力加强，可直接或间接通过兴奋迷走神经减慢房室传导。能改善血流动力学，提高左心室射血分数，提高运动耐量，缓解症状；降低交感神经及肾素-血管紧张素-醛固酮（R-A-A）活性，增加压力感受器的敏感性。迄今为止，地高辛是唯一被证明既能改善症状又不增加死亡危险的强心药，其对病死率呈中性作用。

7.非洋地黄类正性肌力药物

非洋地黄类正性肌力药物虽有短期改善心力衰竭症状的作用，但对远期病死率并无有益的作用。研究结果表明此类药物不但不能使病死率下降，与安慰剂相比，反而有较高的病死率。

8.血管紧张素转换酶抑制药（ACEI）

血管紧张素转换酶抑制药（ACEI）作为神经内分泌拮抗药之一已广泛用于临床，可改善血流动力学，直接扩张血管；降低肾素、血管紧张素Ⅱ（AngⅡ）及醛固酮水平，间接抑制交感神经活性；纠正低血钾、低血镁，降低室性心律失常的危险，减少心脏猝死（SCD）。

9.β受体阻滞药

β受体阻滞药作为神经内分泌阻断药的治疗地位日显重要。21世纪慢性心力衰竭的主要药物是β受体阻滞药，其可拮抗交感神经及R-A-A活性，阻断神经内分泌的激活；减缓心肌增生、肥厚及过度氧化，延缓心肌坏死与凋亡；上调β_1受体密度，介导信号传递至心肌细胞；通过减缓心率而提高心肌收缩力；改善心肌松弛，增强心室充盈；提高心电稳定性，降低室性心律失常及猝死率。

四、护理措施

1.心排血量下降的护理

（1）遵医嘱给予强心、利尿、扩血管药物，注意药效，观察不良反应及毒性反应。

（2）保持最佳体液平衡状态：遵医嘱补液，密切观察效果；限制液体和钠的摄入量；根据病情控制输液速度，一般每分钟20～30滴。

（3）根据病情选择适当的体位。

（4）根据患者缺氧程度给予（适当）氧气吸入。

（5）保证患者身体和心理都得到良好的休息：限制活动减少氧耗量；为患者提供安静、舒适的环境，限制探视。

（6）必要时每日测体重，记录24 h尿量。

2.气体交换受损的护理

（1）休息：为患者提供安静、舒适的环境，保持病房空气清新，定时通风换气。

（2）体位：协助患者取有利于呼吸的卧位，如高枕卧位、半坐卧位、端坐卧位。

（3）根据患者缺氧程度给予(适当)氧气吸入。

（4）咳嗽与排痰方法：协助患者翻身、拍背，利于痰液排出，保持呼吸道通畅。

（5）教会患者正确咳嗽、深呼吸与排痰方法：屏气 3~5 s，用力将痰咳出，连续 2 次短而有力地咳嗽。

①深呼吸：首先，患者应舒服地斜靠在躺椅或床上，两个膝盖微微弯曲，垫几个枕头在头和肩部后作为支撑，这样进行深呼吸练习，也可以让患者坐在椅子上，以患者的手臂做支撑。然后，护理者将双手展开抵住患者最下面的肋骨，轻轻挤压，挤压的同时，要求患者尽可能地用力呼吸，使肋骨突起，以此对抗护理者手的挤压力。

②年龄较大的心力衰竭患者排痰姿势：对于年龄较大、排痰困难的心衰患者，俯卧向下的姿势可能不适合他们，因为这样可能会压迫横膈膜，使呼吸变得困难。可把枕头垫高，把患者身体侧过来倚靠在枕头上，呈半躺半卧的姿势，这样将有助于患者排痰。

（6）病情允许时，鼓励患者下床活动，以增加肺活量。

（7）呼吸状况监测：呼吸频率、深度的改变，有无呼吸困难、发绀。血气分析、血氧饱和度的改变。

（8）使用血管扩张药的护理。

（9）向患者或家属解释预防肺部感染方法：如避免受凉，避免潮湿，戒烟等。

3.体液过多的护理

（1）水肿程度的评估：每日称体重，一般在清晨起床后排空大小便而未进食前穿同样的衣服、用同样的磅秤称量。如 1~2 d 内体重快速增加，应考虑是否有水潴留，并可增加利尿药的用量。应用利尿药后，尿量明显增加，水肿消退。体重下降至正常时，体重又称干体重。同时为患者记出入水量。在急性期出量大于入量，出入量的基本平衡，有利于防止或控制心力衰竭。出量为每日全部尿量、大便量、引流量，同时加入呼吸及皮肤蒸发量 600~800 mL。入量为饮食、饮水量、水果、输液等，每日总入量为 1 500~2 000 mL。

（2）体位：尽量抬高水肿患者的双下肢，以利于下肢静脉回流，减轻水肿的程度。

（3）饮食护理：给予低盐、高蛋白饮食，少食多餐。按病情限制钠盐及水分的摄入，重度水肿患者钠盐摄入量为 1 g/d、中度水肿患者 3 g/d、轻度水肿患者 5 g/d；还要控制含钠高的食物的摄入，如腌制品、发酵的点心、味精、酱油、皮蛋、方便面、啤酒、汽水等。每日饮水量通常一半在用餐时摄入，另一半在两餐之间摄入，必要时可给患者进行口腔护理，以减轻口渴感。

（4）用药护理：应用强心苷和利尿药期间，监测患者水、电解质平衡情况，及时补钾。控制输液量和速度。

（5）保持皮肤清洁干燥，保持衣着宽松舒适，床单、衣服干净平整。观察患者皮肤水肿消退情况，定时更换体位，避免水肿部位长时间受压，避免在水肿明显的下肢深静脉输液，防止皮肤破损和形成压疮。

4.活动无耐力的护理

（1）评估心功能状态。

（2）设计活动目标与计划，以调节患者的心理状况，促进活动的动机和兴趣。让患者了解活动无耐力原因及限制活动的必要性，根据心功能决定活动量。

（3）以循序渐进为原则，逐渐增加患者的活动量，避免使心脏负荷突然增加。

①抬高床头 45°~60°，使患者半卧位。

②病室内行走。

③病区走廊内短距离行走，逐渐增加距离。

（4）监测时注意观察患者心率、呼吸、面色，发现异常立即停止活动。

（5）在患者活动量允许范围内，让其尽可能自理，并为自理活动提供便利。

①将患者的常用物品置于容易拿到的地方。

②及时巡视病房，询问患者有无生活需要，尽量满足其需求。

③教会患者节力技巧。

（6）教会患者使用病区的辅助设施，如床栏，病区走廊内、厕所内的扶手等，以增加患者的活动耐力。

（7）根据病情和活动耐力限制探视人次和时间。

（8）间断或持续鼻导管吸氧，氧流量 2~3 L/min，严重缺氧时以 4~6 L/min 为宜。

5.电解质紊乱的护理

（1）密切监测患者的电解质，及时了解患者的电解质变化，尤其是血钾、血钠和血镁。

（2）在服用利尿药、血管紧张素转换酶抑制药（ACEI）等药物期间，密切观察患者的尿量和生命体征变化，观察患者有无因电解质紊乱引起的胃肠道反应、神志变化、心电图改变等。

（3）一旦出现电解质紊乱，应立即报告医生，并给予相应的处理。

①低钾血症：停用排钾利尿药及洋地黄制剂；补充钾剂，通常情况下，10%枸橼酸钾口服与氯化钾静脉应用均可有效吸收。传统观念认为严重低钾者可静脉补钾，静滴浓度不宜超过40 mmol/L，速度最快为 20 mmol/h（1.5 g/h），严禁用氯化钾溶液直接静脉推注。但新的观点认为在做好患者生命体征监护的情况下，高浓度静脉补钾也是安全的。

高浓度静脉补钾有以下优点：能快速、有效地提高血钾的水平，防止低钾引起的心肌应激性及血管张力的影响；高浓度静脉补钾避免了传统的需输注大量液体的情况，从而减轻了心脏负荷，尤其适合心力衰竭等低钾血症患者。

高浓度补钾时的护理：

a.必须在严密监测血清钾水平和心电监护下进行，需每 1~2 h 监测 1 次血气分析，了解血清钾水平，并根据血钾提高的程度来调整补钾速度，一般心力衰竭患者血钾要求控制在 4.0 mmol/L以上，当血钾浓度大于 45 mmol/L 需停止补钾。

b.严格控制补钾速度，最好用微泵调节，速度控制在 20 mmol/h 以内，补钾的通道严禁推注其他药物，避免因瞬间通过心脏的血钾浓度过高而致心律失常。

c.高浓度静脉补钾应在中心静脉管道内输注，严禁在外周血管注射，因其易刺激血管的血管壁引起剧痛或静脉炎。

d.补钾期间应监测尿量。每小时的尿量大于 30 mL，若尿量不足可结合中心静脉压（CVP）判断血容量,如果血容量不足,应及时扩容使尿量恢复。

e.严密观察心电图的改变,了解血钾情况,如 T 波低平,ST 段压低,出现 U 波,提示有低钾血症的可能,反之 T 波高耸则表示有高钾血症的可能。

f.补钾的同时也应补镁,因为细胞内缺钾的同时多数也缺镁,且缺镁也易诱发心律失常,甚至有人认为即使血镁正常也应适当补镁,建议监测血钾的同时也监测血镁的情况。

②低钠血症:稀释性低钠血症患者对利尿药的反应很差,血浆渗透压低,因此选用渗透性利尿药甘露醇,利尿效果要优于其他利尿药,联合应用强心药和祥利尿药。甘露醇 100~250 mL 需缓慢静滴,一般控制在 2~3 h,并在输注到一半时应用强心药(毛花苷 C),10~20 min 后根据患者情况静脉注射呋塞米 100~200 mg。

真性低钠血症患者对利尿药的反应也很差,应当采用联合应用大剂量祥利尿药和输注小剂量高渗盐水的治疗方法。补钠的量可以参照补钠公式计算。

$$补钠量(g) = \frac{(142\ mmol/L - 实测血清钠) \times 0.55 \times 体重(kg)}{17}$$

根据临床情况,一般第 1 天输入补充钠盐量的 1/4~1/3,根据患者的耐受程度及血清钠的水平决定下次的补盐量。具体方案为:1.4%~3.0%的高渗盐水 150 mL,30 min 内快速输入,如果尿量增多,应注意静脉给予 10% KCl 20~40 mL/d,以预防低钾血症。入液量为 1 000 mL,每天测定患者体重、24 h 尿量、血电解质和尿的实验室指标。严密观察患者心肺功能等病情变化,以调节液体剂量和滴速,一般以分次补给为宜。

③低镁血症:有症状的低镁血症,可口服镁剂,如氧化镁,每次 0.25~0.5 g,3~4 次/d;或氢氧化镁 0.2~0.4 g,3~4 次/d;或 10%醋酸镁 10 mL,3~4 次/d。补镁的过程中应注意不要太快,过快会超过肾阈值,导致镁从尿液排出。无症状者亦应口服补充。不能口服时,也可用 50%硫酸镁 20 mL溶于 50%葡萄糖 1 000 mL 中静脉缓慢滴注。通常需连续应用 3~5 d 才能纠正低镁血症。

④高钾血症:出现高钾血症时,应立即停用保钾利尿药,纠正酸中毒;静脉注射葡萄糖酸钙剂对抗高钾对心肌传导的作用,这种作用是快速而短暂的,一般数分钟起作用,但只维持不足 1 h。如心电图改变持续存在,5 min 后再次应用。为了增加钾向细胞内的转移,应用胰岛素 10 U 加入 50%葡萄糖50 mL中静脉滴注,可在 10~20 min 内降低血钾,此作用可持续 4~6 h;应用祥利尿药以增加钾的肾排出;肾功能不全的严重高血钾(大于 7 mmol/L)患者应当立即给予透析治疗。

6.洋地黄中毒的护理

(1)遵医嘱正确给予洋地黄类药物。

(2)熟悉洋地黄药物使用的适应证、禁忌证和中毒反应,若用药前,心率小于 60 次/min,禁止给药。

用药适应证:心功能 Ⅱ 级以上各种心力衰竭,除非有禁忌证,心功能 Ⅲ、Ⅳ 级收缩性心力衰竭,窦性心律心力衰竭。

用药禁忌证:预激综合征并心房颤动,二度或三度房室传导阻滞,病态窦房结综合征无起搏器保护者,低血钾。

洋地黄中毒敏感人群:老年人;急性心肌梗死(AMD)、心肌炎、肺心病、重度心力衰竭;肝、肾功能不全;低钾血症、贫血、甲状腺功能减退症。

使地高辛浓度升高的药物:奎尼丁、胺碘酮、维拉帕米。

(3)了解静脉使用毛花苷 C 的注意事项:需稀释后才能使用,成人静脉注射毛花苷 C 洋地黄化负荷剂量为 0.8 mg,首次给药 0.2 mg 或 0.4 mg,稀释后静脉推注,每隔 2～4 h 可追加 0.2 mg,24 h 内总剂量不宜超过 0.8～1.2 mg。对易于发生洋地黄中毒者及 24 h 内用过洋地黄类药物者应根据情况酌情减量或减半量给药。推注时间一般 15～20 min,推注过程中密切观察患者心律和心率的变化,一旦心律出现房室传导阻滞、长间歇,心率小于 60 次/min,均应立即停止给药,并通知医生。

(4)注意观察患者有无洋地黄中毒反应的发生。

(5)一旦发生洋地黄中毒,及时处理洋地黄制剂的毒性反应:

①临床中毒患者立即停药,同时停用排钾利尿药,重者内服不久时立即用温水、浓茶或 1∶2 000 高锰酸钾溶液洗胃,用硫酸镁导泻。

②内服通用解毒药或鞣酸蛋白 3～5 g。

③发生少量期前收缩或短阵二联律时可口服 10% 氯化钾液 10～20 mL,每日 3～4 次,片剂有发生小肠炎、出血或肠梗阻的可能,故不宜用。如中毒较重,出现频发的异位搏动,伴心动过速、室性心律失常时,可静脉滴注氯化钾,注意用钾安全。

④如有重度房室传导阻滞、窦性心动过缓、窦房传导阻滞、窦性停搏、心室率缓慢的心房颤动及交界性逸搏心律等,根据病情轻重酌情采用硫酸阿托品静脉滴注、静脉注射或皮下注射。

⑤当出现洋地黄引起的各种快速心律失常时,如伴有房室传导阻滞的房性心动过速和室性期前收缩等患者,苯妥英钠为安全有效的良好药物,可用 250 mg 稀释于 20 mL 的注射用水或生理盐水中(因为强碱性,不宜用葡萄糖液稀释),于 5～15 min 内注射完,待转为窦性心律后,用口服法维持,每次 0.1 g,每日 3～4 次。

⑥出现急性快速型室性心律失常,如频发室性期前收缩、室性心动过速、心室扑动及心室颤动等,可用利多卡因 50～100 mg 溶于 10% 葡萄糖溶液 20 mL 中,在 5 min 内缓慢静脉注入,若无效,可取低限剂量重复数次,间隔 20 min,总量不超过 300 mg,心律失常控制后,继续以 1～3 mg/min 静脉滴注维持。

除上述方法外,电起搏对洋地黄中毒诱发的室上性心动过速和引起的完全性房室传导阻滞且伴有阿-斯综合征者是有效而适宜的方法。前者利用人工心脏起搏器发出的电脉冲频率,接近或超过心脏的异位频率,通过超速抑制而控制异位心律;后者是采用按需型人工心脏起搏器进行暂时性右心室起搏。为避免起搏电极刺激诱发严重心律失常,应同时合用苯妥英钠或利多卡因。

7.焦虑的护理

(1)患者出现呼吸困难、胸闷等不适时,守候患者身旁,给患者安全感。

(2)耐心解答患者提出的问题,给予健康指导。

(3)与患者和家属建立融洽关系,避免精神刺激,护理操作要细致、耐心。

(4)尽量减少外界压力刺激,创造轻松和谐的气氛。

(5)提供有关治疗信息,介绍治疗成功的病例,注意正面效果,引导患者树立信心。

(6)必要时寻找合适的支持系统,如单位领导和家属,对患者进行关心和安慰。

五、健康教育

1.心理指导

急性心力衰竭发作时,患者因不适而烦躁。护士要以亲切的语言安慰患者,引导患者尽量做缓慢深呼吸,采取放松疗法,稳定情绪,配合治疗及护理,才能很快缓解症状。长期反复发病患者,需保持情绪稳定,避免焦虑、抑郁、紧张及过度兴奋,以免诱发心力衰竭。

2.饮食指导

(1)提供令人愉快、舒畅的进餐环境,避免进餐时间进行治疗。饮食宜少食多餐、不宜过饱,在食欲最佳的时间进食,宜进食易消化、营养丰富的食物。控制钠盐的摄入,每日摄入食盐 5 g 以下。对使用利尿药患者,由于在使用利尿药的同时,常伴有体内电解质的排出,容易出现低血钾、低血钠等电解质紊乱,并容易诱发心律失常、洋地黄中毒等,可指导患者多食香蕉、菠菜、苹果、橙子等含钾高的食物。

(2)适当控制主食和含糖零食。多吃粗粮、杂粮,如玉米、小米、荞麦等;禽肉、鱼类以及核桃仁、花生、葵花籽等坚果类含不饱和脂肪酸较多,可多食用;多食蔬菜和水果,不限量,尤其是超体重患者,更应多食用带色蔬菜,如菠菜、油菜、番茄、茄子等和带酸味的新鲜水果,如苹果、橘子、山楂等,提倡吃新鲜蔬菜;多食用豆油、花生油、菜油及香油等植物油;蛋白质按 2 g/kg 供给,尽量多食用黄豆及其制品,如豆腐、豆干、百叶等,其他如绿豆、赤豆等。

(3)禁忌食物:限制精制糖,包括蔗糖、果糖、蜂蜜等单糖类;忌烟酒,忌刺激性食物及调味品,忌油煎、炸等烹调方法;少用猪油、黄油等动物油烹调;禁食动物脂肪高的食物,如猪肉、牛肉、羊肉及含胆固醇高的动物内脏、动物脂肪、蛋黄等;食盐不宜多用,每天 2~4 g;含钠味精也应适量限用。

3.作息指导

减少干扰,为患者提供安静的休息环境,保证睡眠时间。有呼吸困难者,协助患者采取适当的体位。教会患者放松疗法如局部按摩、缓慢有节奏的呼吸或深呼吸等。根据不同的心功能采取不同的活动量。在患者活动耐力允许范围内,鼓励患者尽可能生活自理。教会患者保存体力,减少氧耗的技巧,在较长时间的活动中穿插休息,日常用品放在易取易放位置。患者的部分自理活动可坐着进行,如刷牙、洗脸等。心力衰竭症状改善后,增加活动量时,首先增加的是活动时间和频率,然后才考虑增加运动强度。运动方式可采取半坐卧、坐起、床边摆动肢体、床边站立、室内活动、短距离步行等。

4.出院指导

(1)避免诱发因素,气候转凉时及时添加衣服,预防感冒。

(2)合理休息,体力劳动不要过重,适当进行体育锻炼以提高活动耐力。

(3)进食富含维生素、粗纤维食物,保持大便通畅。少食多餐,避免过饱。

(4)强调按医嘱正确服药,不随意减药或撤换药。

(5)定期门诊随访,防止病情发展。

第二节 高血压

高血压是一种以动脉压升高为主要特征,同时伴有心、脑、肾、血管等靶器官功能性或器质性损害以及代谢改变的全身性疾病。目前我国采用的高血压诊断标准是《2005 年中国高血压诊治指南》,在未用抗高血压药情况下,收缩压≥140 mmHg 和(或)舒张压≥90 mmHg,按血压水平将高血压分为 3 级。收缩压≥140 mmHg 和舒张压<90 mmHg 单列为单纯性收缩期高血压。患者既往有高血压史,目前正在用抗高血压药,血压虽然低于 140/90 mmHg,亦应诊断为高血压,见表4-1。

表 4-1　高血压诊断标准

类别	收缩压/mmHg	舒张压/mmHg
正常血压	<120	<80
正常高值	120～139	80～89
高血压	≥140	≥90
1 级高血压(轻度)	140～159	90～99
2 级高血压(中度)	160～179	100～109
3 级高血压(重度)	≥180	≥110
单纯收缩期高血压	≥140	<90

注:若患者的收缩压与舒张压分属不同的级别,则以较高的分级为准。单纯收缩期高血压也可按照收缩压水平分为 1、2、3 级。

一、病因与发病机制

(一)病因

高血压的病因尚未完全明了,可能与下列因素有关。

(1)遗传因素:调查表明,60%左右的高血压患者均有家族史,但遗传的方式未明。某些学者认为属单基因常染色体显性遗传,但也有学者认为属多基因遗传。

(2)环境因素:包括饮食习惯(如饮食中热量过高以至肥胖或超重,高盐饮食等)、职业、噪声、吸烟、气候改变、微量元素摄入不足和水质硬度等。

(3)精神神经因素:缺少运动或体力活动,精神紧张或情绪创伤与本病的发生均有一定的关系。

(二)发病机制

有关高血压发病原理的学说较多,包括精神神经源学说、内分泌学说、肾源学说、遗传学说以及钠盐摄入过多学说等。各种学说各有依据,综合起来认为高级神经中枢功能失调在发病中占主导地位,体液、内分泌因素、肾脏以及钠盐摄入过多也参与本病的发病过程。

外界环境的不良刺激以及某些不利的内在因素,引起剧烈、反复、长时间的精神紧张和情绪波动,导致大脑皮质功能障碍和下丘脑神经内分泌中枢功能失调。由此可通过下列几条途径促使周围小动脉痉挛,进而形成高血压。

①皮质下血管舒缩中枢形成了以血管收缩神经冲动占优势的兴奋灶,引起细小动脉痉挛,外周血管阻力增加,血压增高。

②大脑皮质功能失调可引起神经垂体释放更多的血管升压素,后者可直接引起小动脉痉挛,也可通过肾素-醛固酮系统,引起钠潴留,进一步促使小动脉痉挛。

③大脑皮质功能失调也可引起垂体前叶促肾上腺皮质激素(ACTH)和肾上腺皮质激素分泌增加,促使钠潴留。

④大脑皮质功能失调还可引起肾上腺髓质激素分泌增多,后者可直接引起小动脉痉挛,也可通过增加心排血量进一步加重高血压。

二、临床表现与诊断

(一)一般临床表现

大多数的高血压患者在血压升高早期仅有轻微的自觉症状,如头痛、头晕、失眠、耳鸣、烦躁、工作和学习精力不易集中、容易出现疲劳等。

(二)并发症临床表现

疼痛或出现颈背部肌肉酸痛紧张感。血压持久升高可导致心、脑、肾、血管等靶器官受损。当出现心慌、气促、胸闷、心前区疼痛时表明心脏已受累;出现尿频、多尿、尿液清淡时表明肾脏已受累;突然出现神志不清、呼吸深沉不规则、大小便失禁等提示可能发生脑出血;逐渐出现一侧肢体活动不利、麻木甚至麻痹应当怀疑是否有脑血栓的形成。

(三)高血压危险度分组

(1)低危组:男性年龄小于55岁、女性年龄小于65岁,高血压1级、无其他危险因素者,属低危组。典型情况下,10年随访中患者发生主要心血管事件的危险小于15%。

(2)中危组:高血压2级或1~2级同时有1~2个危险因素。患者是否给予药物治疗、开始药物治疗前应经多长时间的观察,医生需给予十分缜密的判断。典型情况下,该组患者随后10年间发生主要心血管事件的危险为15%~20%,若患者属高血压1级,兼有一种危险因素,10年内发生心血管事件的危险约为15%。

(3)高危组:高血压水平属1级或2级,兼有3种或更多危险因素,兼患糖尿病或靶器官损害或高血压水平属3级但无其他危险因素患者。典型情况下,该组患者随后10年间发生主要心血管事件的危险为20%~30%。

(4)很高危组:高血压3级同时有1种以上危险因素或兼患糖尿病或靶器官损害,或高血压1~3级并有临床相关疾病。典型情况下,该组患者随后10年间发生主要心血管事件的危险大于或等于30%,应迅速开展最积极的治疗。

(四)几种特殊高血压类型

(1)高血压危象:在高血压疾病发展过程中,因为劳累、紧张、精神创伤、寒冷等诱发,出现烦躁不安、心慌、多汗、手足发抖、面色苍白、异常兴奋等临床表现,可伴有心绞痛、心力衰竭,也可伴有高血压脑病的临床表现。血压升高以收缩压升高为主,收缩压常大于200 mmHg。

(2)高血压脑病:在高血压疾病发展过程中,因为劳累、紧张、情绪激动等诱发,急性脑血液循环障碍,引起脑水肿和颅内压增高,出现头痛、呕吐、烦躁不安、心跳慢、视物模糊、意识障碍甚至昏迷等临床表现。血压升高以舒张压升高为主,舒张压常大于120 mmHg。

(3)恶性高血压:又称激进性高血压,是指舒张压和收缩压均显著增高,病情进展迅速,常伴有视网膜病变,多见于青年人,常常出现头晕、头痛、视物模糊、心慌、气短、体重减轻等临床表现,舒张压常大于130 mmHg,易并发心、脑、肾等重要脏器的严重并发症,短时间内可因肾衰竭而死亡。

三、治疗原则

临床上常用的降压药物主要有六大类:利尿药、α受体阻断药、钙通道阻滞药(CCB)、血管紧张素转换酶抑制药(ACEI)、β受体阻断药以及血管紧张素 II 受体拮抗药(ARB)。临床试验结果证实这几种降血压药物,均能减少高血压并发症。

1.治疗目标

抗高血压治疗的最终目标是减少心血管和肾脏疾病的发病率和病死率。多数高血压患者,特别是50岁以上者,当收缩压(SBP)达标时,舒张压(DBP)也会达标,治疗重点应放在SBP达标上。普通高血压患者血压降至140/90 mmHg以下,糖尿病、肾病等高危患者降压目标是130/80 mmHg以下,老年高血压患者的收缩压降至150 mmHg以下。

需要说明的是,降压目标是140/90 mmHg以下,而不仅仅是达到140/90 mmHg。如患者耐受,还可进一步降低,如对年轻高血压患者可降至130/80 mmHg或120/80 mmHg。

2.治疗原则

高血压的治疗应全面考虑患者的血压升高水平、并存的危险因素、临床情况,以及靶器官损害,确定合理的治疗方案。对不同危险等级的高血压患者应采用不同的治疗方案。选择抗高血压药物时应考虑对其他伴随疾病存在的有利和不利影响。

(1)潜在的有利影响:噻嗪类利尿药有助于延缓骨质疏松患者的矿物质脱失。β受体阻断药可治疗心房快速房性心律失常或心房颤动,偏头痛,甲亢(短期应用),特发性震颤或手术期高血压。CCB可治疗雷诺综合征和某些心律失常。α受体阻断药可治疗前列腺疾病。

(2)潜在的不利影响:噻嗪类利尿药慎用于痛风或有明显低钠血症史的患者。β受体阻断药禁用于哮喘、反应性气道疾病、二度或三度心脏传导阻滞。ACEI和ARB不适于备孕妇女,禁用于孕妇。ACEI不适于有血管性水肿病史的患者。醛固酮拮抗药和保钾利尿药会导致高钾血症,应避免用于服药前血清钾超过5.0 mEq/L的患者。

3.治疗的有效措施

(1)降低高血压患者的血压水平是预防脑卒中及冠心病的根本,只要降低高血压患者的血压水平,就对患者有益处。

（2）由于大多数高血压患者需要联合应用两种或两种以上药物才能达到目标血压,故提倡小剂量降压药联合应用或应用固定剂量复方制剂。

（3）利尿药、β受体阻断药、ACEI、钙通道阻滞药、血管紧张素受体拮抗药及小剂量复方制剂均可作为初始或维持治疗高血压的药物。

（4）推荐应用每日口服 1 次、降压效果维持 24 h 的降压药,强调长期有规律的抗高血压治疗,达到有效、平稳、长期控制的目的。

四、护理措施

1.头痛的护理

（1）评估患者头痛的情况,如头痛程度（长海痛尺）、持续时间、是否有恶心、呕吐、视物模糊等伴随症状。

（2）尽量减少或避免引起或加重头痛的因素,保持病室环境安静,减少探视,护理人员做到操作轻、说话轻、走路轻、关门轻,保证患者有充足的睡眠。

（3）向患者讲解引起头痛的原因,嘱患者合理安排工作和休息,避免劳累、精神紧张、情绪激动,戒烟、酒等。

（4）指导患者放松的技巧,如听轻音乐、缓慢呼吸等。

（5）告知患者控制血压和坚持长期、规律服药的重要性,加强患者的服药依从性。

2.活动无耐力的护理

（1）告知患者乏力的原因,尽量减少增加心脏负担的因素,如剧烈活动等。

（2）评估患者心功能状态及活动情况,根据患者心功能情况制订合理的活动计划。督促患者要动静结合、循序渐进地增加活动量。

（3）嘱咐患者一旦出现心慌、呼吸困难、胸闷等情况应立即停止活动,保证休息,并以此作为最大活动量的指征。

3.避免患者受伤

（1）警惕急性低血压反应,避免剧烈运动和突然改变体位,改变体位时动作应缓慢,特别是夜间起床时;服药后不要站立太久,因为长时间站立会使腿部血管扩张,血流增加,导致脑部供血不足;避免用过热的水洗澡,防止周围血管扩张导致晕厥。

（2）如出现晕厥、恶心、乏力时应立即平卧,头低足高位,促进静脉回流,增加脑部的血液供应。上厕所或外出应有人陪伴,若头晕严重应尽量卧床休息,床上大小便。

（3）避免受伤,活动场所应灯光明亮,地面防滑,厕所安装扶手,房间应减少障碍物。

（4）密切监测血压的变化,避免血压过高或过低。

4.用药护理

（1）告知患者按时服药的重要性,不能自行停药。

（2）嘱患者定期门诊随访,监测血压的控制情况。

（3）坚持服药的同时还要注意观察药物的不良反应,如使用利尿药时应注意监测血钾水平,防止低血钾;使用β受体阻断药应注意其抑制心肌收缩力、心动过缓、支气管痉挛、低血糖等不良反应;使用血管紧张素转换酶抑制药(ACEI)应注意其头晕、咳嗽、肾功能损害等不良反应。

5.高血压危重症的护理

(1)患者应进入加强监护室,绝对卧床休息,避免一切不良刺激,保证良好的休息环境。持续监测血压和尽快应用适合的降压药。

(2)安抚患者,做好心理护理,严密观察患者的病情变化。

(3)迅速降压,静脉输注降压药,1 h使平均动脉血压迅速下降但不超过25%,在以后的2~6 h内血压降至160/(100~110)mmHg。血压过度降低可引起肾、脑或冠状动脉缺血。如果这样的血压水平可耐受和临床情况稳定,在以后的24~48 h内逐步降低血压,达到正常水平。

(4)急症常用降压药有硝普钠(静脉)、尼卡地平、乌拉地尔、二氮嗪,肼屈嗪、拉贝洛尔、艾司洛尔、酚妥拉明等。用药时注意效果以及有无不良反应,如静滴硝酸甘油等药物时应注意监测血压变化。

(5)向患者讲明遵医嘱按时服药,保证血压稳定的重要性,争取患者及家属的配合。

(6)告知患者如出现血压急剧升高、剧烈头痛、呕吐等不适,应及时来院就诊。

(7)协助生活护理,勤巡视病房,勤询问患者的生活需要。

五、健康教育

高血压的健康教育就是根据文化、经济、环境和地理的差异,针对不同的目标人群采用多种形式进行高血压健康信息的传播。公众教育应着重于宣传高血压的特点、病因和并发症的有关知识;它的可预防性和可治疗性;以及生活方式在高血压的预防和治疗中的作用。尤其应针对不同人群开展不同形式的高血压健康教育。

(一)随访教育

(1)教育诊断:确定患者的目前行为状况、知识、技能水平和学习能力、态度和信念以及近期内患者首先要改变的问题。

(2)咨询指导:指导要具体化,行为改变从小量开始,从各方面给患者持续的一致的正面的健康信息可加强患者行为的改变。要加强家庭和朋友的参与,全体医务人员的参与。

(3)随访和监测:定期随访患者,及时评价和反馈,并继续设定下一步的目标,将可使患者改变的行为巩固和持续下去。一旦开始应用抗高血压药物治疗,多数患者应每月随诊,调整用药直至达到目标血压。2级高血压或有复杂并发症的患者应增加随访的次数。每年至少监测1或2次血钾和肌酐。如血压已达标并保持稳定,可每隔3~6个月随访1次。如有伴随疾病如心力衰竭,或合并其他疾病如糖尿病,或实验室检查的需要,均可影响随诊的频率。其他的心血管危险因素也应达到相应的治疗目标,并大力提倡戒烟。由于未控制的高血压患者服用小剂量阿司匹林脑出血的危险增加,因此只有在血压控制的前提下,才提倡小剂量阿司匹林治疗。

(二)饮食指导

在利尿药及其他降压药问世以前,高血压的治疗以饮食为主,随着药物学的发展,饮食治疗逐渐降至次要地位。然而近年来关于高血压病病因和发病机制的研究又促使人们重新评价营养在防治中的重要作用。其主要原因是:第一,高血压病作为一种常见病,其发生与环境因素,特别是与营养因素密切相关;第二,现有的各种降压药均有一定的不良反应,而营养治疗不仅具有一定的疗效,而且合乎生理,因此更适宜于大规模人群的防治。

1.营养因素在高血压病防治中的作用

(1)钠和钾的摄入与高血压病的发病和防治有关:首先,流行病学方面的大量资料表明,高血压病的发病率与居民膳食中钠盐摄入量呈显著正相关。其次,临床观察发现,不少轻度高血压病患者,只需中度限制钠盐摄入,即可使其血压降至正常范围。即使是重度或顽固性高血压病患者,低盐饮食也常可增加药物疗效,减少用药剂量。第三,动物实验表明,钠盐摄入过多可使小鸡和大鼠形成高血压,血压增高的程度与盐量成正比。进一步研究还表明,钠盐对血压的影响与遗传因素有关。通过近亲交配所产生的对盐敏感的大鼠,即使喂以钠盐不高的饲料,也可产生高血压。钠盐摄入过多引起人体高血压的机制尚未明了。据认为可能与细胞外液扩张,心排血量增加,组织过分灌注,以至造成周围血管阻力增加和血压增高有关。有人发现高血压患者小动脉中每单位干重所含钠盐较正常人为高,这可使动脉壁增厚,血管阻力增加,也可使血管的舒缩性发生改变。

钾不论动物实验或人体观察均提示其具有对抗钠所引起的不利作用。临床观察表明,氯化钾可使血压呈规律性下降,而氯化钠则可使之上升。

(2)水质硬度和微量元素:软水地区高血压的发病率较硬水地区高,这可能与微量元素镉有关。动物实验已证明,镉可引起大鼠的高血压,而当用镉的螯合剂时则可使其逆转。上海市高血压病研究所发现,不论健康人或高血压患者的血压增高均与血中镉含量的对数呈正相关。锌具有对抗镉的作用,其含量降低可使血压升高。此外,也有报道提到镁对高血压患者具有扩张血管的作用,能使大多数类型患者的心排血量增加。

(3)其他因素:热能、蛋白质、糖类和脂肪等也与高血压病的发生和防治有一定的联系。

2.防治措施

(1)限制钠盐摄入:健康成人每天钠的需要量仅为 200 mg(相当于 0.5 g 食盐)。世界卫生组织(WHO)建议每人每日食盐量不超过 6 g。我国膳食中约80%的钠来自烹调或含盐量高的腌制品,因此限盐首先要减少烹调用盐及含盐高的调料,少食各种咸菜及盐腌食品。根据 WHO 的建议,北方居民应减少日常用盐的一半,南方居民减少 1/3。

(2)减少膳食脂肪,适量补充优质蛋白质:有流行病学资料显示,即使不减少膳食中的钠和不减重,如果将膳食脂肪控制在总热量的 25%以下,多不饱和脂肪酸和饱和脂肪酸的比值(P/S)维持在 1,连续 40 天可使男性的 SBP 和 DBP 下降 12%,女性下降 5%。有研究表明每周吃鱼 4 次以上与吃鱼最少的相比,冠心病发病率减少 28%。

建议改善动物性食物结构,减少含脂肪高的猪肉,增加含蛋白质较高而脂肪较少的禽类及鱼类。蛋白质占总热量的 15%左右,动物蛋白占总蛋白质的 20%左右。蛋白质质量依次为:奶、蛋;鱼、虾;鸡、鸭;猪、牛、羊肉;植物蛋白,其中豆类最好。

(3)注意补充钾和钙:研究资料表明,钾与血压呈明显负相关。中国膳食低钾、低钙,因此要增加含钾多、含钙高的食物,如绿叶菜、鲜奶、豆类制品等。这一点在使用利尿药,特别是当血钾含量偏低时尤为重要。

(4)多吃蔬菜和水果:增加蔬菜或水果摄入,减少脂肪摄入可使 SBP 和 DBP 有所下降。素食者相比肉食者有较低的血压,其降压的作用可能基于水果、蔬菜、食物纤维和低脂肪的综合作用。人类饮食应以素食为主,适当肉量最理想。

(5)限制饮酒:尽管有研究表明非常少量饮酒可能减少冠心病发病的危险,但是饮酒和血压水平及高血压患病率之间却呈线性相关,大量饮酒可诱发心脑血管疾病。因此不提倡用少量饮酒预防冠心病,提倡高血压患者应戒酒,因饮酒可增加服用降压药物患者的耐药性。如饮酒,建议每日饮酒量应为少量,男性饮酒的酒精量不超过 25 g,即葡萄酒小于 100 mL,或啤酒小于 250 mL,或白酒小于 25 mL;女性则减半量,孕妇不饮酒。不提倡饮高度烈性酒。WHO 对酒的新建议是越少越好。

(三)心理护理

(1)评估患者:通过问诊了解患者的家庭、社会、文化状况及行为,分析患者的心理,向患者解释造成高血压病最主要的原因及疾病的转归,再向患者说明高血压病可以控制,甚至可以治愈,以增强患者战胜疾病的信心。

(2)克服心理障碍:针对中年高血压患者存在的不良心理进行施护。麻痹大意心理:自以为年轻,身强力壮,采取无所谓的态度。针对这种心理首先要唤起患者对疾病的重视,使之认识到防治高血压病的重要性,在调养方法和注意事项上给予正确的引导,使之配合医师治疗,同时给患者制订个性化的健康教育计划,并发动家属参与治疗活动,配合医护人员完成治疗任务,使之早日康复。焦虑、紧张、恐惧心理:一些患者,认为得了高血压病就是终身疾病,而且还会得心脑血管病,久而久之就会产生焦虑恐惧心理。对于这类患者,采取的措施是暗示诱导,应使其注意力从一个客体转移到另一个客体,从而打破原来心理上存在的恶性循环,保持乐观情绪,轻松愉快地接受治疗,以达到防病治病的目的。

(四)正确测量血压

血压测量是诊断高血压及评估其严重程度的主要手段,目前主要有以下 3 种方法。

1.诊所血压

诊所血压是目前临床诊断高血压和分级的标准方法,由医护人员在标准条件下按统一的规范进行测量。具体要求如下:

(1)选择符合计量标准的水银柱血压计进行测量。

(2)使用大小合适的袖带,袖带气囊至少应包裹 80%上臂。大多数人的臂围为 25~35 cm,应使用长 35 cm、宽 12~13 cm 规格气囊的袖带;肥胖者或臂围大者应使用大规格袖带;儿童使用小规格袖带。

(3)被测量者至少安静休息 5 min,在测量前 30 min 内禁止吸烟或饮咖啡,排空膀胱。

(4)被测量者取坐位,最好坐靠背椅,裸露右上臂,上臂与心脏处在同一水平。如果怀疑外周血管病,首次就诊时应测量左、右上臂血压。特殊情况下可以取卧位或站立位。老年人、糖尿病患者及出现直立性低血压情况者,应加测直立位血压。直立位血压应在卧位改为直立位后 1 min

和 5 min 时测量。

（5）将袖带缚于被测者的上臂，袖带的下缘应在肘弯上 2.5 cm，松紧适宜。将听诊器探头置于肱动脉搏动处。

（6）测量时快速充气，使气囊内压力达到肱动脉搏动消失后再升高 30 mmHg（4.0 kPa），然后以恒定的速率（2~6 mmHg/s）缓慢放气。心率缓慢者，放气速率应更慢些。获得舒张压读数后，快速放气至零。

（7）在放气过程中仔细听取柯氏音，观察柯氏音第 1 时相（第一音）和第 V 时相（消失音）水银柱凸面的垂直高度。收缩压读数取柯氏音第 1 时相，舒张压读数取柯氏音第 V 时相。12 岁以下儿童、妊娠期妇女、严重贫血、甲状腺功能亢进、主动脉瓣关闭不全及柯氏音不消失者，以柯氏音第 IV 时相（变音）定为舒张压。

（8）血压单位在临床使用时采用毫米汞柱（mmHg），在我国正式出版物中注明毫米汞柱与千帕斯卡（kPa）的换算关系，即 1 mmHg＝0.133 kPa。

（9）应间隔 1~2 min 重复测量，取 2 次读数的平均值记录。如果收缩压或舒张压的 2 次读数相差 5 mmHg 以上，应再次测量，取 3 次读数的平均值记录。

2.自测血压

（1）对于评估血压水平及严重程度，评价降压效应，改善治疗依从性，增强治疗的主动参与，自测血压具有独特优点，且无白大衣效应，可重复性较好。目前，患者家庭自测血压在评价血压水平和指导降压治疗上已经成为诊所血压的重要补充。然而，对于精神焦虑或根据血压读数常自行改变治疗方案的患者，不建议自测血压。

（2）推荐使用符合国际标准的上臂式全自动或半自动电子血压计，正常上限参考值为 135/85 mmHg。应注意患者向医生报告自测血压数据时可能有主观选择性，即报告偏差，患者有意或无意地选择较高或较低的血压读数向医师报告，影响医师判断病情和修改治疗。有记忆存储数据功能的电子血压计可克服报告偏差。血压读数的报告方式可采用每周或每月的平均值。家庭自测血压低于诊所血压，家庭自测血压 135/85 mmHg 相当于诊所血压 140/90 mmHg。对血压正常的人建议定期测量血压（20~29 岁，每 2 年测 1 次；30 岁以上，每年至少 1 次）。

3.动态血压

（1）动态血压监测能提供日常活动和睡眠时血压的情况：动态血压监测提供评价在无靶器官损害的情况下（白大衣效应）高血压的可靠证据，也有助于评估明显耐药的患者，抗高血压药物引起的低血压综合征，阵发性高血压以及自主神经功能失调。动态血压监测值常低于诊所血压监测值。通常高血压患者清醒时血压高于或等于 135/85 mmHg，睡眠时血压高于或等于 120/75 mmHg。动态血压监测值与靶器官损害的相关性优于诊所血压监测值。动态血压监测能提供血压升高占测量总数的百分比、整体血压负荷及睡眠时血压降低的程度。大多数人在夜间血压下降 10%~20%，如果不存在这种血压下降现象，则其发生心血管事件的危险会增加。

（2）动态血压测量应使用符合国际标准的监测仪。动态血压的正常值推荐以下国内参考标准：24 h 平均值小于 130/80 mmHg，白昼平均值小于 135/85 mmHg，夜间平均值小于 125/75 mmHg。正常情况下，夜间血压均值比白昼血压均值低 10%~15%。

（3）动态血压监测在临床上可用于诊断白大衣性高血压、隐蔽性高血压、顽固难治性高血压、发作性高血压或低血压，评估血压升高的严重程度，但是目前该监测方法仍主要用于临床研究，例如评估心血管调节机制、预后意义、新药或治疗方案疗效考核等，不能取代诊所血压测量。

（4）动态血压测量时应注意以下问题：

①应设定测量时间间隔，一般为每 30 min 测 1 次。可根据需要设定时间间隔。

②指导患者日常活动，避免剧烈运动。测血压时患者上臂要保持伸展和静止状态。

③若首次检查由于伪迹较多，而使读数小于 80% 的预期值，应再次测量。

④可根据 24 h 平均血压，日间血压或夜间血压进行临床决策参考，但更倾向于应用 24 h 平均血压。

（五）适量运动

（1）运动的作用：运动除了可以促进血液循环，降低胆固醇的生成外，还能增强肌肉、骨骼，减少关节僵硬的发生，并能增加食欲，促进肠胃蠕动、预防便秘、改善睡眠。

（2）运动的形式：最好养成持续运动的习惯，对中老年人应包括有氧、伸展及增强肌力练习 3 类，具体项目可选择步行、慢跑、太极拳、门球、气功等。

（3）运动强度的控制：每个参加运动的人特别是中老年人和高血压患者在运动前最好了解一下自己的身体状况，以决定自己的运动种类、强度、频度和持续运动时间。运动强度因人而异，按科学锻炼的要求，常用的运动强度指标可用运动时的最大心率达到 180（或 170）次/min，再减去年龄。如 50 岁的人运动心率为 120~130 次/min，如果求精确则采用最大心率的 60%~85% 作为运动的适宜心率，需在医师指导下进行。运动频度一般每周 3~5 次，每次持续 20~60 min 即可，可根据运动者身体状况和所选择的运动种类以及气候条件等而定。

（六）在医生指导下正确用药

1.减药

高血压病患者一般须终身治疗。患者经确诊为高血压病后若自行停药，其血压（或迟或早）终将恢复到治疗前水平。但患者的血压若长期控制，可以试图小心、逐步地减少服药次数或剂量。尤其是认真地进行非药物治疗，密切地观察改进生活方式进度和效果的患者。患者在试行这种"逐步减药"时，应十分仔细地监测血压。

2.记录

一般高血压病患者的治疗时间长达数十年，治疗方案会有多次变换，包括药物的选择。建议患者详细记录其用过的治疗药物及疗效。医生更应为经手治疗的患者保存充分的记录，随时查用。

3.剂量的调整

对大多数非重症或急症高血压病患者，要寻找其最小有效耐受剂量的药物，也不宜降压太快。故开始给小剂量药物，经 1 个月后，如疗效不够而不良反应少或可耐受，可增加剂量；如出现不良反应或不能耐受，则改用另一类药物。随访期间血压的测量应在每天的同一时间，对重症高血压病患者，须及早控制其血压，可以较早递增剂量和合并用药。随访时除患者主观感觉外，还要做必要的化验检查，以了解靶器官状况和有无药物不良反应。对于非重症或急症高血压病患者,经治疗,血压长期稳定达 1 年以上,可以考虑减少剂量,目的是减少药物可能的不良反应,但以不影响疗效为前提。

(1)选择针对性强的降血压药:降血压药物品种很多,个体差异很大,同一种药物不同的患者服用后的效果会因人而异。对医生开的降血压药,护理人员和患者必须了解药物的名称、作用、剂量、用法用量、不良反应等,并遵照医嘱按时服药。

(2)合适的剂量:一般由小剂量开始,逐渐调整到合适的剂量。晚上睡觉前的治疗剂量,尤其要偏小,因入睡后如果血压降得太低,则易出现脑动脉血栓。药品剂量不能忽大忽小,否则血压波动太大,会造成实质性脏器的损伤。

(3)不能急于求成:如血压降得太低,常会引起急性缺血性脑血管病和心脏缺血性疾病的发生。

(4)不要轻易中断治疗:应用降血压药过程中,症状改善后,仍需坚持长期服药,也不可随意减少剂量,必须听从医生的治疗安排。

(5)不宜频繁地更换降血压药物:各种降血压药,在人体内的作用时间不尽相同,更换降血压药时,往往会引起血压的波动,换降血压药必须在医生指导下进行,不宜多种药合用,以避免药物的不良反应。

(6)患阿尔茨海默病或意识不清的老人,护理人员必须协助服药,并帮助管理好药物,以免发生危险。

(7)注意观察不良反应,必要时,采取相应的防范措施。若患者突然出现头痛、多汗、恶心、呕吐、烦躁、心慌等症状,家人协助患者立即平卧抬高头部,用湿毛巾敷在头部;测量血压,若血压过高,应用硝苯地平嚼碎舌下含服等,以快速降血压;如果半小时后血压仍不下降,且症状明显,应立即去医院就诊。

第三节　心肌梗死

心肌梗死是心肌缺血性坏死,为在冠状动脉病变基础上,发生的冠状动脉供血急剧减少或中断,使相应的心肌严重而持久地急性缺血所致。

一、病因与发病机制

(1)病因:基本病因是冠状动脉粥样硬化(偶为冠状动脉痉挛、栓塞、炎症、先天性畸形、外伤、冠状动脉阻塞所致),造成管腔狭窄和心肌供血不足,而侧支循环尚未建立时,下列原因加重心肌缺血即可发生心肌梗死。在此基础上,一旦冠状动脉血供进一步急剧减少或中断 20~30 min,使心肌严重而持久地急性缺血达 0.5 h 以上,即可发生心肌梗死。

另心肌梗死发生严重心律失常、休克、心力衰竭,均可使冠状动脉血流量进一步下降,心肌坏死范围扩大。

（2）发病机制：冠状动脉病变，即血管闭塞处于相应的心肌部位坏死。

二、临床表现与诊断

临床表现与梗死面积大小、梗死部位、侧支循环情况密切相关。

1.先兆表现

多数患者于发病前数日可有前驱症状，如原有心绞痛近日发作频繁，程度加重，持续时间较久，休息或服用硝酸甘油不能缓解，甚至在休息或睡眠时发作。表现为突发上腹部剧痛、恶心、呕吐、急性心力衰竭，或严重心律失常。心电图检查可显示 ST 段一过性抬高或降低，T 波高大或明显倒置。

2.症状

（1）疼痛：最早出现的症状。少数患者可无痛感，起病即表现休克或急性肺水肿。有些患者疼痛部位在上腹部，且伴有恶心、呕吐，易与胃穿孔、急性胰腺炎等急腹症相混淆。

（2）全身症状：发热、心动过速、白细胞增高、红细胞沉降率增快，由坏死物质吸收所引起。一般在疼痛 24~48 h 出现，程度与梗死范围呈正相关，体温 38 ℃左右，很少超过 39 ℃，持续约 1 周。

（3）胃肠道症状：疼痛可伴恶心、呕吐、上腹胀痛，与迷走神经受坏死物质刺激和胃肠道组织灌注不足等有关。

（4）心律失常：75%~95%的患者伴有心律失常，以 24 h 内最为多见，以室性心律失常最多。

（5）休克：20%患者，数小时至 1 周内发生，主要原因如下：

①心肌遭受严重损害，左心室排血量急剧降低（心源性休克）。

②剧烈胸痛引起神经反射性周围血管扩张。

③因呕吐、大汗、摄入不足导致血容量不足。

（6）心力衰竭：主要是急性左侧心力衰竭。可在最初几天内发生，或在疼痛、休克好转阶段，为梗死后心脏收缩力减弱或不协调所致。

急性心肌梗死引起的心力衰竭称为泵衰竭。按 Killip 分级法可分为：Ⅰ级，尚无明显心力衰竭；Ⅱ级，有左侧心力衰竭；Ⅲ级，有急性肺水肿；Ⅳ级，右心源性休克。

3.体征

（1）心脏体征：心率多增快，第一心音减弱，出现第四心音。若心尖区出现收缩期杂音，多为乳头肌功能不全所致。反应性纤维心包炎者，有心包摩擦音。

（2）血压：均有不同程度的降低，起病前有高血压病者，血压可降至正常。

（3）其他：可有心力衰竭、休克、心律失常等有关的体征。

三、治疗原则

心肌梗死的救治原则：

①挽救濒死心肌，防止梗死扩大，缩小心肌缺血范围。

②保护、维持心脏功能。

③及时处理严重心律失常、泵衰竭及各种并发症。

1.监护及一般治疗

（1）休息：卧床休息 1 周，保持安静，必要时给予镇静药。

（2）吸氧：持续吸氧 2~3 d，有并发症者需延长吸氧时间。

（3）监测：在冠心病重症监护病房（CCU）进行心电图（ECG）、血压、呼吸监测 5~7 d。

（4）限制活动：无并发症者，根据病情制订活动计划，详见护理部分。

（5）进食易消化食物，不宜过饱，可少食多餐：保持大便通畅，必要时给予缓泻药。

2.解除疼痛

尽快止痛，可应用强效止痛药。

（1）哌替啶（杜冷丁）50~100 mg 紧急肌内注射。

（2）吗啡 5~10 mg 皮下注射，必要时 1~2 h 后再注射一次，以后每 4~6 h 可重复应用，注意呼吸抑制作用。

（3）轻者：可待因 0.03~0.06 g 口服或罂粟碱 0.03~0.06 g 肌内注射或口服。

（4）试用硝酸甘油 0.3 mg，异山梨酯 5~10 mg 舌下含服或静脉滴注，注意心率增快、血压下降等不良反应。

（5）顽固者：人工冬眠疗法。

3.心肌再灌注

（1）意义：再通疗法是目前治疗急性心肌梗死（AMI）的积极治疗措施，在起病 3~6 h，使闭塞的冠状动脉再通，心肌得到再灌注，挽救濒死的心肌，以缩小梗死范围，改善预后。

（2）适应证：再通疗法只适于透壁性心肌梗死，所以心电图上必须要有 2 个或 2 个以上相邻导联 ST 段抬高大于 0.1 mV，方可进行再通治疗。心肌梗死发病后 6 h 内再通疗法是最理想的；发病 6~12 h ST 段抬高的心肌梗死。

（3）方法：溶栓疗法，紧急施行经皮腔内冠状动脉成形术（PTCA），随后再安置支架。

4.控制休克

最好根据血流动力学监测结果用药。

（1）补充血容量：估计血容量不足，中心静脉压下降者，用低分子右旋糖酐、10%葡萄糖注射液（GS）500 mL 或 0.9%氯化钠注射液（NS）500 mL 静脉滴入。输液后中心静脉压高于 $18cmH_2O$，则停止补充血容量。

（2）应用升压药：补充血容量后血压仍不上升，而心排血量正常时，提示周围血管张力不足，此时可用升压药物。多巴胺或间羟胺微泵静脉使用，两者亦可合用。亦可选用多巴酚丁胺。

（3）应用血管扩张药：经上述处理后血压仍不上升，周围血管收缩致四肢厥冷时可使用硝酸甘油。

（4）其他措施：纠正酸中毒，保护肾功能，避免脑缺血，必要时应用糖皮质激素和洋地黄制剂。

（5）主动脉内球囊反搏术（IABP）：上述治疗无效时，可考虑应用 IABP，在 IABP 辅助循环下行冠状动脉造影，随即行 PTCA、主动脉-冠状动脉旁路移植术（CABG）。

5.治疗心力衰竭

主要治疗左侧心力衰竭，详见心力衰竭之急性左侧心力衰竭的急救。

6.其他治疗

有助于挽救濒死心肌,防止梗死扩大,缩小缺血范围,根据患者具体情况选用。

(1)β受体阻滞药、钙通道阻滞药、ACE抑制药的使用:改善心肌重构,防止梗死范围扩大,改善预后。

(2)抗凝疗法:口服阿司匹林等药物。

(3)极化液疗法:有利于心脏收缩,减少心律失常,有利ST段恢复。极化液具体配制:10% KCl 15 mL+胰岛素8 U+10%GS 500 mL。

(4)促进心肌代谢药物:维生素C、维生素B_6、1,6-二磷酸果糖、辅酶Q_{10}等。

(5)降低血黏度,改善微循环:右旋糖酐40或羟乙基淀粉等。

四、护理措施

1.疼痛的护理

(1)绝对卧床休息(包括精神和体力):休息即为最好的疗法之一,病情稳定无特殊不适,且在急性期均应绝对卧床休息,严禁探视,避免精神紧张,一切活动,包括翻身、进食、洗脸、大小便等均应在医护人员协助下进行,避免生拉硬拽现象。如果患者焦虑、抑郁情绪严重并有睡眠障碍等表现时,应根据病情选择没有禁忌的镇静药物,如哌替啶等。

(2)做好氧疗管理:心肌梗死时由于持续的心肌缺血缺氧,代谢物积聚或产生多肽类致痛物等,刺激神经末梢,经神经传导至大脑产生痛觉,而疼痛使患者烦躁不安、情绪恶化,加重心肌缺氧,影响治疗效果。若胸闷、疼痛剧烈或症状不缓解、持续时间长,氧流量可控制在5~6 L/min,待症状消失后改为3~4 L/min,吸氧一般不少于72 h,5 d后可根据情况间断给氧。

(3)患者的心理管理:疾病给患者带来胸闷、疼痛等压抑的感觉,再加上环境的生疏,可使患者恐惧、紧张不安,而这又会导致交感神经兴奋引起血压升高,心肌耗氧量增加,诱发心律失常,加重心肌缺血坏死。因此,我们应了解患者的职业、文化、经济、家庭情况及发病的诱因,关心体贴患者,消除紧张恐惧心理,让患者树立战胜疾病的信心,使患者处于一个最佳心理状态。

2.恐惧心理的护理

(1)消除患者紧张与恐惧心理:救治过程中要始终关心体贴,态度和蔼,鼓励患者表达自己的感受,安慰患者,使之尽快适应环境,进入患者角色。

(2)了解患者的思想状况,向患者讲清情绪与疾病的关系,使患者明白紧张的情绪会加重病情,使病情恶化。劝慰患者消除紧张情绪,使其处于接受治疗的最佳心理状态。

(3)向患者介绍救治心肌梗死的特效药及先进仪器设备,肯定效果与作用,使患者得到精神上的慰藉和对医护人员的信任。在治疗护理过程中做到忙而不乱、紧张而有序、迅速而准确。

(4)给患者讲解抢救成功的例子,使其树立战胜疾病的信心。

(5)针对患者心理反应进行耐心解释,真诚坦率地为其排忧解难,做好生活护理,给他们创造一个安静、舒适、安全、整洁的休息环境。

3.自理缺陷的护理

(1)心肌梗死急性期卧床期间,协助患者洗漱、进食、大小便及个人卫生等生活护理。

（2）将患者经常使用的物品放在易拿取的地方，以减少患者拿东西时的体力消耗。

（3）将呼叫器放在患者手边，听到铃响立即给予答复。

（4）提供患者有关疾病治疗及预后的确切消息，强调正面效果，以增强患者自我照顾的能力和信心，并向患者说明健康程序，不要允许患者延长卧床休息时间。

（5）在患者活动耐力范围内，鼓励患者从事部分生活自理活动和运动，以增加患者的自我价值感。

（6）让患者有足够的时间，缓慢地进行自理活动或者在活动过程中提供多次短暂的休息时间，或者给予较多的协助，以避免患者过度劳累。

4.便秘的护理

（1）合理饮食：提醒患者饮食要节制，要选择清淡易消化、产气少、无刺激的食物。进食速度不宜过快、少食多餐。

（2）遵医嘱给予大便软化药或缓泻药。

（3）鼓励患者定时排便，安置患者于舒适体位排便。

（4）不习惯床上排便的患者，应向其讲明病情及需要在床上排便的理由并用屏风遮挡。

（5）告知病患者排便时不要太用力，可用手掌在腹部按乙状结肠走行方向做环形按摩。

5.心力衰竭的护理

（1）避免诱发心力衰竭的因素：上呼吸道感染、劳累、情绪激动、感染、不适当的活动。

（2）若突然出现急性左侧心力衰竭，应立即采取急救措施。

6.心源性休克的护理

（1）严密观察患者神志、意识、血压、脉搏、呼吸、尿量等情况，并做好记录。

（2）观察患者末梢循环情况，如皮肤温度、湿度、色泽等。

（3）注意保暖。

（4）保持输液通畅，并根据心率、血压、呼吸及用药情况随时调整滴速。

7.心律失常的护理

（1）给予心电监护，监测患者心律、心率、血压、脉搏、呼吸及心电图改变，并做好记录。

（2）嘱患者尽量避免诱发心律失常的因素，如情绪激动、烟、酒、浓茶、咖啡等。

（3）向患者说明心律失常的临床表现及感受，若出现心悸、胸闷、胸痛、心前区不适等症状，应及时告诉医护人员。

（4）遵医嘱应用抗心律失常药物，并观察药物疗效及不良反应。

（5）备好各种抢救药物和仪器。如除颤器、起搏器、抗心律失常药及复苏药。

五、健康教育

（一）心理指导

本病起病急，症状明显，患者因剧烈疼痛而有濒死感，又因担心病情及疾病预后而产生焦虑、紧张等情绪，护士应陪伴在患者身旁，允许患者表达出对死亡的恐惧如呻吟、易怒等，用亲切的态度回答患者提出的问题，解释先进的治疗方法及监护设备的作用。

（二）饮食指导

急性心梗患者 2~3 d 时以流质为主，每天总热能 500~800 kcal；控制液体量，减轻心脏负担，口服液体量应控制在 1 000 mL/d；选用低脂、低胆固醇、低盐、适量蛋白质、高食物纤维饮食，脂肪限制在 40 g/d 以内，胆固醇应<300 mg/d；选择容易消化吸收的食物，不宜过热过冷，保持大便通畅，排便时不可用力过猛；病情稳定 3 d 后可逐渐改半流质、低脂饮食，总热能 1 000 kcal/d 左右。避免食用辛辣或发酵食物，减少便秘和腹胀。康复期选用低糖、低胆固醇饮食，多吃富含维生素和钾的食物，伴有高血压病或心力衰竭者应限制钠盐的摄入量。

在食物选择方面，心肌梗死急性期主食可选用藕粉、米汤、菜水、去油过筛的肉汤、淡茶水、红枣泥汤等；选低胆固醇及有降脂作用的食物，可食用的有鱼类、鸡蛋清、瘦肉末、嫩碎蔬菜及水果等，降脂食物有山楂、香菇、大蒜、洋葱、海鱼、绿豆等。病情好转后改为半流质，可食用浓米汤、厚藕粉、枣泥汤、去油肉蓉、鸡蓉汤、薄面糊等。病情稳定后，可逐渐增加或进软食，如面条、面片、馄饨、面包、米粉、粥等。恢复期治疗饮食参照冠心病治疗饮食。

禁忌食物：不宜进食胀气、刺激性流质，如豆浆、牛奶、浓茶、咖啡等；忌烟酒及刺激性食物和调味品，限制食盐和味精用量。

（三）作息指导

保证睡眠时间，2 次活动间要有充分的休息。急性期后 1~3 d 应绝对卧床，第 4~6 d 可在床上做上下肢被动运动。1 周后，无并发症的患者可床上坐起活动。每天 3~5 次，每次 20 min，动作宜慢。有并发症者，卧床时间延长。第 2 周起开始床边站立→床旁活动→室内活动→完成个人卫生。根据患者对运动的反应，逐渐增加活动量。第 2 周后室外走廊行走，第 3~4 周试着上下 1 层楼梯。

（四）用药指导

常见治疗及用药观察如下。

1.止痛

使用吗啡或哌替啶止痛，配合观察镇静止痛的效果及有无呼吸抑制、脉搏加快。

2.溶栓治疗

溶栓过程中应配合监测心率、心律、呼吸、血压，注意胸痛情况和皮肤、牙龈、呕吐物及尿液有无出血现象，发现异常应及时报告医生，及时处理。

3.硝酸酯类药

配合用药的时间及用药剂量，使用过程中要注意观察疼痛有无缓解，有无头晕、头痛、血压下降等不良反应。

4.抑制血小板聚集药物

药物宜餐后服。用药期间注意有无胃部不适，有无皮下、牙龈出血，定期检查血小板数量。

（五）行为指导

（1）大便干结时忌用力排便，应用开塞露塞肛或服用缓泻药如口服乳果糖等方法保持大便通畅。

（2）接受氧气吸入时，要保证氧气吸入的有效浓度以达到改善缺氧状态的效果，同时注意用氧安全，避免明火。

（3）病情未稳定时忌随意增加活动量，以免加重心脏负担，诱发或加重心肌梗死。

（4）在输液过程中，应遵循医护人员控制的静脉滴注速度，切忌随意加快输液速度。

（5）当患者严重气急、大汗、端坐呼吸，应取坐位或半坐卧位，两腿下垂，有条件者立即吸氧。

（6）当患者出现心脏骤停时，应积极处理。

（7）指导患者3个月后性生活技巧。

①选择一天中休息最充分的时刻行房事（早晨最好）。避免温度过高或过低时，避免饭后或酒后进行房事。

②如需要，可在性生活时吸氧。

③如果出现胸部不适或呼吸困难，应立即终止。

（六）病情观察指导

注意观察胸痛的性质、部位、程度、持续时间、有无向他处放射；配合监测体温、心率、心律、呼吸、血压及电解质情况，以便及时处理。

（七）出院指导

（1）养成良好的生活方式，生活规律，作息定时，保证充足的睡眠。病情稳定无并发症的急性心肌梗死患者，6周后可每天步行、打太极拳等。8~12周可骑车、洗衣等。3~6个月后可部分或完全恢复工作。但不应继续从事重体力劳动、驾驶员、高空作业或工作量过大等工作。

（2）注意保暖，适当添加衣服。

（3）饮食宜清淡，避免饱餐，忌烟酒及减肥，防止便秘。

（4）坚持按医嘱服药，随身备硝酸甘油，有多种剂型的药物，如片剂、喷雾剂，定期复诊。

（5）心肌梗死康复者最初3个月内不宜乘坐飞机及单独外出，原则上不过性生活。

第四节　心绞痛

心绞痛是冠状动脉供血不足，心肌急剧的、暂时的缺血与缺氧引起的综合征。其特点为阵发性的前胸压榨性疼痛，主要位于胸骨后部，可放射至左上肢，常发生于劳累或情绪激动时，持续数分钟，休息或服用硝酸酯制剂后症状缓解或消失。本病多见于男性，多数患者在40岁以上，劳累、情绪激动、饱食、受寒、阴雨天气、急性循环衰竭等为常见诱因。

一、病因与发病机制

对心脏予以机械性刺激并不引起疼痛，但心肌缺血、缺氧则引起疼痛。当冠状动脉的"供血"与心肌的"需氧"出现矛盾，冠状动脉血流量不能满足心肌代谢需要时，引起心肌急剧的、暂时的缺血、缺氧时，即产生心绞痛。

除冠状动脉粥样硬化外,主动脉瓣狭窄或关闭不全、梅毒性主动脉炎、肥厚性心肌病、先天性冠状动脉畸形、风湿性冠状动脉炎,都可引起冠状动脉在心室舒张期充盈障碍,引发心绞痛。

二、临床表现与诊断

(一)临床表现

1.症状

(1)部位:典型心绞痛主要在胸骨体上段或中段之后,可波及心前区,有手掌大小范围,可放射至左肩、左上肢前内侧,达无名指和小指;不典型心绞痛疼痛可位于胸骨下段、左心前区或上腹部,放射至颈、下颌、左肩胛部或右前胸。

(2)性质:胸痛为压迫、发闷,或紧缩性,也可有烧灼感。发作时,患者往往不自觉地停止原来的活动,直至症状缓解。

(3)诱因:典型的心绞痛常在相似的条件下发生。以体力劳累为主,其次为情绪激动。登楼、平地快步走、饱餐后步行、逆风行走,甚至用力大便或将臂举过头部的轻微动作,暴露于寒冷环境、进食冷饮、身体其他部位的疼痛,以及恐怖、紧张、发怒、烦恼等情绪变化,都可诱发。晨间痛阈低,轻微劳力如刷牙、剃须、步行即可引起发作;上午及下午痛阈提高,则较重的劳力亦可不诱发。

(4)时间:疼痛出现后常逐步加重,然后在 $3 \sim 5$ min 内逐渐消失,一般在停止原活动后缓解。一般为 $1 \sim 15$ min,多数 $3 \sim 5$ min,偶尔可达 30 min,可数天或数星期发作 1 次,亦可 1 d 内发作多次。

(5)硝酸甘油的效应:舌下含服硝酸甘油片,如有效,心绞痛应于 $1 \sim 2$ min 内缓解,对卧位型心绞痛,硝酸甘油可能无效。在评定硝酸甘油的效应时,还要注意患者所用的药物是否已经失效或接近失效。

2.体征

平时无异常体征,心绞痛发作时常见心律增快、血压升高、表情焦虑、皮肤冷或出汗,有时出现第四或第三奔马律。可有暂时性心尖部收缩期杂音,是乳头肌缺血以致功能失调,引起二尖瓣关闭不全所致。

(二)诊断

近年对确诊心绞痛的患者主张进行仔细的分型诊断,根据世界卫生组织"缺血性心脏病的命名及诊断标准",现将心绞痛做如下分类。

1.劳累性心绞痛

劳累性心绞痛是由运动或其他增加心肌需氧量的情况所诱发的心绞痛。包括 3 种类型:

①稳定型劳累性心绞痛:简称稳定型心绞痛,亦称普通型心绞痛,是最常见的心绞痛,指由心肌缺血缺氧引起的典型心绞痛发作。其性质在 $1 \sim 3$ 个月并无改变,即每日和每周疼痛发作次数大致相同,诱发疼痛的劳累和情绪激动程度相同,每次疼痛发作的性质和疼痛部位无改变,用硝酸甘油后也在相同时间内发生疗效。

②初发型劳累性心绞痛:简称初发型心绞痛,指患者过去未发生过心绞痛或心肌梗死,而现

在发生由心肌缺血缺氧引起的心绞痛,时间尚在 1~2 个月。有过稳定型心绞痛但已数月不发生心绞痛,再次发生心绞痛未到 1 个月者,也归入本型。

③恶化型劳累性心绞痛:简称进行型心绞痛,指原有稳定型心绞痛的患者,在 3 个月内疼痛的频率、程度、诱发因素经常变动,进行性恶化,可发展为心肌梗死与猝死。

2.自发性心绞痛

自发性心绞痛发作与心肌需氧量无明显关系,与劳累性心绞痛相比,疼痛持续时间一般较长,程度较重,且不易为硝酸甘油所缓解。包括 4 种类型:

①卧位型心绞痛:在休息或熟睡时发生的心绞痛,其发作时间较长,症状也较重。发作与体力活动或情绪激动无明显关系,常发生在半夜,偶尔在午睡或休息时发作。疼痛常剧烈难忍,患者烦躁不安、起床走动。硝酸甘油的疗效不明显或仅能暂时缓解。可能与夜梦、夜间血压降低或发生未被察觉的左心室衰竭有关,以致狭窄的冠状动脉远端心肌灌注不足;或与平卧时静脉回流增加,心脏工作量增加,需氧增加等有关。

②变异型心绞痛:本型患者心绞痛的性质与卧位型心绞痛相似,也常在夜间发作,但发作时心电图表现不同,显示有关导联的 ST 段抬高,而与之相对应的导联中则 ST 段压低。本型心绞痛是由于在冠状动脉狭窄的基础上,该支血管发生痉挛,引起一片心肌缺血所致。

③中间综合征:亦称急性冠状动脉功能不全,指心肌缺血引起的心绞痛发作历时较长,达 30 min 到 1 h 以上,常在休息或睡眠时发作,但心电图、放射性核素和血清学检查无心肌坏死的表现。本型疼痛的性质介于心绞痛与心肌梗死之间,通常是心肌梗死的前奏。

④梗死后心绞痛,指在急性心肌梗死后不久或数周后发生的心绞痛。由于供血的冠状动脉阻塞,发生心肌梗死,但心肌尚未完全坏死,一部分未坏死的心肌处于严重缺血状态下又发生疼痛,随时有再发生梗死的可能。

3.混合性心绞痛

混合性心绞痛是指劳累性和自发性心绞痛混合出现,是冠状动脉的病变使冠状动脉血流储备固定地减少,同时又发生短暂的再减损所致,兼有劳累性和自发性心绞痛的临床表现。有人认为这种心绞痛在临床上实甚常见。

4.不稳定型心绞痛

不稳定型心绞痛在临床上被广泛应用,并被认为是稳定型劳累性心绞痛、心肌梗死和猝死的中间状态。它包括了除稳定型劳累性心绞痛外的上述所有类型。其病理基础是在原有病变上发生冠状动脉内膜下出血、粥样硬化斑块破裂、血小板或纤维蛋白凝集、冠状动脉痉挛等,除了没有诊断心肌梗死的明确的心电图和心肌酶谱变化外,目前应用的不稳定型心绞痛的定义根据以下 3 个病史特征做出。

①在相对稳定的劳累相关性心绞痛基础上出现逐渐增强的疼痛。

②新出现的心绞痛(通常 1 个月内),由很轻度的劳力活动即可引起。

③在静息和很轻劳力时出现心绞痛。

三、治疗原则

主要预防动脉粥样硬化的发生和发展。改善冠状动脉的供血;降低心肌的耗氧;同时治疗动脉粥样硬化。

1.发作时的治疗

（1）休息：发作时立刻休息，休息后症状可缓解。

（2）药物治疗：应用作用较快的硝酸酯制剂。

（3）在应用上述药物的同时，可考虑应用镇静药。

2.缓解期的治疗

系统治疗，清除诱因、注意休息、使用作用持久的抗动脉粥样硬化药物，以防心绞痛发作，药物可单独、交替或联合应用。宜尽量避免各种确知的足以诱致发作的因素。调节饮食，特别是一次进食不应过饱；禁烟酒。调整日常生活与工作量；减轻精神负担；保持适当的体力活动，以不致发生疼痛症状为度；一般不需卧床休息。

3.药物治疗

低分子右旋糖酐或羟乙基淀粉注射液，作用为改善微循环的灌流，可用于心绞痛的频繁发作。抗凝药，如肝素、溶血栓药和抗血小板药可用于治疗不稳定型心绞痛。高压氧治疗，增加全身的氧供应，可使顽固的心绞痛得到改善，但疗效不易巩固。体外反搏治疗可增加冠状动脉的血供，也可考虑应用。兼有早期心力衰竭者，治疗心绞痛的同时宜用快速作用的洋地黄类制剂。

4.外科手术治疗

主动脉-冠状动脉旁路移植手术（CABG）方法：取患者自身的大隐静脉或内乳动脉作为旁路移植材料。一端吻合在主动脉，另一端吻合在有病变的冠状动脉段的远端，引主动脉的血液以改善该冠状动脉所供血的心肌的血流量。

5.经皮腔内冠状动脉成形术

经皮腔内冠状动脉成形术（PTCA）方法：冠状动脉造影后，针对相应病变，应用带球囊的心导管经周围动脉送到冠状动脉，在导引钢丝的指引下进入狭窄部位，向球囊内加压注入稀释的造影剂使之扩张，解除狭窄。

6.其他冠状动脉介入性治疗

由于PTCA有较高的术后再狭窄发生率，近来采用一些其他成形方法，如激光冠状动脉成形术（PTCLA）、冠状动脉斑块旋切术、冠状动脉斑块旋磨术、冠状动脉内支架安置等，期望降低术后再狭窄的发生率。

7.运动锻炼疗法

谨慎安排，进度适宜的运动锻炼有助于促进侧支循环的发展，提高体力活动的耐受量，改善症状。

四、护理措施

1.心绞痛发作的护理

（1）心绞痛发作时立即停止活动或工作，休息片刻即可缓解。根据疼痛发生的特点，评估心绞痛的严重程度（表4-2），制订相应的活动计划。频发或严重心绞痛者，严格限制体力活动，并绝对卧床休息。

表 4-2　劳累性心绞痛分级

心绞痛分级	表　现
Ⅰ级	日常活动时无症状,较日常活动重的体力活动,如平地小跑步、快速或持重物上三楼、上陡坡等引起心绞痛
Ⅱ级	日常活动稍受限制,一般体力活动,如常速步行 1.5～2 km、上三楼、上坡等即引起心绞痛
Ⅲ级	日常活动明显受损,较日常活动轻的体力活动,如常速步行 0.5～1 km、上二楼、上小坡等即引起心绞痛
Ⅳ级	轻微体力活动(如在室内缓行)即引起心绞痛,严重者休息时亦发生心绞痛

(2)遵医嘱给予患者舌下含服硝酸甘油、吸氧,记录心电图,并通知医生。心绞痛频发或严重者遵医嘱使用硝酸甘油静脉微泵推注。由于此类药物能扩张头面部血管,有些患者使用后会出现颜面潮红、头痛等症状,应向患者说明。

(3)用药后动态观察患者胸痛的变化情况,同时监测 ECG,必要时进行心电监测。

(4)告知患者在心绞痛发作时的应对技巧:一是立即停止活动;二是立即含服硝酸甘油。向患者讲解含服硝酸甘油是因为舌下有丰富的静脉丛,吸收见效比口服硝酸甘油快。若疼痛持续 15 min 以上不缓解,则有可能发生心肌梗死,需立即急诊就医。

2.焦虑的护理

(1)向患者讲解心绞痛的治疗是一个长期过程,需要有毅力,鼓励其说出内心想法,针对其具体心理情况给予指导与帮助。

(2)心绞痛发作时,尽量陪伴患者,多与患者沟通,指导患者掌握心绞痛发作的有效应对措施。

(3)及时向患者分析讲解疾病好转的信息,增强患者治疗信心。

(4)告知患者不良的心理状况对疾病的负面影响,鼓励患者进行舒展身心的活动(如听音乐、看报纸等),转移患者注意力。

3.本病相关知识的普及

(1)告知患者诱发心绞痛的相关因素:如情绪激动、焦虑不安等不良的心理状态,饱食等应注意避免。

(2)告知患者心绞痛的症状为胸骨后疼痛,可放射至左臂、颈、胸,常为压迫或紧缩感。

(3)指导患者硝酸甘油使用注意事项。

(4)提供简单易懂的书面或影像资料,使患者了解自身疾病的相关知识。

五、健康教育

(一)心理指导

告知患者需保持良好的心态,如精神紧张、情绪激动、焦虑不安等不良心理状态,可诱发和加重病情。患者常因不适而烦躁不安,且伴恐惧,此时应鼓励患者表达感觉,告知患者尽量深呼吸,放松情绪,才能使疾病尽快消除。

(二)饮食指导

(1)减少饮食热能:控制体重少食多餐(每天4~5餐),晚餐尤应控制进食量,提倡饭后散步,切忌暴饮暴食,避免过饱;减少脂肪总量,限制饱和脂肪酸和胆固醇的摄入量,增加不饱和脂肪酸;限制单糖和双糖的摄入量,供给适量的矿物质及维生素,戒烟戒酒。

(2)在食物选择方面,应适当控制主食和含糖零食。多吃粗粮、杂粮,如玉米、小米、荞麦等;禽肉、鱼类以及核桃仁、花生、葵花籽等坚果类含不饱和脂肪酸较多,可多食用;多食蔬菜和水果,不限量,尤其是超体重者,更应多食用带色蔬菜,如菠菜、油菜、番茄、茄子等和带酸味的新鲜水果,如苹果、橘子、山楂等,提倡吃新鲜泡菜;多食用豆油、花生油、菜油及香油等植物油;蛋白质按劳动强度供给,冠心病患者蛋白质按 2 g/kg 供给;尽量多食用黄豆及其制品,如豆腐、豆干、百叶等,其他如绿豆、赤豆也很好。

(3)禁忌食物:忌烟、酒、咖啡以及辛辣的刺激性食品;少用猪油、黄油等动物油烹调;禁用动物脂肪高的食物,如猪肉、牛肉、羊肉等及含胆固醇高的动物内脏、动物脂肪、脑髓、贝类、乌贼鱼、蛋黄等;食盐不宜多用,每天 2~4 g;含钠味精也应适量使用。

(三)作息指导

制订固定的日常活动计划,避免劳累。避免突发性的劳力动作,尤其在较长时间休息以后。如凌晨起来后活动动作宜慢。心绞痛发作时,应停止所有活动,卧床休息。频发或严重的心绞痛患者,严格限制体力活动,应绝对卧床休息。

(四)用药指导

1.硝酸酯类

硝酸甘油是缓解心绞痛的首选药。

(1)心绞痛发作时,可用短效制剂 1 片舌下含化,1~2 min 即开始起作用,持续半小时,勿吞服。如药物不易溶解,可轻轻嚼碎继续含化。

(2)应用硝酸酯类药物时可能出现头晕、头胀痛、头部跳动感、面红、心悸,继续用药数日后可自行消失。

(3)硝酸甘油应储存在棕褐色的密闭小玻璃瓶中,防止受热、受潮,使用时应注意有效期,每 6 个月须更换药物。含服药物时如果无舌尖麻刺、烧灼感,说明药物已失效,不宜再使用。

(4)为避免直立性低血压所引起的晕厥,用药后患者应平卧片刻,必要时吸氧。长期反复应用会产生耐药性而效力降低,但停用 10 d 以上,复用可恢复药物效力。

2.长期服用 β 受体阻滞药者

如使用阿替洛尔(氨酰心安)、美托洛尔(倍他乐克)时,应指导患者用药。

(1)不能随意突然停药或漏服,否则会引起心绞痛加重或心肌梗死。

(2)应在饭前服用,因食物能延缓此类药物吸收。

(3)用药过程中注意监测心率、血压、心电图等。

3.钙通道阻滞药

目前不主张使用短效制剂(如硝苯地平),以减少心肌耗氧量。

（五）特殊及行为指导

（1）寒冷刺激可诱发心绞痛发作，不宜用冷水洗脸，洗澡时注意水温及时间。外出应戴口罩或围巾。

（2）患者应随身携带心绞痛急救盒（内装硝酸甘油片）。心绞痛发作时，立即停止活动并休息，保持安静。及时使用硝酸甘油制剂，如片剂舌下含服，喷雾剂喷舌底 1~2 下，贴剂粘贴在心前区。如果自行用药后，心绞痛未缓解。应请求协助救护。

（3）有条件者可以吸氧，使用氧气时，避免明火。

（4）患者洗澡时应告诉家属，不宜在饱餐或饥饿时进行，水温勿过冷过热，时间不宜过长，门不要上锁，以防发生意外。

（5）与患者讨论引起心绞痛发作的诱因，确定需要的帮助，总结预防发作的方法。

（六）病情观察指导

注意观察患者胸痛的发作时间、部位、性质、有无放射性及伴随症状，定时监测心率、心律。若心绞痛发作次数增加，持续时间延长，疼痛程度加重，含服硝酸甘油无效者，有可能是心肌梗死先兆，应立即就诊。

（七）出院指导

（1）减轻体重，肥胖者需限制饮食热量及适当增加体力活动，避免剧烈运动，防治各种可能加重病情的疾病，如高血压、糖尿病、贫血、甲状腺功能亢进等。特别要控制血压，使血压维持在正常水平。

（2）慢性稳定型心绞痛患者大多数可继续正常的性生活，为预防心绞痛发作，可在 1 h 前含服硝酸甘油 1 片。

（3）患者应随身携带硝酸甘油片以备急用，患者及家属应熟知药物的放置地点，以备急需。

第五章

呼吸系统疾病护理

第一节 急性呼吸道感染

急性呼吸道感染通常包括急性上呼吸道感染和急性气管-支气管炎。急性上呼吸道感染是鼻腔、咽或喉部急性炎症的总称,一般病情较轻,病程较短,预后良好,但由于发病率高,具有一定的传染性,应积极防治。急性气管-支气管炎是由生物、物理、化学刺激或过敏等因素引起的气管-支气管黏膜的急性炎症,可由急性上呼吸道感染蔓延而来。本病全年皆可发病,寒冷季节或气候突变时多发。

一、病因与发病机制

1.急性上呼吸道感染

急性上呼吸道感染有 70%~80% 由病毒引起。常见病毒有流感病毒、副流感病毒、鼻病毒、腺病毒、呼吸道合胞病毒等。由于感染病毒类型较多,又无交叉免疫,人体产生的免疫力较弱且短暂,同时在健康人群中有病毒携带者,故一个人可有多次发病情况。细菌感染可伴发或继病毒感染之后发生,常见溶血性链球菌,其次为流感嗜血杆菌、肺炎球菌和葡萄球菌等。偶见革兰氏阴性杆菌。当全身或呼吸道局部防御功能降低时,尤其是老幼体弱或有慢性呼吸道疾病者更易患病,原已存在于上呼吸道或从外入侵的病毒或细菌迅速繁殖,通过含有病毒的飞沫或被污染的用具传播,引发疾病。

2.急性气管-支气管炎

①感染:导致急性气管-支气管炎的主要原因为上呼吸道感染的蔓延,感染可由病毒或细菌引起,亦可为衣原体和支原体感染。

②物理、化学性刺激:过冷空气、粉尘、刺激性气体或烟雾的吸入,使气管-支气管黏膜受到急性刺激和损伤,引起炎症反应。

③过敏反应:吸入花粉、有机粉尘、真菌孢子等致敏原,或对细菌蛋白质过敏,均可引起气管-支气管炎症反应。

二、临床表现与诊断

(一)临床表现

1.普通感冒

普通感冒以鼻咽部卡他症状为主要表现,俗称"伤风",又称急性鼻炎或上呼吸道卡他。起病较急,早期有咽干、咽痒或烧灼感,同时或数小时后有打喷嚏、鼻塞、流清水样鼻涕,2~3 d 后分泌物变稠,伴咽痛、耳咽管炎、流泪、味觉迟钝、声嘶、少量咳嗽、低热不适、轻度畏寒和头痛。检查可见鼻腔黏膜充血、水肿、有分泌物,咽部轻度充血。本病常能自限,一般经 5~7 d 痊愈。

2.病毒性咽炎和喉炎

病毒性咽炎和喉炎临床特征为咽部发痒和灼热感、声嘶、讲话困难、咳嗽时胸骨下疼痛,咳嗽、无痰或痰呈黏液性,有发热和乏力,可闻及干性或湿性啰音。伴有咽下疼痛时,常提示有链球菌感染;体检发现咽部明显充血和水肿、局部淋巴结肿大且触痛,提示流感病毒和腺病毒感染;腺病毒咽炎可伴有眼结膜炎。

3.疱疹性咽峡炎

疱疹性咽峡炎常为柯萨奇病毒 A 引起,夏季高发。临床表现有明显咽痛、发热,病程约一周。可见咽部充血,软腭、腭垂、咽及扁桃体表面可见灰白色疱疹和浅表性溃疡,周围有红晕。多见于儿童,偶见于成人。

4.咽结膜热

咽结膜热主要由柯萨奇病毒、腺病毒等引起。常发生于夏季,多与游泳有关,儿童多见。表现为发热、咽痛、畏光、流泪、咽及结合膜明显充血。病程约 4~6 d。

5.细菌性咽-扁桃体炎

细菌性咽-扁桃体炎常见为溶血性链球菌感染所致,其次为流感嗜血杆菌、肺炎球菌、葡萄球菌等引起。起病迅速,咽痛明显,畏寒发热,体温可高达 39 ℃ 以上。检查可见咽部明显充血,扁桃体充血肿大,其表面有黄色点状渗出物,颌下淋巴结肿大、压痛,肺部无异常体征。

本病可并发急性鼻窦炎、中耳炎、急性气管-支气管炎。部分患者可继发心肌炎、肾炎、风湿性关节炎等。

6.急性气管-支气管炎

急性气管-支气管炎起病急,常先有上呼吸道感染的表现,全身症状一般较轻,可有发热,体温 38 ℃ 左右,多数 3~5 d 降至正常。咳嗽、咳痰为最常见的症状,常为阵发性咳嗽,先为干咳或少量黏液性痰,随后可转为黏液脓性或脓性痰液,痰量增多,咳嗽加剧,偶可见痰中带血。咳嗽、咳痰可延续 2~3 周才消失,如迁延不愈,则可演变为慢性支气管炎。呼吸音常正常,双肺可听到散在干、湿性啰音。

(二)辅助检查

(1)血常规:病毒感染者白细胞计数正常或偏低,淋巴细胞计数比例升高;细菌感染者白细胞计数和中性粒细胞计数增高,可有核左移现象。

(2)病原学检查:可做病毒分离和病毒抗原的血清学检查,确定病毒类型,以区别病毒和细菌感染。做细菌培养及药物敏感试验,可判断细菌类型,并可指导临床用药。

(3)X线检查:胸部X线多无异常改变。

三、治疗原则

(1)对症治疗:选用抗感冒复合剂或中成药,减轻发热、头痛,减少鼻、咽部充血和分泌物,如对乙酰氨基酚(扑热息痛)、银翘解毒片等。干咳者可选用右美沙芬、喷托维林(咳必清)等;咳嗽有痰可选用复方氯化铵合剂、溴己新(必嗽平),或雾化祛痰;咽痛者可含服金嗓子喉片或草珊瑚含片等;气喘者可选用平喘药,如特布他林、氨茶碱等。

(2)抗病毒药物:早期应用抗病毒药有一定疗效,可选用利巴韦林、奥司他韦、金刚烷胺、吗啉胍和抗病毒中成药等。

(3)抗菌药物:如有细菌感染,最好根据药物敏感试验结果选择有效的抗菌药物治疗,常可选用大环内酯类、青霉素类、氟喹诺酮类及头孢菌素类。

四、护理措施

(一)一般护理

注意呼吸道患者的隔离,减少探视,防止交叉感染。患者咳嗽或打喷嚏时应避免对着他人。多饮水,补充足够的热量,给予清淡易消化、富含营养的食物。嘱患者适当卧床休息,特别是在发热期间。给患者提供容易入睡的休息环境,保持病室空气流通、适当的温度和湿度,保持周围环境安静,关闭门窗。指导患者运用促进睡眠的方式,如睡前泡脚、听音乐等。必要时可遵医嘱给予镇咳、祛痰或镇静药物。

(二)病情观察

注意疾病的流行情况、鼻咽部发生的症状、体征及血常规和X线胸片改变。警惕并发症,如耳痛、耳鸣、听力减退、外耳道流脓等,提示中耳炎;如发热、头痛剧烈、伴脓涕、鼻窦有压痛等,提示鼻窦炎;如恢复期出现胸闷、心悸、眼睑水肿、腰酸和关节痛等,提示心肌炎、肾炎或风湿性关节炎,应及时报告医生,采取相应措施。

(三)对症护理

1.高热护理

密切监测体温。体温超过37.5 ℃,应每4 h测量1次体温,注意观察患者体温过高的早期症状和体征,体温突然升高或骤降时,应随时测量和记录,并及时报告医师。体温超过39 ℃时,应采取物理降温,如在额头上冷敷湿毛巾、温水擦浴、酒精擦拭、冰水灌肠等。如降温效果不好可遵医嘱选用适当的解热剂进行降温。患者出汗后应及时更换衣服和被褥,保持皮肤的清洁和干燥,并注意保暖。鼓励患者多饮水。

2.保持呼吸道通畅

保持呼吸道通畅,清除气管、支气管内的分泌物,减少痰液在气管、支气管内的聚积。指导患者采取舒适的体位,运用深呼吸进行有效咳嗽。注意咳痰情况,如痰的颜色、性状、量、气味及咳嗽的频率及程度。如痰液较多且黏稠,嘱患者多饮水,或遵医嘱给予雾化吸入治疗,以湿润气道,利于痰液排出。

(四)用药护理

应根据医嘱选用药物,并告知患者药物的作用、可能发生的不良反应和服药的注意事项,如按时服药;应用抗生素者,注意观察有无迟发过敏反应的发生;对于应用解热镇痛药者,注意避免大量出汗引起虚脱等。发现异常及时就诊。

(五)心理护理

急性呼吸道感染预后良好,多数患者于一周内康复,仅少数患者可因咳嗽迁延不愈发展为慢性支气管炎,患者一般无明显心理负担。但如果咳嗽较剧烈,加之伴有发热,可能会影响患者的休息、睡眠,进而影响工作和学习,使患者产生急于缓解咳嗽等症状的焦虑情绪。护理人员应与患者进行耐心、细致的沟通,通过对病情的客观评价,解除患者的心理顾虑,去除不良心理的反应,树立治疗疾病的信心。

五、健康教育

1. 疾病知识指导

指导患者和家属了解引起疾病的诱发因素及本病的有关知识。机体抵抗力低,易咳嗽、咳痰的患者,寒冷季节或气温骤变时,应注意保暖,外出时可戴口罩,避免寒冷空气对气管、支气管的刺激。积极预防和治疗上呼吸道感染,症状改变或加重时应及时就诊。

2. 生活指导

平时应加强耐寒锻炼,增强体质,提高机体免疫力。生活有规律,避免过度劳累。保持室内空气新鲜、光线充足。少去人群密集的公共场所。戒烟、酒。

第二节　支气管扩张

支气管扩张是指直径大于 2 mm 的支气管由于管壁的肌肉和弹性组织破坏引起的慢性异常扩张。主要由于支气管及其周围组织的慢性炎症和支气管阻塞,引起支气管管壁肌肉和弹性组织的破坏,导致支气管管腔扩张和变形。临床上主要表现为慢性咳嗽伴大量脓痰和(或)反复咯血。

一、病因与发病机制

婴幼儿麻疹、百日咳、支气管肺炎等感染,是支气管-肺组织感染和阻塞所致的支气管扩张最常见的原因。随着人们生活水平的提高,麻疹、百日咳疫苗的预防接种,以及抗生素的临床应用,本病的发病率大为降低。

二、临床表现与诊断

1.主要症状

(1)慢性咳嗽、大量脓痰:咳嗽、咳痰与体位改变有关,晨起及晚间卧床体位改变时咳嗽明显、痰量增多。感染急性发作时,黄绿色脓痰明显增加,一日达数百毫升;如有厌氧菌混合感染时,痰有恶臭味,呼吸有臭味。痰液收集于玻璃瓶中静置后分为四层:上层为泡沫,下悬脓性成分,中层为浑浊黏液,下层为坏死组织沉淀物。

(2)反复咯血:50%～70%的患者反复咯血,量不等,从痰中带血至大咯血,咯血量与病情程度、病变范围不一致。部分患者仅有反复咯血,临床上称为"干性支气管扩张",常见于结核性支气管扩张,病变多发生在引流良好的上叶支气管,且不易感染。

(3)反复肺部感染:其特征是同一肺段反复发生肺炎并迁延不愈。这是由于扩张的支气管清除分泌物的功能丧失,引流差,易反复发生感染。

(4)全身中毒症状:反复的肺部感染引起全身中毒症状。出现间歇发热或高热、乏力、食欲减退、盗汗、消瘦、贫血等,严重者出现气促或发绀。

2.体征

早期或干性支气管扩张无明显异常肺部体征。典型体征是在两肺下方持续存在的粗、中湿啰音,咳嗽、咳痰后啰音可暂时消失,以后又出现。结核引起的支气管扩张,湿啰音多位于肩胛间区,有时可伴哮鸣音。部分慢性患者可出现杵状指(趾)、贫血,肺功能严重下降的患者活动后可出现发绀等。

3.心理-社会状况

支气管扩张是长期反复感染的慢性疾病,病程长,发病年龄较轻,给患者的学习、工作、甚至婚姻带来影响。尤其病情迁延反复,检查治疗收效不显著,患者出现悲观、焦虑情绪。痰多、有口臭的患者,在心理上产生极大压力,表现自卑、孤独、逃避等。若突然大咯血时,又可出现精神紧张、恐惧等表现。

4.辅助检查

(1)胸部 X 线检查:早期轻者出现一侧或双侧肺纹理增多、增粗现象;X 线典型表现为粗乱肺纹理中有多个不规则的蜂窝状透亮阴影,或沿支气管的卷发状阴影,感染时阴影内出现液平面。

(2)胸部 CT 检查:显示管壁增厚的柱状扩张,或成串成簇的囊样改变。

(3)支气管造影:诊断支气管扩张的主要依据,可确诊本病,确定病变部位、性质、范围、严重程度,为治疗或手术切除提供重要的参考依据。

(4)纤维支气管镜检查:明确出血、扩张或阻塞部位,还可进行活检、局部灌洗、局部止血,取冲洗液做微生物检查。

(5)实验室检查:继发肺部感染时白细胞总数和中性粒细胞计数增多。痰涂片或培养可发现致病菌。

三、治疗原则

其原则是控制呼吸道感染,保持呼吸道引流通畅,处理咯血,必要时手术治疗。

（1）控制感染：急性感染期的主要治疗措施。急性感染时根据病情、痰培养及药物敏感实验选用合适的抗生素控制感染。

（2）加强痰液引流：痰液引流和抗生素治疗同样重要，可保持气道通畅，减少继发感染和减轻全身中毒症状。主要治疗方法有物理治疗法、药物祛痰法、纤维支气管镜吸痰法等。

（3）手术治疗：适用于病灶范围较局限，全身情况较好，经药物治疗仍有反复大咯血或感染者。根据病变范围进行肺段或肺叶切除术；病变范围广泛或伴有严重心、肺功能障碍者不宜手术治疗。

（4）咯血处理：少量咯血给予药物止血；大量咯血时常用垂体后叶素缓慢静脉注射，经药物治疗无效者，再行支气管动脉造影，根据出血小动脉的定位，注入吸收性明胶海绵或聚乙烯醇栓，或行栓塞止血。

四、护理措施

1.一般护理

（1）急性感染或病情严重者卧床休息；保持室内空气流通，维持适宜的温度、湿度，注意保暖；使用防臭、除臭剂，消除室内异味。避免到空气污染的公共场所，戒烟，避免接触呼吸道感染患者。

（2）加强营养，摄入总热量以不低于 3 000 kcal/d 为宜，指导患者多进食肉类、蛋类、豆类及新鲜蔬菜、水果等高蛋白、高热量及富含维生素和矿物质的饮食，增强机体抵抗力。高热者给予物理降温，鼓励患者多饮水，保证摄入足够的水分，饮水量在 1.5～2 L/d，利于痰液稀释，易于咳出。大咯血时应暂禁食。

2.病情观察

观察患者咳嗽、咳痰的量、颜色、黏稠度及痰液的气味，咳嗽、咳痰与体位的关系；有无咯血，以及咯血的量、性质；有无胸闷、气急、烦躁不安、面色苍白、神色紧张、出冷汗等异常表现。并密切观察患者体温、心率、呼吸、血压的变化，警惕窒息的发生。

3.体位引流护理

体位引流是利用重力作用促使呼吸道分泌物流入支气管、气管排出体外。有助于排除积痰，减少继发感染和全身中毒症状。对痰多、黏稠而不易排除者，其作用有时不亚于抗生素，具体措施如下。

（1）引流前向患者说明体位引流的目的及操作过程，消除顾虑，取得患者的合作。

（2）根据病变部位及患者自身体验，采取相应的体位。原则上是通过抬高患肺位置，使引流支气管开口向下，同时辅以拍背，借重力作用使痰液流出。

（3）引流宜在饭前进行，以免饭后引流导致呕吐。引流 1～3 次/d，15～20 min/次，时间安排在早晨起床时、晚餐前及睡前。

（4）引流过程中鼓励患者做深呼吸及有效咳嗽，以利于痰液的排出；同时注意观察患者的反应，如出现咯血、头晕、发绀、呼吸困难、出汗、疲劳等症状，及时停止引流。

（5）对痰液黏稠者，先用生理盐水超声雾化吸入或服用祛痰药（氯化铵、溴己新等），以稀释痰液,提高引流效果。

(6)引流完毕,给予清水漱口,去除痰液气味,保持口腔清洁,记录排出的痰量和性质,必要时送检。引流过程中应有护士或家人的协助。

4.预防咯血窒息的护理

(1)嘱少量咯血患者卧床休息,大咯血者绝对卧床休息,取侧卧位或头侧平卧位,避免窒息。

(2)准备好抢救物品(如吸引器、氧气、气管插管、气管切开包、鼻导管、喉镜、止血药、呼吸兴奋剂、升压药及备血等)。

(3)如果发现患者咯血时突然出现胸闷、气急、发绀、烦躁、神色紧张、面色苍白、冷汗、突然坐起等,应怀疑患者发生了窒息,立即通知医师;同时让患者侧卧,取头低脚高位,轻拍背部,协助患者将血咯出;无效时可直接用鼻导管抽吸,必要时进行气管插管或气管切开,以解除呼吸道梗阻。

(4)发生大咯血时,安慰患者,嘱其保持镇静,不能屏气,将血轻轻咯出。

5.心理护理

以尊重、亲切的态度,多与患者交谈,给予心理支持,帮助患者树立治疗信心,消除紧张、焦虑情绪。发生大咯血时,守护在患者身边,安慰患者,轻声、简要地解释病情,减轻患者的紧张情绪,消除恐惧感,告知患者放松心情有利止血,并配合治疗。

五、健康教育

(1)做好麻疹、百日咳等呼吸道传染性疾病的预防接种工作,积极防治支气管肺炎、肺结核等呼吸道感染;治疗上呼吸道的慢性病灶,如扁桃体炎、鼻窦炎、龋齿等,减少呼吸道反复感染的机会。急性感染期,选用有效的抗生素,防止病情加重。注意口腔清洁卫生,用复方硼酸溶液漱口,一日数次。痰液经灭菌处理或焚烧。

(2)锻炼身体,避免受凉,减少刺激性气体吸入,务必戒烟。

(3)教会患者体位引流的方法和选择体位的原则,如双上肺叶的病变,选择坐位或头高脚低的卧位;中、下肺叶的病变,选择头低脚高的健侧卧位。体位的选择不宜刻板,患者还可根据自身体验(有利于痰液排除的体位)选择最佳的引流体位。指导患者和家属掌握有效咳嗽、雾化吸入的方法,观察感染,咯血等症状,以及引流过程中不良反应的处理。一旦症状加重,及时就诊。

(4)向患者说明咯血量的多少与病情程度不一定成正比,咯血时不要惊慌,及时就诊。

(5)对合并肺气肿患者应进行呼吸功能锻炼。

第三节　慢性阻塞性肺疾病

慢性阻塞性肺疾病(COPD)是一种具有气流受限特征的可以预防和治疗的疾病。气流受限不完全可逆、呈进行性发展,与肺部对香烟烟雾等有害气体或有害颗粒的异常炎症反应有关。COPD 主要累及肺脏,但也可引起全身(或称肺外)的不良效应。

一、病因与发病机制

COPD 与慢性支气管炎和肺气肿密切相关。通常,慢性支气管炎是指在除慢性咳嗽外的其他已知原因后,患者每年咳嗽、咳痰3个月以上,并连续2年者。肺气肿则是指肺部终末细支气管远端气腔出现异常持久的扩张,并伴有肺泡壁和细支气管的破坏而无明显的肺纤维化。当慢性支气管炎、肺气肿患者肺功能检查出现气流受限,并且不能完全可逆时,则能被诊断为COPD。如患者只有慢性支气管炎和(或)肺气肿,而无气流受限,则不能被诊断为COPD。

COPD 由于患者数多,死亡率高,社会经济负担重,已成为一个重要的公共卫生问题。COPD目前居全球死亡原因的第4位,世界银行/世界卫生组织公布,至2020年,COPD将位居世界疾病经济负担的第5位。在我国,COPD同样是严重危害人民身体健康的重要慢性呼吸系统疾病。

二、临床表现与诊断

1.病史特征

COPD 患病过程应有以下特征。

(1)吸烟史:多有长期较大量的吸烟史。

(2)职业性或环境有害物质接触史:如较长期的粉尘、烟雾、有害颗粒或有害气体接触史。

(3)家族史:COPD 有家族聚集倾向。

(4)发病年龄及高发季节:多于中年以后发病,症状高发于秋冬寒冷季节,常有反复呼吸道感染及急性加重史。随病情进展,急性加重越渐频繁。

(5)慢性肺源性心脏病史:COPD 后期出现低氧血症和(或)高碳酸血症,可并发慢性肺源性心脏病和右心衰竭。

2.症状

(1)慢性咳嗽:通常为首发症状。初起咳嗽呈间歇性,早晨较重,以后早晚或整日均有咳嗽,但夜间咳嗽并不显著。少数病例咳嗽不伴咳痰,也有部分病例虽有明显气流受限但无咳嗽症状。

(2)咳痰:咳嗽后通常咳少量黏液性痰,部分患者在清晨较多;合并感染时痰量增多,常有脓性痰。

(3)气短或呼吸困难:这是COPD的标志性症状,是使患者焦虑不安的主要原因。早期仅于劳力时出现,后逐渐加重,以致日常活动甚至休息时也感到气短。

(4)喘息和胸闷:不是COPD的特异性症状。部分患者特别是重度患者有喘息。胸部紧闷感通常于劳力后发生,与呼吸费力、肋间肌等容性收缩有关。

(5)全身性症状:在疾病的临床过程中,特别是较重患者,可能会发生全身性症状,如体重下降、食欲减退、外周肌肉萎缩和功能障碍、精神抑郁和(或)焦虑等。

3.体征

COPD 早期体征并不明显,随疾病进程,常有以下体征。

(1)视诊及触诊:胸廓形态异常,包括胸部过度膨胀、前后径增大、剑突下、胸骨下角(腹上角)增宽及腹部膨凸等;常见呼吸变浅,频率增快,辅助呼吸肌如斜角肌及胸锁乳突肌参加呼吸运动,重症可见胸腹矛盾运动;患者不时采用缩唇呼吸以增加呼出气量;呼吸困难加重时常采取前倾坐位;低氧血症者可出现黏膜及皮肤发绀,伴右心衰竭者可见下肢水肿、肝脏肿大。

（2）叩诊:由于肺过度充气使心浊音界缩小,肺肝界降低,肺叩诊可呈过度清音。

（3）听诊:双肺呼吸音可减低,呼气相延长,平静呼吸时可闻干性啰音,双肺底或其他肺野可闻湿啰音;心音遥远,剑突部心音较清晰响亮。

4.临床分期

COPD病程可分为急性加重期与稳定期。

（1）COPD急性加重期:患者出现超越日常状况的持续恶化,并需改变基础COPD的常规用药者,通常在疾病过程中,患者短期内咳嗽、咳痰、气短和(或)喘息加重,痰量增多,呈脓性或黏脓性,可伴发热等炎症明显加重的表现。

（2）稳定期:患者咳嗽、咳痰、气短等症状稳定或症状轻微。

5.心理-社会状况

由于病程长,病情反复发作,健康状况每况愈下,患者逐渐出现加重的呼吸困难,导致劳动能力逐渐丧失,同时也给患者带来较重的精神负担和经济负担,患者易出现焦虑、悲观、沮丧等心理反应,甚至对治疗失去信心。病情一旦发展到影响工作和生活时,患者容易产生自卑和孤独的心理。

6.辅助检查

（1）肺功能检查:肺功能检查是判断气流受限的客观指标,其重复性好,对COPD的诊断、严重程度评价、疾病进展、预后及治疗反应等均有重要意义。气流受限是以第一秒用力呼气量（FEV$_1$）占用力肺活量百分比（FEV$_1$/FVC）降低来确定的。FEV$_1$/FVC是COPD的一项敏感指标,可检出轻度气流受限。FEV$_1$占预计值的百分比（FEV$_1$%预计值）是中、重度气流受限的良好指标,它变异性小,易于操作,应作为COPD肺功能检查的基本项目。

（2）胸部X线检查:X线检查对确定肺部并发症及与其他疾病（如肺间质纤维化、肺结核等）的鉴别有重要意义。COPD早期X线胸片可无明显变化,以后出现肺纹理增多、紊乱等非特征性改变,主要X线体征为肺过度充气。并发肺动脉高压和肺源性心脏病时,除右心增大的X线征外,还可有肺动脉圆锥膨隆,肺门血管影扩大及右下肺动脉增宽等。

（3）动脉血气分析:血气异常首先表现为轻、中度低氧血症。随着疾病进展,低氧血症逐渐加重,并出现高碳酸血症。

（4）其他检查:低氧血症时,血红蛋白计数及红细胞计数可增高。并发感染时外周血白细胞计数增高,核左移,痰培养可检出各种病原菌,常见者为肺炎链球菌、流感嗜血杆菌、卡他莫拉菌、肺炎克雷白杆菌等。

三、治疗原则

1.COPD稳定期的治疗

（1）治疗目的:

①减轻症状,阻止病情发展。

②缓解或阻止肺功能下降。

③改善活动能力,提高生活质量。

④降低病死率。

(2)教育与管理:

①教育与督促患者戒烟。

②使患者了解COPD的病理、生理与临床基础知识。

③掌握一般和某些特殊的治疗方法。

④学会自我控制病情的技巧,如腹式呼吸及缩唇呼吸锻炼等。

⑤了解赴医院就诊的时机。

⑥社区医生定期随访管理。

(3)控制职业性或环境污染:避免或防止粉尘、烟雾及有害气体吸入。

(4)药物治疗:根据疾病的严重程度,逐步增加治疗,如果没有出现明显的不良药物反应或病情的恶化,应在同一水平维持长期的规律治疗。根据患者对治疗的反应及时调整治疗方案。

①支气管舒张剂:控制COPD症状的主要治疗措施。主要的药物有 β_2 受体激动剂、抗胆碱药及甲基黄嘌呤类。

②糖皮质激素:长期规律地吸入糖皮质激素较适用于 FEV_1 <50%预计值(Ⅲ级和Ⅳ级)并且有临床症状以及反复加重的COPD患者。目前常用剂型有沙美特罗+氟替卡松、福莫特罗+布地奈德。

③其他药物:祛痰药;抗氧化剂;免疫调节剂;流感疫苗;中药。

(5)氧疗:COPD稳定期进行长期家庭氧疗对具有慢性呼吸衰竭的患者可提高生存率。对血流动力学、血液学特征、运动能力、肺生理和精神状态都会产生有益的影响。

(6)康复治疗:包括呼吸生理治疗、肌肉训练、营养支持、精神治疗与教育等多方面措施。

(7)外科治疗:包括肺大泡切除术、肺减容术和肺移植术。

2.COPD急性加重期的治疗

(1)确定COPD急性加重的原因。

(2)COPD急性加重的诊断和严重性评价。

(3)院外治疗:对于COPD加重早期,病情较轻的患者可以在院外治疗,但需注意病情变化,及时决定送医院治疗的时机。院外治疗包括适当增加以往所用的支气管舒张剂的剂量及频度。口服糖皮质激素,也可糖皮质激素联合长效 β_2 受体激动剂雾化吸入治疗。咳嗽痰量增多并呈脓性时应积极给予抗生素治疗。

(4)住院治疗:COPD加重期主要的治疗方案如下:

①根据患者的症状、血气分析、胸部X线片等评估病情的严重程度。

②控制性氧疗:氧疗是COPD加重期住院患者的基础治疗。

③抗生素:COPD急性加重多由细菌感染诱发,故抗生素在COPD加重期的治疗中具有重要地位。

④支气管舒张剂:短效 β_2 受体激动剂较适用于COPD急性加重期的治疗。若效果不显著,建议加用抗胆碱能药物。对于较为严重的COPD加重者,可考虑静脉滴注茶碱类药物。

⑤糖皮质激素:在应用支气管舒张剂的基础上,口服或静脉滴注糖皮质激素。

⑥机械通气:可通过无创或有创方式给予机械通气,根据病情需要,可首选无创性机械通气。

⑦其他治疗措施:维持液体和电解质平衡;注意补充营养。

四、护理措施

1.环境

提供整洁、舒适、阳光充足的环境。保持室内空气新鲜,定时通风,但应避免对流,以免患者受凉。维持适宜的温、湿度。

2.饮食

根据患者的病情和饮食习惯,给予高热量、高蛋白、高维生素的易消化饮食,食物宜清淡,避免油腻、辛辣。避免过冷、过热及产气食物,以防腹胀而影响膈肌运动。指导患者少食多餐,避免因过度饱胀而引起呼吸不畅。注意保持口腔清洁卫生,以增进食欲,补充机体必需营养物质,预防营养不良及呼吸肌疲劳的发生。便秘者,应鼓励多进食富含纤维素的蔬菜和水果。在患者病情允许时,鼓励患者多饮水,每天保证饮水在 1 500 mL 以上,足够的水分可保证呼吸道黏膜的湿润和帮助病变黏膜的修复,有利于痰液的稀释和排出。

3.休息

急性加重期,卧床休息,协助患者取舒适体位,以减少机体消耗。稳定期可适当活动,帮助患者制定活动计划,活动应量力而行,循序渐进,以患者不感到疲劳为宜。

4.病情观察

监测患者的呼吸频率、节律、深度及呼吸困难的程度;监测生命体征,尤其是血压、心率和心律的变化;观察缺氧及二氧化碳潴留的症状和体征;密切观察患者咳嗽、咳痰情况;注意有无并发症的发生;监测动脉血气分析、电解质、酸碱平衡状况。

5.保持呼吸道通畅

及时清除呼吸道分泌物,保持气道通畅,是改善通气,防止和纠正缺氧与二氧化碳潴留的前提。护理措施包括胸部物理疗法、湿化和雾化、机械吸痰及必要时协助医生建立人工气道。

6.用药护理

遵医嘱正确、及时给药,指导患者正确使用支气管解痉气雾剂。长期或联合使用抗生素可导致二重感染,应注意观察。

7.氧疗护理

在氧疗实施过程中,应注意观察氧疗效果。如吸氧后患者呼吸困难减轻、呼吸频率减慢、发绀减轻、心悸缓解、活动耐力增加或动脉血 PaO_2 达到 7.33 kPa 以上,$PaCO_2$ 呈逐渐下降趋势,显示氧疗有效。应根据动脉血气分析结果和患者的临床表现,及时调整吸氧流量或浓度,达到既保持氧疗效果,又可防止氧中毒和二氧化碳麻醉的目的。注意保持吸入氧气的湿化,以免干燥的氧气对呼吸道产生刺激和气道黏液栓形成。输送氧气的导管、面罩、气管导管等应妥善固定,以使患者感到舒适;保持其清洁与通畅,所有吸氧装置均应定期消毒,专人使用,预防感染和交叉感染。向患者家属交代氧疗的重要性,嘱其不要擅自停止吸氧或变动氧流量。特别是睡眠时氧疗不可间歇,以防熟睡时呼吸中枢兴奋性减弱或上呼吸道阻塞而加重低氧血症。

8.呼吸功能锻炼

适合稳定期患者,其目的是使浅而快的呼吸变为深而慢的有效呼吸。进行腹式呼吸和缩唇呼吸等呼吸功能训练,能有效地加强膈肌运动,提高通气量,减少耗氧量,改善呼吸功能,减轻呼吸困难,增加活动耐力。具体方法如下:

(1)腹式呼吸训练:导患者采取立位、坐位或平卧位,左、右手分别放在腹部和胸前,全身肌肉放松,静息呼吸。吸气时,用鼻吸入,尽力挺腹,胸部不动;呼气时,用口呼出,同时收缩腹部,胸廓保持最小活动幅度,缓呼深吸,增加肺泡通气量。理想的呼气时间应是吸气时间的2~3倍。呼吸7~8次/min,反复训练,10~20 min/次,2次/d。熟练后逐步增加次数和时间,使之成为不自觉的呼吸习惯。

(2)缩唇呼吸训练:用鼻吸气用口呼气,呼气时口唇缩拢似吹口哨状,持续而缓慢地呼气,同时收缩腹部。吸与呼的时间之比为1:2或1:3,尽量深吸缓呼,呼吸7~8次/min,10~15 min/次,训练2次/d。缩唇呼气使呼出的气体流速减慢,延缓呼气气流下降,防止小气道因塌陷而过早闭合,改善通气和换气。

9.心理护理

了解和关心患者的心理状况,经常巡视,患者在严重呼吸困难期间,护士应尽量在床旁陪伴,或者将呼叫器放在患者易取之处,听到呼叫立即应答。允许患者提问和表达恐惧心理,让患者说出或写出引起焦虑的因素,教会患者自我放松等缓解焦虑的方法,也有利于缓解呼吸困难,改善通气。稳定期应鼓励患者生活自理及进行社交活动,以增强患者的自信心。

五、健康教育

(1)了解 COPD 的概况,包括 COPD 的定义、气流受限特点、防控 COPD 的社会经济意义等。

(2)知道通过长期规范的治疗能够有效地控制其症状,不同程度地减缓病情进展速度。

(3)了解 COPD 的病因,特别是吸烟的危害以及大气污染、反复发生上呼吸道感染等因素的作用。

(4)了解 COPD 的主要临床表现。

(5)了解 COPD 的诊断手段,以及如何评价相关检查结果,包括 X 线胸片和肺功能的测定结果。

(6)知道 COPD 的主要治疗原则,了解常用药物的作用、用法和不良反应,包括掌握吸入用药技术。

(7)根据我国制订的 COPD 防治指南,结合患者的病程和病情,医患双方制订出初步的治疗方案,包括应用抗胆碱能药物、茶碱和 β_2 受体激动剂,必要时吸入糖皮质激素甚至短期口服激素,以后根据病情变化及治疗反应(包括肺功能测定指标)不断调整和完善,并制订出相应的随访计划。

(8)了解 COPD 急性加重的原因、临床表现及预防措施。发生急性加重时能进行紧急的自我处理。

（9）知道在什么情况下应去医院就诊或急诊。

（10）学会最基本的、切实可行的判断病情轻重的方法，如 6 min 步行、登楼梯或峰流速测定。

（11）帮助至今仍吸烟者尽快戒烟并坚持下去，包括介绍戒烟方法，必要时推荐相关药品等。

（12）介绍并演示一些切实可行的康复锻炼方法，如腹式呼吸、深呼吸、缩唇呼吸。

（13）对于符合指征且具备条件者，指导其开展长期家庭氧疗及家庭无创机械通气治疗。

（14）设法增强或调整患者的机体免疫力，减少 COPD 的急性加重。如接种肺炎疫苗和每年接种 1 次流感疫苗。

第四节　慢性肺源性心脏病

一、病因与发病机制

慢性肺源性心脏病，简称肺心病，是由肺组织、肺动脉血管或胸廓的慢性病变引起肺组织结构和（或）功能异常，产生肺血管阻力增加，肺动脉压力增高，使右心室扩张和（或）肥厚，伴或不伴右心衰竭的心脏病，并排除先天性心脏病和左心病变引起者。

肺心病是我国中老年的常见病、多发病，患病年龄多在 40 岁以上，患病率随年龄增长而增高，我国肺心病的平均患病率约为 0.4%，农村高于城市，北方高于南方，吸烟者高于不吸烟者。急性发作以冬春季节、气候骤变时多见。急性呼吸道感染是肺心病急性发作的主要诱因，常导致肺、心功能衰竭。

二、临床表现与诊断

本病病程缓慢，临床上除原有肺、胸部疾病的各种症状和体征外，主要是逐渐出现肺、心功能衰竭及其他器官损害的征象。

1.肺、心功能代偿期（包括缓解期）

（1）症状：此期以慢性阻塞性肺疾病为主要表现。慢性咳嗽、咳痰、气促，反复发作，活动后可有心悸、呼吸困难、乏力和活动耐力下降。

（2）体征：体检有明显肺气肿体征，听诊多有呼吸音减弱，感染时肺部可闻及干、湿啰音。肺动脉瓣区第二心音亢进，提示有肺动脉高压。三尖瓣区出现收缩期杂音，或剑突下心脏冲动增强，提示有右心室肥厚。部分患者因肺气肿使胸膜腔内压升高，阻碍腔静脉回流，可有颈静脉充盈。

2.肺、心功能失代偿期（包括急性加重期）

肺、心功能失代偿期（包括急性加重期）以呼吸衰竭为主要表现，或伴有心力衰竭。由肺血管疾患引起的肺心病，则以心力衰竭为主，呼吸衰竭较轻。

（1）呼吸衰竭：

①症状：呼吸困难加重，夜间为甚，常有头痛、失眠、食欲下降，白天嗜睡，甚至出现表情淡漠、神志恍惚、谵妄等肺性脑病的表现。

②体征：发绀明显，球结膜充血、水肿，严重时可有视网膜血管扩张、视盘水肿等颅内压升高的表现。腱反射减弱或消失，出现病理反射。因高碳酸血症可出现周围血管扩张的表现，如皮肤潮红、多汗等。

（2）心力衰竭：以右心衰竭为主。

①症状：气促更明显，心悸，以及消化道淤血症状，如食欲减退、腹胀、恶心等。

②体征：发绀更明显，出现体循环淤血的体征，如颈动脉怒张、肝大且有压痛、肝颈静脉回流征阳性、下肢水肿、重者可有腹腔积液；三尖瓣区可闻及收缩期杂音，心尖区出现奔马律，也可出现各种心律失常。

3.并发症

由于低氧血症和高碳酸血症，多个脏器受累，出现严重的并发症，如肺性脑病、酸碱失衡及电解质紊乱、心律失常、消化道出血、弥漫性血管内凝血等。

4.心理-社会状况

患者因长期患病，肺、心功能减退，逐渐丧失生活自理能力，生命质量不断下降，久治无效，患者自觉治疗无望，拖累家人而心情沉重，情绪低落，丧失信心，产生孤独、自卑、悲观、绝望心理。由于患者工作能力丧失，给家庭带来沉重的生活负担和经济负担。

5.辅助检查

（1）X线检查：除肺、胸基础疾病及急性肺部感染的特征外，尚可有肺动脉高压征和右心室肥大征，皆为诊断肺心病的主要依据。

（2）心电图检查：主要表现有右心室肥大的改变。

（3）超声心动图检查。

（4）血气分析：慢性肺心病肺功能失代偿期可出现低氧血症或合并高碳酸血症。

（5）血液检查：红细胞计数及血红蛋白计数可升高。全血黏度及血浆黏度可增加，合并感染时白细胞总数增高，中性粒细胞计数增加。

（6）其他：肺功能检查；痰细菌学检查。

三、治疗原则

1.急性加重期

积极控制感染；通畅呼吸道，改善呼吸功能；纠正缺氧和二氧化碳潴留；控制呼吸和心力衰竭；积极处理并发症。

（1）控制感染：参考痰菌培养及药敏试验选择抗生素。未有培养结果时，根据感染的环境及痰涂片革兰氏染色选用抗生素。

（2）氧疗：通畅呼吸道，纠正缺氧和二氧化碳潴留，可用鼻导管吸氧或面罩给氧。

（3）控制心力衰竭：慢性肺心病患者在积极控制感染，改善呼吸肌功能后，心力衰竭症状一般能得以改善,不需加用利尿剂等。但对治疗无效的患者可选用利尿剂、强心剂及血管扩张剂。

（4）控制心律失常:心律失常经过控制感染、纠正缺氧后一般可自行消失。如果继续存在可根据心律失常的类型选用药物。

2.缓解期

采用中西医结合综合治疗措施,目的是增强患者的免疫功能,去除诱发因素,减少或避免急性加重期的发生,延缓病情的发展,如长期家庭氧疗、调整免疫功能等。

四、护理措施

1.休息

在心肺功能失代偿期,患者应绝对卧床休息,协助其采取舒适体位,如半卧位或坐位,以减少机体耗氧量,减轻心脏负担,促进心肺功能的恢复,减慢心率和减轻呼吸困难。代偿期以量力而行、循序渐进为原则,鼓励患者进行适量活动,活动量以不引起疲劳、不加重症状为度。对有肺性脑病先兆症状者,予以床栏及约束带约束肢体,防止坠床等意外的发生。对于卧床患者,应协助定时翻身、更换姿势,并保持舒适体位。依据患者的耐受能力指导患者在床上进行缓慢的肌肉松弛活动,如上肢交替前伸、握拳,下肢交替抬离床面,使肌肉保持紧张 5 s 后,松弛平放床上。指导患者采取既有利于气体交换又能节省能量的姿势,如站立时,背倚墙,使膈肌和胸廓松弛,全身放松。坐位时凳高合适,两足正好平放在地,身体稍向前倾,两手摆在双腿上或趴在小桌上,桌上放软枕,使患者胸椎与腰椎尽可能在一直线上。卧床时,抬高床头,并略抬高床尾,使下肢关节轻度屈曲。

2.饮食

给予高蛋白、高维生素、高纤维素、易消化饮食。如患者出现水肿、腹腔积液或尿少时,应限制钠、水的摄入量,钠盐小于 3 g/d,水小于 1 500 mL/d。每天热量摄入至少达到 125 kJ/kg（30 kcal/kg）,其中蛋白质为 1.0~1.5 g/(kg·d)。因糖类可增加 CO_2 的生成量,增加呼吸负担,故一般糖类小于等于 60%。应用排钾利尿的患者注意钾的摄入,鼓励患者多吃含钾高的食物和水果,如香蕉、枣等。少食多餐,减少用餐时的疲劳,进餐前后漱口,保持口腔清洁,促进食欲。必要时遵医嘱静脉补充营养。

3.皮肤护理

对久病卧床、水肿明显者应加强皮肤护理,注意观察全身水肿情况,有无压疮发生。指导患者穿宽松、柔软的衣服;定时更换体位,避免局部皮肤长期受压,有条件者,使用气垫床。帮助患者抬高下肢,促进静脉回流。

4.病情观察

密切观察患者的生命体征和意识状态;观察有无发绀和呼吸困难及其严重程度;观察有无心悸、胸闷、腹胀、尿量减少、下肢水肿等右心衰竭的表现;定期监测血气分析,注意观察患者有无昼睡夜醒、神志恍惚、表情淡漠或烦躁不安、嗜睡、昏迷、注意力不集中、好言多动等肺性脑病的表现,一旦出现,应及时报告医生并协助抢救。密切观察患者咳嗽、咳痰,全身症状、体征和其他并发症等情况。详细记录痰液的色、量、质和气味,指导患者正确留取痰液标本并及时送检。

5.用药护理

（1）利尿剂：应用利尿剂后易出现低钾、低氯性碱中毒而加重缺氧，过度脱水引起血液浓缩、痰液黏稠不易排出等不良反应，应注意观察和预防。利尿剂尽可能在白天给药，以免夜间因频繁排尿而影响患者休息。

（2）洋地黄类药物：肺心病患者因慢性缺氧和感染对洋地黄类药物耐受性低，疗效较差，易发生心律失常等洋地黄类药物中毒症状，应注意观察。在使用洋地黄类药物前，遵医嘱及时纠正低氧血症和低钾血症，注意监测水、电解质和酸碱平衡情况；低氧血症、感染等均可使心率增快，故不宜以心率作为衡量洋地黄类药物的应用和疗效评价指标。

（3）血管扩张剂：注意观察患者心率及血压情况。血管扩张剂在扩张肺动脉的同时也扩张体动脉，往往造成体循环血压下降，反射性心率增快、氧分压下降、二氧化碳分压上升等不良反应。

（4）抗生素：注意观察感染控制的效果、有无继发性感染。

（5）对烦躁不安、二氧化碳潴留、呼吸道分泌物多的重症患者应慎用镇静剂、麻醉药、催眠药，如必须使用，使用后注意观察是否有呼吸抑制和咳嗽反射的情况出现。

6.用氧护理

持续低流量、低浓度给氧，氧流量 $1 \sim 2$ L/min，浓度为 $25\% \sim 29\%$。防止高浓度吸氧抑制呼吸，加重二氧化碳潴留，导致肺性脑病。

7.心理护理

了解患者的心理状况，帮助患者认识精神休息的重要性，并指导患者应对忧虑、情绪波动的措施。病情危重者往往夜间更为恐惧不安，为减轻患者夜间恐惧，病室可开灯或让家属陪伴，护士加强巡视，以增加患者的安全感。做好患者、家属和单位之间的沟通，增强患者的支持系统。

五、健康教育

（1）疾病知识指导：向患者及家属讲解疾病的基本知识，使他们了解疾病的发生、发展过程及防治原发病的重要性，减少反复发作的次数。积极防治原发病，避免各种可能导致病情急性加重的诱因，正确对待疾病。

（2）避免诱发因素：指导患者避免进入空气污染、有传染源的公共场所及接触有上呼吸道感染的患者。注意保暖，避免进出温差大的地方。积极预防感冒，避免或减少急性发作。对吸烟者应强调吸烟的危害性，耐心劝导其戒烟。

（3）增强抗病力：病情缓解期应根据心、肺功能及体力情况进行适当的体育锻炼和呼吸功能锻炼，如散步、气功、太极拳、腹式呼吸、缩唇呼吸等，改善呼吸功能，提高机体免疫功能。

（4）家庭氧疗：告知患者及家属坚持家庭氧疗的重要性和必要性，并指导正确氧疗。应告知患者及家属注意：

①安全用氧。

②定期更换吸氧导管，以防堵塞。

③夜间睡眠时氧疗不可停歇，以防熟睡时呼吸中枢兴奋性减弱或上呼吸道阻塞而加重低氧血症。

④监测氧流量,不可随意调整氧流量。

⑤氧疗装置应定期更换、清洁、消毒。

(5)用药指导:指导患者及家属按医嘱正确使用药物,勿滥用药物,帮助患者了解每一种药物的药名、用法、剂量、疗效、主要不良反应及如何采取相应的措施来减少、避免不良反应。

(6)定期门诊随访:告知患者及家属病情变化的征象,如体温升高、呼吸困难加重、咳嗽剧烈、咳痰不畅、尿量减少、水肿明显或发现患者神志淡漠、嗜睡、躁动、口唇发绀加重等,均提示病情变化或加重,需及时就医诊治。

第六章

消化系统疾病护理

第一节 贲门失弛缓症

贲门失弛缓症又称贲门痉挛、巨食管症,是食管贲门部的神经肌肉功能障碍所致的食管功能性疾病。其主要特征是食管缺乏蠕动,食管下端括约肌(LES)高压和对吞咽动作的松弛反应减弱。食物滞留于食管腔内,逐渐导致伸长和屈曲,可继发食管炎及在此基础上可发生癌变,癌变率为2%~7%。

失弛缓症的病因迄今不明。一般认为是神经肌肉功能障碍所致。

一、临床表现与诊断

(一)临床表现

(1)吞咽困难:无痛性吞咽困难是最常见、最早出现的症状,占80%~95%。起病症状表现多较缓慢,但亦可较急,多呈间歇性发作,常因情绪波动、发怒、忧虑、惊骇或进食生冷和辛辣等刺激性食物而诱发。

(2)食物反流和呕吐:发生率可达90%。呕吐多在进食后20~30 min发生,可将前一餐或隔夜食物呕出。呕吐物可混有大量黏液和唾液。当并发食管炎、食管溃疡时,反流物可含有血液。患者可因食物反流、误吸而引起反复发作的肺炎、气管炎,甚至支气管扩张或肺脓肿。

(3)疼痛:40%~90%的贲门失弛缓症患者有疼痛的症状,性质不一,可为闷痛、灼痛、针刺痛、割痛或锥痛。疼痛部位多在胸骨后及中、上腹;也可在胸背部、右侧胸部、右胸骨缘以及左季肋部。疼痛发作有时酷似心绞痛,甚至舌下含硝酸甘油片后可获缓解。

(4)体重减轻:体重减轻与吞咽困难影响食物的摄取有关。病程长久者可有体重减轻、营养不良和维生素缺乏等表现,但呈恶病质者罕见。

(5)其他:贲门失弛缓症患者偶有食管炎所致的出血。在后期病例,极度扩张的食管可压迫胸腔内器官而产生干咳、气短、发绀和声嘶等。

(二)辅助检查

(1)食管钡餐X线造影:吞钡检查见食管扩张、食管蠕动减弱、食管末端狭窄呈鸟嘴状、狭窄部黏膜光滑,是贲门失弛缓症患者的典型表现。

(2)食管动力学检测:食管下端括约肌高压区的压力常为正常人的 2 倍以上,吞咽时下段食管和括约肌压力不下降。中、上段食管腔压力亦高于正常。

(3)胃镜检查:检查可排除的器质性狭窄或肿瘤。在内镜下贲门失弛缓症表现特点如下:

①大部分患者食管内见残留有中到大量的积食,多呈半流质状态覆盖管壁,且黏膜水肿增厚致使失去正常的食管黏膜色泽。

②食管体部见扩张,并有不同程度的扭曲变形。

③管壁可呈节段性收缩环,似憩室膨出。

④贲门狭窄程度不等,直至完全闭锁不能通过。应注意的是,有时检查镜身通过贲门时感知阻力不甚明显时易忽视该病。

二、治疗原则

贲门失弛缓症治疗的目的在于降低食管下端括约肌压力,使食管下段松弛,从而解除功能性梗阻,使食物顺利进入胃内。

(1)保守治疗:对轻度患者应解释病情,安定情绪,少食多餐,细嚼慢咽,并服用镇静解痉药物,如钙离子通道阻滞药(如硝苯地平等),部分患者症状可缓解。为防止睡眠时食物溢流,进入呼吸道,可用高枕或垫高床头。

(2)内镜治疗:随着微创观念的深入,新的医疗技术及设备不断涌现,内镜下治疗贲门失弛缓症得到广泛应用,并取得很多新进展。传统内镜治疗手段主要包括内镜下球囊扩张和支架植入、镜下注射 A 型肉毒杆菌毒素、内镜下微波切开和硬化剂注射治疗等。

(3)手术治疗:对中、重度及传统内镜下治疗效果不佳的患者应行手术治疗。贲门肌层切开术(Heller 手术)仍是目前最常用的术式,可经胸或经腹手术,也可在胸腔镜或者腹腔镜下完成。远期并发症主要是反流性食管炎,故有人主张附加抗反流手术,如胃底包绕食管末端 360°、270°、180°,或将胃底缝合在食管腹段和前壁。

经口内镜下肌切开术(POEM)治疗贲门失弛缓症取得了良好的效果。POEM 手术无皮肤切口,通过内镜下贲门环形肌层切开,最大限度地恢复食管的生理功能并减少手术的并发症,术后早期即可进食,95%的患者术后吞咽困难得到缓解,且反流性食管炎的发生率低。POEM 手术时间短,创伤小,恢复特别快,疗效可靠,是目前治疗贲门失弛缓症的最佳选择。

三、护理措施

1.一般护理

(1)指导患者少食多餐,每 2~3 h 一餐,每餐 200 mL,避免食物温度过冷或过热,注意细嚼慢咽,减少食物对食管的刺激。

(2)禁食酸、辣、煎炸、生冷食物,忌烟酒。

(3)指导服药及用药方法,常用药物有硝苯地平(心痛定)、异山梨酯(消心痛)、多潘立酮(吗丁啉)、西沙必利等。颗粒药片一定碾成粉末,加凉开水冲服。

（4）介绍食管-贲门失弛缓症的基本知识，让患者了解疾病的发展过程和预后。

2.疼痛护理

遵医嘱给予硝酸甘油类药物，其有松弛平滑肌作用，改善食管的排空。

3.术前护理

使用内镜下球囊扩张治疗贲门失弛缓症术前。

（1）告知患者球囊扩张治疗不需开刀，痛苦少，改善症状快，费用低。

（2）详细介绍球囊扩张术的操作过程及注意事项。尽可能让患者与治愈的患者进行交流，以消除其顾虑、紧张的情绪，能够主动配合医师操作，达到提高扩张治疗的成功率。

（3）术前1 d进食流质，术前禁食12 h，禁水4 h。对部分病史较长、食管扩张较严重患者需禁食24~48 h。

4.术后护理

使用内镜下球囊扩张治疗贲门失弛缓症术后。

（1）术后患者应绝对卧床休息，取半卧位或坐位，平卧及睡眠时也要抬高头部15°~30°，防止胃食物反流。

（2）术后12 h内禁食。12 h后患者若无不适可进食温凉流质食物，术后3 d进食固体食物。

（3）餐后1~2 h内不宜平卧，进食时尽量取坐位。

5.并发症观察

扩张术的并发症主要有出血、感染、穿孔等。术后应严密监测生命体征，密切观察患者胸痛的程度、性质、持续时间。注意观察有无呕吐及呕吐物、粪便的颜色及性质。轻微胸痛及少量黑便一般不需特殊处理，1~3 d会自行消失。

四、健康教育

1.宣传疾病知识

贲门失弛缓症是一种原发的病因不明的食管运动功能障碍性疾病，而且不易治愈。其特性是食管体部及食管下端括约肌（LES）解剖区域分布的神经损害所致。贲门失弛缓症是临床上较少见的疾病，很难估计其发病率及流行病情况，因为有的患者临床症状很轻微而没有就诊。许多学者的流行病学研究都是回顾性的，一般认为其发生率为每年（0.03~1.5）/10万人，且无种族、性别差异，发病年龄有两个峰值，即20~40岁及70岁。贲门失弛缓症如果不治疗，其症状会逐渐加重。因此，早期进行充分的治疗能减轻疾病的进展，并防止发生并发症。另外，如果不改善食管LES排空障碍，减轻梗阻，可能会使病情恶化导致巨食管症。

2.饮食指导

（1）扩张术后患者在恢复胃肠道蠕动后，可先口服少许清水进行观察，然后进食半量流质，少食多餐，无特殊不适，逐步进全量流质再过渡到半流质饮食，直至普食。

（2）饮食以易消化、少纤维的软食为宜，细嚼慢咽，并增加水分的摄入量，忌进食过多、过饱，避免进食过冷或刺激性食物。

（3）患者进食时注意观察是否有咽下困难等进食梗阻症状复发，必要时给予胃动力药或做进一步处理。出院后可进软食 1 个月,再逐步恢复正常饮食。

3.出院指导

嘱患者生活起居有规律,避免感染,避免暴饮暴食,少进食油腻食物。不穿紧身衣服,保持心情愉快,睡眠时抬高头部。有反酸、胃灼热、吞咽困难等症状随时就诊,定期复查。

第二节　功能性消化不良

功能性消化不良(FD)是临床上最常见的一种功能性胃肠病,是指具有上腹痛、上腹胀、早饱、嗳气、食欲不振、恶心、呕吐等上腹不适症状,经检查排除了引起这些症状的胃肠、肝胆及胰腺等器质性疾病的一组临床综合征。症状可持续或反复发作,病程一般超过 1 个月或在 1 年中累计超过 12 周。

根据临床特点,FD 分为 3 型:

①运动障碍型,以早饱、食欲不振及腹胀为主。

②溃疡型,以上腹痛及反酸为主。

③反流样型。

一、临床表现与诊断

(一)临床表现

(1)症状:FD 有上腹痛、上腹胀、早饱、嗳气、食欲不振、恶心、呕吐等症状,常以某一个或某一组症状为主,病程每年至少持续或累积 4 周以上,在病程中症状也可发生变化。

FD 起病多缓慢,病程常经年累月,呈持续性或反复发作,不少患者系饮食、精神等因素诱发。部分患者伴有失眠、焦虑、抑郁、头痛、注意力不集中等精神症状。无贫血、消瘦等消耗性疾病表现。

(2)体征:FD 的体征多无特异性,多数患者中上腹有触痛或触之不适感。

(二)辅助检查

(1)三大常规,肝、肾功能检查,生化常规,甲状腺功能检查。

(2)胃镜、B 超、X 线钡餐检查。

(3)胃排空试验近 50% 的患者出现胃排空延缓。

二、治疗原则

主要是对症治疗、个体化治疗和综合治疗相结合。

1.一般治疗

禁烟、酒及服用非甾体抗炎药,养成良好的生活习惯。注意心理治疗,对失眠、焦虑患者适当予以镇静药物。

2.药物治疗

(1)抑制胃酸分泌药：H_2 受体阻滞药或质子泵抑制药,适用于以上腹痛为主要症状的患者。症状缓解后不需要维持治疗。

(2)促胃肠动力药:常用多潘立酮、西沙必利和莫沙必利,后二者疗效为佳,适用于以上腹胀、早饱、嗳气为主要症状的患者。

(3)胃黏膜保护剂:常用枸橼酸铋钾。

(4)抗幽门螺旋杆菌治疗:疗效尚不明确,对部分有幽门螺旋杆菌感染的 FD 患者可能有效,以选用铋剂为主的三联用药为佳。

(5)镇静剂或抗抑郁药:适用于治疗效果欠佳且伴有精神症状明显的患者,宜从小剂量开始,注意观察药物的不良反应。

三、护理措施

1.心理护理

本病为慢性反复发作的过程,因此,护士应做好心理疏导工作,尽量避免各种刺激及不良情绪,详细讲解疾病的性质,鼓励患者,提高认知水平,帮助患者树立战胜疾病的信心。引导患者稳定情绪,保持心情愉快,培养广泛的兴趣爱好。

2.饮食护理

建立良好的生活习惯,禁烟、酒及服用非甾体抗炎药。强调饮食的规律性,进食时勿做其他事情,睡前不要进食,这些都有利于胃肠道的吸收及排空。尽量勿食高脂油炸食物,忌坚硬食物及刺激性食物,注意饮食卫生。饮食适量,不宜极渴时饮水,一次饮水量不宜过多。不能因畏凉食而进食热烫食物。进食适量新鲜蔬菜水果,保持低盐饮食。少食易产气的食物及寒、酸性食物。

3.合理活动

参加适当的活动,如打太极拳、散步或练习气功等,以促进胃肠蠕动及消化腺的液体分泌。

4.用药指导

对于焦虑、失眠的患者可适当给予镇静剂,从小剂量开始使用,严密观察使用镇静剂后的不良反应。

四、健康教育

1.一般护理

功能性消化不良患者在饮食中应尽量勿食油腻及刺激性食物、戒烟、戒酒、养成良好的生活习惯,避免暴饮暴食及睡前进食过量;可采取少食多餐的方法;加强体育锻炼;要特别注意保持愉快的心情和良好的心境。

2.预防护理

(1)进餐时应保持轻松的心情,不要匆忙进食,也不要囫囵吞食,更不要站着或边走边吃。

(2)不要泡饭或和水进食,饭前或饭后不要立即大量饮用液体。

(3)进餐时不要讨论问题或争吵,讨论应在饭后 1 h 以后进行。

（4）不要在进餐时饮酒，进餐后不要立即吸烟。

（5）不要穿着束紧腰部的衣裤就餐。

（6）进餐应定时。

（7）避免大吃大喝，尤其是辛辣和富含脂肪的饮食。

（8）有条件可在两餐之间喝 1 杯牛奶，避免胃酸分泌过多。

（9）少食过甜、过咸食品，食入过多糖果会刺激胃酸的分泌。

（10）进食不要过冷或过烫。

第三节　非酒精性脂肪性肝病

非酒精性脂肪性肝病（NAFLD）是指排除过量饮酒和其他明确的损肝因素所致的肝细胞内脂肪过度沉积为主要特征的临床综合征，包括非酒精性单纯性脂肪肝（NAFL）、非酒精性脂肪性肝炎（NASH）及其相关肝硬化和肝细胞癌，其发病和胰岛素抵抗及遗传易感性关系密切。NAFLD 以 40~50 岁最多见，男女患病率基本相同。

NAFLD 的危险因素包括高脂肪、高热量膳食结构、多坐少动的生活方式、代谢综合征及其他（肥胖、高血压、血脂紊乱和 2 型糖尿病）。全球脂肪肝的流行主要与肥胖症患病率迅速增长密切相关。我国近年发病率呈上升趋势，明显超过病毒性肝炎及酒精性肝病的发病率，成为最常见的慢性肝病之一。

一、临床表现与诊断

（一）临床表现

本病起病隐匿，发病缓慢。

（1）症状：NAFLD 常无症状。少数患者可有乏力、右上腹轻度不适、肝区隐痛或上腹胀痛等非特异症状。严重脂肪性肝炎可有食欲减退、恶心、呕吐等症状。发展至肝硬化失代偿期的临床表现与其他原因所致的肝硬化相似。

（2）体征：严重脂肪性肝炎可出现黄疸，部分患者可有肝大。

（二）辅助检查

（1）血清学检查：血清转氨酶和 γ-谷氨酰转肽酶水平正常或轻、中度升高，通常以丙氨酸氨基转移酶（ALT）升高为主。

（2）影像学检查：B 超、CT 和 MRI 检查对脂肪性肝病的诊断有重要的实用价值，其中 B 超敏感性高，CT 特异性强，MRI 在局灶性脂肪肝与肝内占位性病变鉴别时价值较大。

（3）病理学检查：肝穿刺活组织检查是确诊 NAFLD 的主要方法。

（三）诊断标准

（1）无饮酒史或每周饮酒折合乙醇量小于 40 g。

（2）除病毒性肝炎、全胃肠外营养等可导致脂肪肝的特定疾病。

（3）血清转氨酶可升高，以 ALT 升高为主，常伴有谷氨酰转移酶（GGT）和三酰甘油升高。

（4）除原发病临床表现外，还可有乏力、腹胀、肝区隐痛等症状，体检可发现肝、脾大。

（5）影像学检查或肝活体组织学检查有特征性改变。

二、治疗原则

治疗主要针对不同的病因和危险因素，包括病因治疗、饮食控制、运动疗法和药物治疗。

（1）合理饮食，改善不良习惯，合理运动，提倡中等量的有氧运动。

（2）控制危险因素：控制饮食，体重控制在正常范围，改善胰岛素抵抗，调整血脂紊乱，合并高脂血症的患者可采用降血脂治疗，选择对肝细胞损害较小的降血脂药，如贝特类、他汀类或普罗布考类药。维生素 E 具抗氧化作用，可减轻氧化应激反应，建议常规用于脂肪性肝炎的治疗。

（3）促进非酒精性脂肪性肝病的恢复。

（4）手术治疗：肝移植。

三、护理措施

（1）饮食护理：调整饮食结构，低糖、低脂为饮食原则。在满足基础营养需求的基础上，减少热量的摄入，维持营养平衡，维持正常血脂、血糖水平，降低体重至标准水平。指导患者尽量勿食高脂肪食物，如动物内脏、甜食（包括含糖饮料），尽量食用含有不饱和脂肪酸的油脂（如橄榄油、菜籽油、茶油等）。多食青菜、水果和富含纤维素的食物，以及瘦肉、鱼肉、豆制品等；多食有助于降低血脂的食物，如燕麦、绿豆、海带、茄子、芦笋、核桃、枸杞、黑木耳、山楂、苹果、葡萄、猕猴桃等。不吃零食，睡前不加餐。避免辛辣刺激性食物。可制作各种减肥食谱小卡片给患者，以增加患者的健康饮食知识，提高其依从性。

（2）适当运动：适当增加运动可以有效地促进体内脂肪的消耗。合理安排工作，做到劳逸结合，选择合适的锻炼方式，避免过度劳累。每天安排进行体力活动的量和时间，按减重目标计算，对于需要亏空的能量，一般多采用增加体力活动量和控制饮食相结合的方法，其中 50% 应该由增加体力活动的能量消耗来解决，其他 50% 可由减少饮食总能量和减少脂肪的摄入量来达到需要亏空的总能量。不宜在饭后立即进行运动，也应避开凌晨和深夜运动，以免扰乱人体生物节奏；并发糖尿病者应于饭后 1 h 进行锻炼。

（3）控制体重：合理设置减肥目标，逐步接近理想体重，防止体重增加或下降过快。用体重指数（BMI）和腹围等作为监测指标，以肥胖度控制在 0%～10%［肥胖度＝（实际体重－标准体重）/标准体重×100%］为限。

（4）改变不良生活习惯：吸烟、饮酒均可致血清胆固醇升高，应督促患者戒烟、戒酒；改变长时间看电视、用计算机、上网等久坐的不良生活方式，增加有氧运动时间。

（5）病情监测：每半年监测体重指数、腹围、血压、肝功能、血脂和血糖，每年做肝、胆、脾 B 超检查。

四、健康教育

（1）疾病预防指导：让健康人群了解 NAFLD 的病因，建立健康的生活方式，改变各种不良的生活、行为习惯。

（2）疾病知识指导：教育患者保持良好的心理状态，注意情绪的调节和稳定，鼓励患者随时就相关问题咨询医护人员。让患者了解本病治疗的长期性和艰巨性，增强治疗信心，持之以恒，提高治疗的依从性。

（3）饮食指导：指导患者建立合理的饮食结构及习惯，戒除烟酒。实行有规律的一日三餐。无规律的饮食方式，如不吃早餐，或三餐饥饱不均，会扰乱机体的营养代谢。避免过量摄食、吃零食、夜食，以免引发体内脂肪过度蓄积。此外，进食过快不易产生饱腹感，常使能量摄入过度。适宜的饮食可改善胰岛素抵抗，促进脂质代谢和转运，对脂肪肝的防治尤为重要。

（4）运动指导：运动应以自身耐力为基础、循序渐进、保持安全心率（中等强度体力活动时心率为 100~120 次/min，低强度活动为 80~100 次/min）及持之以恒的个性化运动方案，选择中、低强度的有氧运动，如慢跑、游泳、快速步行等。睡前进行床上伸展、抬腿运动，可改善睡眠质量。每天中、低强度运动 1~2 h 优于每周 2~3 次剧烈运动。

第四节　酒精性肝病

酒精性肝病（ALD）是长期大量饮酒所致的肝脏损害。初期通常表现为脂肪肝，进而可发展成酒精性肝炎、酒精性肝纤维化和酒精性肝硬化，严重酗酒时可诱发广泛肝细胞坏死甚至急性肝功能衰竭。本病在欧美等国多见，近年我国的发病率也有上升，多见于男性，在我国的发病率仅次于病毒性肝炎。

许多因素可影响嗜酒者肝病的发生和发展：

①性别。

②遗传易感性。

③营养状态。

④嗜肝病毒感染。

⑤与肝毒物质并存。

⑥吸烟和咖啡。

一、临床表现与诊断

（一）临床表现

患者的临床表现因饮酒的方式、个体对酒精的敏感性以及肝组织损伤的严重程度不同而有明显的差异。症状一般与饮酒的量和酗酒的时间长短有关，患者可在长时间内没有任何肝脏损伤的症状和体征。

（1）酒精性脂肪肝：一般情况良好，常无症状或症状轻微，可有乏力、食欲不振、右上腹隐痛或不适。肝脏有不同程度的增大。患者有长期饮酒史。

（2）酒精性肝炎：临床表现差异较大，与组织学损害程度相关。常发生在近期（数周至数月）大量饮酒后，出现全身不适、食欲不振、恶心、呕吐、乏力、肝区疼痛等症状。可有发热（一般为低热），常有黄疸，肝大并有触痛。严重者可并发急性肝衰竭。

（3）酒精性肝硬化：发生于长期大量饮酒者，其临床表现与其他原因引起的肝硬化相似，以门脉高压为主要表现。可伴有慢性酒精中毒的其他表现，如精神神经症状、慢性胰腺炎等。

（二）辅助检查

（1）血常规及生化检查：酒精性脂肪肝可有血清天门冬氨酸氨基转移酶（AST）、丙氨酸氨基转移酶（ALT）轻度升高。酒精性肝炎具有特征性的酶学改变，即 AST 升高比 ALT 升高明显，AST/ALT 常大于 2，但 AST 和 ALT 值很少大于 500 U/L，否则应考虑是否并发其他原因引起的肝损害。γ-谷氨酰转肽酶（GGT）、总胆红素（TBil）、凝血因子时间（PT）和平均红细胞容积（MCV）等指标也可有不同程度的改变，联合检测有助于诊断酒精性肝病。

（2）影像学检查：B 型超声检查可见肝实质脂肪浸润的改变，多伴有肝脏体积增大。CT 平扫检查可准确显示肝脏形态改变及分辨密度变化。重度脂肪肝密度明显降低，肝脏与脾脏的 CT 值之比<1，诊断准确率高。影像学检查有助酒精性肝病的早期诊断。发展至酒精性肝硬化时各项检查发现与其他原因引起的肝硬化相似。

（3）病理学检查：肝活组织检查是确定酒精性肝病及分期、分级的可靠方法，是判断其严重程度和预后的重要依据。但很难与其他病因引起的肝脏损害相鉴别。

（三）诊断标准

（1）长期饮酒史，男性日平均饮酒折合乙醇量大于等于 40 g，女性大于等于 20 g，连续 5 年；或 2 周内有大于 80 g/d 的大量饮酒史。

（2）禁酒后 AST/ALT 明显下降，4 周内基本恢复正常，即 2 倍正常上限值。如禁酒前 AST/ALT 小于 2.5 倍正常上限值者，禁酒后应降至 1.25 倍正常上限值以下。

（3）下列 2 项中至少 1 项阳性：

①禁酒后增大的肝 1 周内缩小，4 周内基本恢复正常。

②禁酒后 GGT 活性明显下降，4 周后降至 1.5 倍正常上限值以下，或小于禁酒前 40%。

（4）除病毒感染、药物、自身免疫、代谢等引起的肝损害。

二、治疗原则

（1）戒酒：戒酒是治疗酒精性肝病的关键。如果仅为酒精性脂肪肝，戒酒 4~6 周后脂肪肝可停止进展，最终可恢复正常。彻底戒酒可使轻、中度酒精性肝炎的临床症状、血清氨基转移酶升高乃至病理学改变逐渐减轻，而且酒精性肝炎、纤维化及肝硬化患者的存活率明显提高。但对临床上出现肝衰竭表现（凝血因子时间明显延长、腹腔积液、肝性脑病等）或病理学有明显的炎症浸润或纤维化者，戒酒未必可阻断病程的发展。

(2)营养支持:长期嗜酒者酒精取代了食物所提供的热量,故蛋白质和维生素摄入不足,引起营养不良。所以酒精性肝病患者需要良好的营养支持,在戒酒的基础上应给予高热量、高蛋白、低脂饮食,并补充多种维生素(如维生素 B、维生素 C、维生素 K 及叶酸)。

(3)药物治疗:多烯磷脂酰胆碱可稳定肝窦内皮细胞膜和肝细胞膜,降低脂质过氧化,减轻肝细胞脂肪变性及其伴随的炎症和纤维化。美他多辛有助于改善酒精中毒。糖皮质激素用于治疗酒精性肝病尚有争论,但对重症酒精性肝炎可缓解症状,改善生化指标。其他药物(如 S-腺苷甲硫氨酸)有一定的疗效。

(4)肝移植:严重酒精性肝硬化患者可考虑肝移植,但要求患者肝移植前戒酒 3~6 个月,并且无严重的其他脏器的酒精性损害。

三、护理措施

(1)戒酒:戒酒是关键,戒酒能明显提高肝硬化患者 5 年生存率。酒精依赖者戒酒后可能会出现戒断综合征,应做好防治。

(2)心理疏导:调整心态,积极面对。

(3)饮食护理:以低脂肪、高蛋白、高维生素和易消化饮食为宜。做到定时、定量、有节制。早期可多食豆制品、水果、新鲜蔬菜,适当进食糖类、鸡蛋、鱼类、瘦肉;当肝功能显著减退并有肝性脑病征兆时,应避免高蛋白质的摄入;忌辛辣刺激和坚硬生冷食物,不宜进食过热食物以防并发出血。

(4)动静结合:肝硬化代偿功能减退,并发腹腔积液或感染时应绝对卧床休息。代偿期病情稳定可做轻松工作或适当活动,进行有益的体育锻炼,如散步、做保健操、打太极拳等。活动量以不感觉疲劳为宜。

(5)重视对原发病的防治:积极预防和治疗慢性肝炎、血吸虫病、胃肠道感染,避免接触和应用对肝有毒的物质,减少致病因素。

四、健康教育

(1)提供宣传饮酒危害的教育片或书刊,供患者观看或阅读。

(2)宣传科学饮酒的知识,帮助患者认识大量饮酒对身体健康的危害。

(3)协助患者建立戒酒的信心,培养健康的生活习惯,积极戒酒和配合治疗。

第五节　消化性溃疡

消化性溃疡(PU)指胃肠道黏膜被自身消化而形成的溃疡,可发生于食管、胃、十二指肠、胃-空肠吻合口附近以及含有胃黏膜的 Meckel 憩室。胃溃疡(GU)和十二指肠溃疡(DU)最为常见。临床特点为慢性过程、周期性发作、节律性上腹部疼痛。消化性溃疡是全球常见病,约 10% 的人在其一生中患过本病。本病可发生于任何年龄,好发于男性,十二指肠溃疡多见于青壮年,胃溃疡多见于中老年,后者的发病年龄比前者约迟10年。临床上十二指肠溃疡多于胃溃疡。

一、病因与发病机制

消化性溃疡是一种多因素疾病,溃疡的发生是由于黏膜自身防御/修复因素与黏膜侵袭因素之间失去平衡的结果。黏膜自身防御/修复因素包括:黏液/碳酸氢盐屏障、黏膜屏障、丰富的黏膜血流、上皮细胞更新、前列腺素和表皮生长因子等。黏膜侵袭因素包括:幽门螺杆菌(Hp)感染、非甾体抗炎药(NSAIDs)、胃酸和胃蛋白酶的消化作用、胆盐及乙醇等。其中Hp感染是消化性溃疡最主要的病因,胃酸在溃疡形成中起关键作用。其他尚有遗传、吸烟、应激和心理因素、胃、十二指肠运动异常及不良的饮食行为习惯等因素。任何原因使黏膜自身防御/修复因素减弱及(或)侵袭因素增强,都会损害胃肠黏膜,导致溃疡发生。胃溃疡和十二指肠溃疡在发病机制上有不同之处,前者主要是防御-修复因素减弱,后者主要是侵袭因素增强。

二、临床表现与诊断

(一)临床表现

1.症状

上腹痛是消化性溃疡的主要症状,但部分患者可无症状,或以出血、穿孔等并发症为首发症状。典型的消化性溃疡有如下临床特点:

(1)慢性过程:腹痛长期反复发作,病史可达数年至数十年。

(2)周期性发作:发作与缓解期相交替,发作期可为数天、数周或数月,继以较长时间的缓解,以后又复发。发作常有季节性,多在秋冬或冬春之交发病。

(3)节律性疼痛:多数患者上腹痛具有节律性,节律性的消失提示可能发生并发症。消化性溃疡疼痛的特点见表6-1。

表6-1　胃溃疡和十二指肠溃疡上腹痛特点的比较

鉴别项目	胃溃疡	十二指肠溃疡
疼痛的部位	中上腹或剑突下偏左	中上腹或中上腹偏右
疼痛的时间	常在餐后约1 h发生,经1~2 h后逐渐缓解,较少发生夜间痛	常在两餐之间,至下次进餐后缓解,故又称空腹痛、饥饿痛,部分患者于午夜发生,称夜间痛
疼痛的性质	多呈灼痛、胀痛或饥饿样不适感	多呈灼痛、胀痛或饥饿样不适感
疼痛的节律性	进食—疼痛—缓解	疼痛—进食—缓解

此外,患者常伴反酸、嗳气、上腹胀、食欲减退等消化不良症状;还可有失眠、脉缓、多汗等自主神经功能失调的表现。

2.体征

溃疡活动期上腹部可有局部性轻压痛,缓解期无明显体征。

3.并发症

（1）出血：消化性溃疡最常见的并发症，也是上消化道出血最常见的病因。出血引起的临床表现取决于出血的速度和量，轻者仅表现为黑粪、呕血，重者可出现周围循环衰竭，甚至低血容量性休克。

（2）穿孔：溃疡病灶向深部发展穿透浆膜层则并发穿孔，临床上分为急性、亚急性和慢性三种类型，以急性最为常见。急性溃疡穿孔常位于十二指肠前壁或胃前壁，发生穿孔后胃肠道的内容物渗入腹腔而引起急性弥漫性腹膜炎，是消化性溃疡最严重的并发症。主要表现为突发的剧烈腹痛，多自上腹开始迅速蔓延至全腹，腹肌强直，有明显的压痛和反跳痛，肝浊音界缩小或消失，肠鸣音减弱或消失，部分患者出现休克。

（3）幽门梗阻：主要由十二指肠溃疡或幽门管溃疡引起。急性梗阻多因炎症水肿和幽门部痉挛所致，梗阻为暂时性，随炎症的好转而缓解；慢性梗阻主要由于溃疡愈合后瘢痕收缩而呈持久性。幽门梗阻使胃排空延缓，患者可感到上腹饱胀不适，常在餐后加重，且有反复大量呕吐，呕吐物为含酸腐味的宿食，大量呕吐后症状可以缓解。严重频繁呕吐可致脱水和低钾、低氯性碱中毒，常继发营养不良。清晨空腹时检查腹部有振水音、胃蠕动波以及空腹抽出胃液量大于200 mL是幽门梗阻的特征性表现。

（4）癌变：少数胃溃疡可癌变。对长期胃溃疡病史，年龄在45岁以上，经严格内科治疗4～6周症状无好转，粪便隐血试验持续阳性者，应警惕癌变，需进一步检查和定期随访。

（二）辅助检查

（1）胃镜及胃黏膜活组织检查：确诊消化性溃疡首选的检查方法。胃镜检查可直接观察溃疡的部位、病变大小、性质，并可在直视下取活组织作组织病理学检查和幽门螺杆菌检测。

（2）X线钡餐检查：适用于对胃镜检查有禁忌或不愿接受胃镜检查者。溃疡的X线直接征象是龛影，对溃疡诊断有确诊价值。

（3）幽门螺杆菌检测：消化性溃疡的常规检测项目。其结果可作为选择根除幽门螺杆菌治疗方案的依据。

（4）粪便隐血试验：隐血试验阳性提示溃疡有活动性，如胃溃疡患者持续阳性，提示有癌变的可能。

三、治疗原则

治疗原则是消除病因、缓解症状、促进溃疡愈合、防止复发和防治并发症。治疗药物包括降低胃酸的药物（包括抗酸药和抑制胃酸分泌的药物）、保护胃黏膜药物及根除幽门螺杆菌治疗的药物。抗酸药常用碱性抗酸药如氢氧化铝、铝碳酸镁及其复方制剂等；抑制胃酸分泌的药物有 H_2 受体拮抗药和质子泵抑制药；胃黏膜保护剂包括硫糖铝、枸橼酸铋钾和前列腺素类药物。根除幽门螺杆菌治疗，目前推荐以质子泵抑制药或胶体铋为基础加上克拉霉素、阿莫西林、甲硝唑和呋喃唑酮等抗生素中的两种，组成三联治疗方案。对于大量出血经内科治疗无效、急性穿孔、瘢痕性幽门梗阻、胃溃疡疑有癌变及正规内科治疗无效的顽固性溃疡可选择手术治疗。

四、护理措施

(一)一般护理

1.休息与活动

溃疡活动期,症状较重或有并发症者,应卧床休息几天至1~2周,可使疼痛等症状缓解;溃疡缓解期,鼓励患者适当活动,劳逸结合,以不感到劳累和诱发疼痛为原则,避免餐后剧烈活动。

2.饮食护理

(1)进餐方式:指导患者规律进食,在溃疡活动期,应做到少食多餐(每天进餐4~5次)、定时定量、细嚼慢咽、避免过饱,避免餐间零食和睡前进食。一旦症状得到控制,应尽快恢复正常的饮食规律。

(2)食物选择:

①应选择营养丰富、易于消化的食物,如牛奶、鸡蛋及鱼等,在溃疡活动期,除并发出血或症状较重外,一般无须规定特殊食谱。症状较重的患者以面食为主,不习惯面食者则以软饭、米粥替代。适量摄取脱脂牛奶,可中和胃酸,宜安排在两餐之间饮用,但牛奶中的钙质可刺激胃酸分泌,不宜多饮。脂肪摄取也应适量。

②避免食用对胃黏膜有较强刺激的生、冷、硬食物及粗纤维多的蔬菜、水果,如洋葱、芹菜及韭菜等,忌用强刺激胃酸分泌的食品和调味品,如浓肉汤、油炸食物、浓咖啡、浓茶、醋及辣椒等。

(二)病情观察

注意观察患者疼痛的规律和特点,监测生命体征及腹部体征的变化,及时发现并纠正并发症。若上腹部疼痛节律发生变化或加剧,或者出现呕血、黑粪时,应立即就医。

(三)对症护理

患者出现腹痛,除按常规给予相应护理外,还应注意:

①帮助患者认识和去除病因,对服用NSAIDs者,若病情允许,应立即停药;避免暴饮暴食和进食刺激性食物,以免加重对胃黏膜的损伤;对嗜烟酒者,应与患者共同制订切实可行的戒烟酒计划,并督促其执行。

②指导患者缓解疼痛的方法,如十二指肠溃疡表现为空腹痛或夜间痛时,应指导患者进食碱性食物(如苏打饼干),或遵医嘱服用制酸剂;也可采用局部热敷或针灸止痛等方法。

(四)用药护理

遵医嘱用药,注意观察疗效及药物的不良反应。

(1)降低胃酸药物,见表6-2。

表6-2　降低胃酸药物的不良反应和注意事项

药物种类	常用药物	不良反应	注意事项
碱性抗酸剂	氢氧化铝 铝碳酸镁	骨质疏松、食欲不振、软弱无力、便秘等	餐后1 h和睡前服用,服用片剂时应嚼服,乳剂给药前应充分摇匀,避免与奶制品同服,避免与酸性食物及饮料同服

续表

药物种类	常用药物	不良反应	注意事项
H$_2$受体拮抗药	西咪替丁 雷尼替丁 法莫替丁 尼扎替丁	偶有精神异常、性功能紊乱、一过性肝损害、头痛、腹泻、皮疹等	餐中或餐后即刻服用,或将一日剂量在睡前服用,与抗酸药联用时,两药间隔1 h以上。静脉给药应控制速度,避免低血压和心律失常
质子泵抑制药	奥美拉唑	头晕	避免从事高度集中注意力的工作
	兰索拉唑	荨麻疹、皮疹、瘙痒及头痛等	发生较为严重不良反应时应及时停药
	泮托拉唑	偶有头痛和腹泻	—

（2）保护胃黏膜药物,见表6-3。

表6-3 保护胃黏膜药物的不良反应和注意事项

药物种类	常用药物	不良反应	注意事项
硫糖铝	硫糖铝	便秘、口干、皮疹、眩晕、嗜睡	宜在进餐前1 h服用,不能与多酶片同服,以免降低两者的效价
前列腺素类药物	米索前列醇	腹泻、子宫收缩	孕妇忌用
胶体铋	枸橼酸铋钾	舌苔发黑、便秘、粪便呈黑色、神经毒性	餐前半小时口服,吸管直接吸入,不宜长期使用

（3）根治幽门螺杆菌:阿莫西林服用前应询问患者有无青霉素过敏史,服用过程中注意有无迟发性过敏反应的出现,如皮疹;甲硝唑可引起恶心、呕吐等胃肠道反应,应在餐后半小时服用,可遵医嘱用甲氧氯普胺等拮抗胃肠道反应;呋喃唑酮可引起周围神经炎和溶血性贫血等不良反应,用药过程中应密切观察。

（五）并发症的护理

当患者发生急性穿孔和瘢痕性幽门梗阻时,应遵医嘱立即做好各项术前准备。急性幽门梗阻时,注意观察患者呕吐量、性质、气味,准确记录出入液量,指导患者禁食水、行胃肠减压,保持口腔清洁,遵医嘱静脉输液,做好解痉药和抗生素的用药护理。

（六）心理护理

紧张、焦虑的情绪可增加胃酸的分泌,诱发和加重溃疡,所以要向患者和家属说明,经过正规治疗,溃疡是可以痊愈的,帮助患者树立治疗信心;指导患者采取转移注意力、听轻音乐等放松技术,使其保持良好心态,缓解焦虑、急躁情绪。

五、健康教育

（1）疾病知识指导:向患者及家属讲解引起和加重溃疡病的相关因素。指导患者生活要有规律,工作宜劳逸结合,避免过度紧张和劳累,选择合适的锻炼方式,提高机体抵抗力。指导患者养成良好的饮食习惯及卫生习惯,戒除烟酒,避免摄入刺激性食物。

（2）用药指导：指导患者遵医嘱服药，学会观察药物疗效和不良反应，不随意停药或减量，避免复发。慎用或勿用阿司匹林、泼尼松、咖啡因等。

（3）病情监测：定期复诊，并指导患者了解消化性溃疡及其并发症的相关知识和识别方法，若上腹疼痛节律发生变化或加剧，或出现呕血、黑粪时，应立即就诊。

第七章

神经系统疾病护理

第一节　脑血管疾病

脑血管疾病(CVD)是由于各种血管源性脑病变引起的脑功能障碍。根据神经功能缺失的时间可将脑血管疾病分为短暂性脑缺血发作(不足24 h)和脑卒中(超过24 h);根据病理性质可分为缺血性脑卒中和出血性脑卒中,前者又称为脑梗死,包括脑血栓形成和脑栓塞,后者包括脑出血和蛛网膜下腔出血。CVD是神经系统的常见病和多发病,死亡率约占所有疾病的10%,已成为重要的严重致残疾病。

一、短暂性脑缺血发作

短暂性脑缺血发作(TIA)是指颈动脉或椎-基底动脉系统短暂性供血不足,引起的短暂性、局限性、反复发作的脑功能缺损或视网膜功能障碍。临床症状多在1 h内可缓解,最长不超过24 h,影像学检查无责任病灶。

(一)护理措施

1.护理要点

向患者讲解疾病的发病特点,指导患者活动时应注意安全,避免单独行动,防止发生外伤。告知患者疾病的危害:如果控制不好,TIA将会发展为脑梗死,使患者从思想上真正重视疾病。

2.护理措施

(1)疾病知识指导:向患者讲解疾病的病因、常见的临床症状、诱因、治疗方法及自我护理知识。通过耐心地讲解,帮助患者了解疾病的相关用药知识及疾病的预后,让患者既不过分担忧疾病,又不放松对疾病的警惕,帮助患者寻找和去除自身的危险因素,积极治疗相关疾病,改变不良的生活方式,建立良好的生活习惯。

(2)饮食指导:让患者了解肥胖、吸烟、酗酒及饮食因素与脑血管疾病的关系。指导患者进食低糖、低盐、低脂、低胆固醇和富含不饱和脂肪酸、蛋白质、纤维素的食物,多食含钾丰富的食物,多吃水果、蔬菜,戒烟限酒,规律饮食,避免过饥、过饱。

(3)用药指导:指导患者遵从医嘱正确服药,并注意观察药物的不良反应。如抗凝治疗时应密切观察患者有无牙龈出血、皮下出血、黏膜出血等表现,是否出现血尿,同时应定期检查血常规;告知患者使用降压药物时,血压降至理想水平后应继续就医,遵医嘱服用维持量,以保持血压的相对稳定;对无症状的患者更应该强调用药的重要性,使其认识到不遵医嘱行为将导致的严重危害。

(4)安全指导:向患者讲解疾病的发作特点,尤其对于频繁发作的患者,应避免重体力劳动,避免单独外出、如厕、沐浴。改变体位时、转头时速度宜慢,幅度宜小,防止诱发 TIA。

(二)健康教育

1.疾病知识指导

(1)TIA 发生的主要原因有动脉粥样硬化、血流动力学改变及血液成分改变等。心源性栓子、动脉粥样硬化的斑块脱落,在血流中形成微栓子,随血液流到小动脉而堵塞血管,出现脑局部供血不足,随着斑块的破裂或溶解,症状缓解。此型 TIA 发作频度低,但症状多样,每次发作持续时间长,可持续 2 h。还有脑动脉完全狭窄或闭塞,当某些原因使血压急剧波动时,侧支循环短时间内无法建立,则会发生该处脑组织的供血不足。还有一些血液系统疾病,如血小板增多、严重贫血以及各种原因导致的血液的高凝状态等也可导致 TIA 的发病。

(2)TIA 的特点是,急性发病,每次发作时间短,最长不超过 24 h,反复发作,且每次发作症状相似,不遗留视网膜或脑神经功能障碍。根据其缺血部位不同,临床症状多样,表现为肢体的偏瘫、偏身感觉障碍、失语、双下肢无力、视力障碍、眩晕、复视、跌倒发作等。

(3)TIA 主要的辅助检查有 CT 或 MRI,但结果大多正常,血常规、凝血四项、生化检查也是必要的。

(4)TIA 确诊后需针对病因治疗,治疗心律失常,控制高血压、高血糖、高脂血症、血液系统疾病等。日常活动中要防止颈部过度活动等诱发因素。药物治疗可选择抗血小板凝集药物,对预防复发有一定的作用。对于发作时间较长、频繁发作且逐渐加重,同时无明显的抗凝治疗禁忌证者,应进行抗凝治疗,主要药物有肝素、低分子肝素、华法林等。

2.饮食指导

(1)每日食盐摄入量应在 6 g 以下,对于高血压病患者则控制在 3 g 以下,防止食盐摄入过多导致血压升高。

(2)以清淡饮食为主,多食用豆类、植物油、粗粮、蔬菜、水果等,适量进食瘦肉、牛奶,对于体重超标的患者,建议减肥,并控制体重。

(3)糖尿病患者忌食糖及含糖较多的糕点、水果、罐头等,严格控制血糖,因为糖尿病可以导致脑动脉硬化提前发生。

(4)调整饮食,降低胆固醇的摄入量,每日不超过 3 个蛋黄,少食动物内脏。

(5)戒烟限酒,烟酒可以导致高血压病或使血压升高,但提示患者戒烟、限酒需要一个过程,防止突然戒断导致不良反应的发生。

3.日常活动指导

(1)适当的户外活动,如快走、慢跑、散步等,每次 30~40 min,以不感到疲劳和紧张为原则。

(2)打太极拳、垂钓、登山等,可以缓解头晕、头痛的症状,同时也可以促进血液循环。

（3）每日静坐冥思 1～2 次,每次 30 min 左右,排除杂念,放松身心,有助于缓解神经性头痛,降低血压。

4.日常生活指导

（1）出现头晕、头痛、复视及恶心呕吐症状的患者,要及时就医,以卧床休息为主,注意枕头不宜太高,以免影响头部的血液供应。在仰头或头部转动时动作宜缓慢,幅度不可过大,防止因颈部活动过度或过急导致 TIA 发作而跌伤。变换体位时动作要轻慢,以免诱发眩晕而增加呕吐次数。尽量避免患者单独活动,以免发生意外伤害。

（2）心烦、耳鸣、急躁易怒、失眠多梦的患者要多注意休息,睡前避免服用一些易导致兴奋的饮料,如咖啡、浓茶等。

（3）记忆力减退,注意力不集中,常有健忘发生的患者,身边应常备纸笔以便随时记录一些重要事情,以免再次发生遗忘。

（4）TIA 频繁发作的患者应避免重体力劳动,要重视疾病的危险性。必要时,在如厕、洗浴及外出活动时均要有家属陪伴,以免发生意外。

（5）出院后定期门诊随访,动态了解患者的血压、血脂、血糖和心脏功能,预防并发症和 TIA 的复发。

5.用药指导

（1）遵医嘱正确服药,不可以随意更改药品的种类、剂量、时间、用法,甚至终止服药。

（2）因抗凝治疗会导致皮肤有出血点,个别患者还会有消化道的出血,所以在用药时要严密观察有无出血倾向。

（3）在使用阿司匹林或奥扎格雷等抗血小板凝集药物治疗时,可出现食欲缺乏、皮疹或白细胞减少等不良反应,所以一定要严格遵医嘱用药。

6.保持心态平衡

（1）积极调整心态,稳定情绪,培养自己的兴趣爱好。

（2）建议多参加一些文体活动以陶冶心情,丰富个人生活。

（3）增强脑的思维活动,但要做到劳逸结合。

7.预防复发

（1）遵医嘱正确用药。

（2）定期复诊,监测血压、血脂等,保持情绪稳定,避免生气、激动、紧张。适当进行体育活动,如散步、太极拳等。

二、脑梗死

脑梗死（CI）又称缺血性脑卒中,包括脑血栓形成、腔隙性脑梗死和脑栓塞等,是指因脑部血液循环障碍,缺血、缺氧所致的局限性脑组织的缺血性坏死或软化。好发于中老年人,多见于 50 岁以上的动脉硬化者,且多伴有高血压病、冠心病或糖尿病;男性稍多于女性。通常有前驱症状,如头晕、头痛等,部分患者发病前曾有 TIA 史。常见表现如失语、偏瘫、偏身感觉障碍等。临床上根据部位不同可分为前循环梗死、后循环梗死和腔隙性梗死。

（一）护理措施

1.护理要点

急性期加强病情观察（昏迷患者使用格拉斯哥昏迷量表评定），防治脑疝；低盐低脂饮食，根据洼田饮水试验的结果，3分以上的患者考虑给予鼻饲，鼻饲时防止食物反流，引起窒息；偏瘫患者保持肢体功能位，定时协助患者更换体位，防止压疮，活动时注意安全，生命体征平稳者，早期康复介入；失语患者进行语言康复训练要循序渐进，持之以恒。

2.护理措施

（1）一般护理：

①生活护理，卧位（强调急性期平卧，头高足低位，头部抬高15°～30°）、皮肤护理、压疮预防、个人卫生处置等。

②安全护理，病房安装护栏、扶手、呼叫器等设施；床、地面、运动场所尽量创造无障碍环境；患者使用安全性高的手杖、衣服、鞋；制订合理的运动计划，注意安全，避免疲劳。

③饮食护理，鼓励进食，少食多餐；选择软饭、半流质或糊状食物，避免粗糙、干硬、辛辣等刺激性食物；保持进餐环境安静、减少进餐时的干扰因素；提供充足的进餐时间；掌握正确的进食方法（如吃饭或饮水时抬高床头，尽量端坐，头稍前倾）；洼田饮水试验2～3分的患者不能使用吸管吸水，一旦发生误吸，迅速清理呼吸道，保持呼吸道通畅；洼田饮水试验4～5分的患者给予静脉营养支持或鼻饲，做好留置胃管的护理。根据护理经验，建议脑梗死患者尽量保证每日6～8瓶（3 000～4 000 mL）的进水量，可有效地帮助改善循环，补充血容量，防止脱水。

（2）用药护理：

①脱水药，保证用药的时间、剂量、速度准确，注意观察患者的反应及皮肤颜色、弹性的变化，保证充足的水分摄入，准确记录24 h出入量，注意监测肾功能。

②溶栓抗凝药，严格遵医嘱剂量给药，监测生命体征、观察有无皮肤及消化道出血倾向，观察有无并发颅内出血和栓子脱落引起的小栓塞。扩血管药尤其是应用尼莫地平等钙通道阻滞药时，滴速应慢，同时监测血压的变化。使用低分子右旋糖酐改善微循环治疗时，可能出现发热、皮疹甚至过敏性休克，应密切观察。目前临床不常用。

（3）心理护理：重视患者精神、情绪的变化，提高对抑郁、焦虑状态的认识，及时发现患者的心理问题，进行针对性护理（解释、安慰、鼓励、保证等），以消除患者的思想顾虑，稳定情绪，增强战胜疾病的信心。

（4）康复护理：

①早期康复干预，重视患侧刺激，保持良好的肢体位置，注意体位变换，床上运动训练。

②恢复期功能训练。

③综合康复治疗，合理选用针灸、理疗、按摩等辅助治疗。

（5）语言训练：

①沟通方法指导，提问简单的问题，借助卡片、笔、本、图片、表情或手势沟通，安静的语言交流环境，关心、体贴、缓慢、耐心等。

②语言康复训练，肌群运动、发音、复述、命名训练等，遵循由少到多、由易到难、由简单到复

杂的原则,循序渐进。

(二)健康教育

1.疾病知识指导

(1)概念:脑梗死是因脑部的血液循环障碍,缺血、缺氧所引起的脑组织坏死和软化,它包括脑血栓形成、腔隙性脑梗死(腔梗)和脑栓塞等。

(2)形成的主要原因:年龄(多见于50岁以上)、性别(男性稍多于女性)、脑动脉粥样硬化、高血压病、高脂血症、糖尿病、脑动脉炎、血液高凝状态、家族史等,脑栓塞形成的主要原因有风湿性心脏病、二尖瓣狭窄并发心房颤动、血管粥样硬化斑块、脓栓、脂肪栓子等。

(3)主要症状:脑血栓形成常伴有头晕、头痛、恶心、呕吐的前驱症状,部分患者曾有短暂性脑供血不全。发病时多在安静休息中,应尽快就诊,以及时恢复血液供应。早期溶栓一般在发病后的6 h之内,脑栓塞起病急,多在活动中发病。

(4)常见表现:脑血栓形成常表现为头晕、头痛、恶心、言语笨拙、失语、肢体瘫痪、感觉减退、饮水或进食呛咳、意识不清等,脑栓塞常表现为意识不清、失语、抽搐、偏瘫、偏盲(一侧眼睛看不清或看不见)等。

(5)常用检查项目:凝血四项、血常规、血糖、血脂、血液流变学、同型半胱氨酸等血液检查,CT检查、MRI检查、数字减影血管造影(DSA)、经颅多普勒超声(TCD)等。

(6)治疗:在急性期进行个体化治疗,此外酌情给予改善脑循环、脑保护、抗脑水肿、降颅内压、调整血压、血糖、血脂、控制并发症、康复治疗等。脑栓塞治疗与脑血栓治疗有相同之处,此外需治疗原发病。

(7)预后:脑血栓形成在急性期病死率为5%~15%,存活者中50%留有后遗症;脑栓塞有10%~20%的患者10 d内再次栓塞,再次栓塞病死率高,2/3患者会遗留不同程度的神经功能缺损。

2.康复指导

(1)康复的开始时间一般在患者意识清楚、生命体征平稳、病情不再发展后48 h即可进行。

(2)康复护理的具体内容如下,要请专业的康复医师进行训练。

①躯体康复:

a.早期康复干预,重视患侧刺激、保持良好的肢体位置、注意体位变换、床上运动训练(关节被动运动、起坐训练)。

b.恢复期功能训练。

c.综合康复治疗,合理选用针灸、理疗、按摩等辅助治疗。

②语言训练:

a.沟通方法指导,提问简单的问题,借助卡片、笔、本、图片、表情或手势沟通,安静的语言交流环境,关心、体贴、缓慢、耐心等。

b.语言康复训练,肌群运动、发音、复述、命名训练等,遵循由少到多、由易到难、由简单到复杂的原则,循序渐进。

(3)康复训练所需时间较长,需要循序渐进,树立信心,持之以恒,不要急功近利和半途而废。

家属要关心体贴患者,给予生活照顾和精神支持,鼓励患者坚持锻炼。康复过程中加强安全防范,防止意外发生。

(4)对于康复过程中的疑问请询问医生或康复师。

3.饮食指导

(1)合理进食,选择高蛋白、低盐、低脂、低热的清淡食物,改变不良的饮食习惯,如油炸食品、烧烤等,多食新鲜蔬菜水果,避免粗糙、干硬、辛辣等刺激性食物,避免过度食用动物内脏、动物油类,每日食盐量不超过 6 g。

(2)洼田饮水试验 2~3 分者,可头偏向一侧,喂食速度慢,避免交谈,防止呛咳、窒息的发生;洼田饮水试验 4~5 分者,遵医嘱给予鼻饲饮食,密切防止食物反流引起窒息。

(3)增加粗纤维食物的摄入,如芹菜、韭菜等,适当增加进水量,顺时针按摩腹部,减少便秘的发生。患者数天未排便或排便不畅,可使用缓泻剂,诱导排便。

4.用药指导

(1)应用溶栓抗凝降纤类药物的患者应注意有无胃肠道反应、柏油样便、牙龈出血等出血倾向。为保障用药安全,在使用溶栓、抗凝、降纤等药物时需检查出凝血机制,患者应予以配合。

(2)口服药应按时服用,不要根据自己感受减药、加药,忘记服药或在下次服药时补上忘记的药量会导致病情波动;不能擅自停药,需按医嘱(口服药手册)进行减量或停药。

(3)静脉输液的过程中不要随意调节滴速,如有疑惑需询问护士。

5.日常生活指导

(1)患者需要安静、舒适的环境,保持平和、稳定的情绪,避免各种不良情绪影响。改变不良的生活方式,如熬夜、赌博等。适当运动,合理休息和娱乐,多参加有益的社会活动,做力所能及的工作及家务。

(2)患者起床、起坐、低头等体位变化时动作要缓慢,转头不宜过猛、过急,洗澡时间不能过长,外出时有人陪伴,防止意外发生。

(3)气候变化时注意保暖,防止感冒。

(4)戒烟、限酒。

6.预防复发

(1)遵医嘱正确用药,如降压、降脂、降糖、抗凝药物等。

(2)出现头晕、头痛、一侧肢体麻木无力、口齿不清或进食呛咳、发热、外伤等症状时及时就诊。

(3)定期复诊,动态了解血压、血脂、血糖以及功能,预防并发症和复发。

三、脑出血

脑出血是指原发性非外伤性脑实质内的出血,占急性脑血管疾病的 20%~30%。高血压并发动脉硬化是自发性脑出血的主要病因,高血压病患者约有 1/3 的概率发生脑出血,而 93.91% 的脑出血患者都有高血压病史。脑出血常发生于男性 50~60 岁,冬春季易发,发病前常无预感,多在情绪紧张、兴奋、排便用力时发病,可出现头痛、头晕、肢体麻木等先驱症状,也可在原有疾病基础上突然加重。

（一）护理措施

1.护理要点

脑出血患者在临床护理中最重要的是绝对卧床休息、保持大便通畅和情绪稳定；根据出血量多少、部位不同决定绝对卧床的时间；加强病情观察；高血压病患者调整血压；观察患者应用脱水剂后的情况。

2.护理措施

（1）一般护理：

①休息与安全，急性期患者绝对卧床2~4周，头部抬高15°~30°减轻脑水肿，烦躁患者应加护床档，必要时给予约束带适当约束；病室保持清洁、安静、舒适，室内空气新鲜，室温保持在18~22 ℃，相对湿度50%~70%。

②日常生活护理，以高蛋白、高维生素、易消化的清淡饮食为主，发病24 h后仍有意识障碍、不能经口进食者，应给予鼻饲饮食，同时做好口腔护理。协助患者更换体位，加强皮肤护理，防止压疮；保持二便通畅，尤其二便失禁患者注意保护会阴部皮肤的清洁干燥；早期康复介入，保持肢体功能位置。

③心理护理，评估患者心理状况，实施健康宣教，在治疗期间，帮助患者保持情绪稳定。告知本病治疗及预后的有关知识，帮助患者消除焦虑、恐惧心理。

（2）病情观察及护理：

①密切观察患者意识、瞳孔、生命体征变化。掌握脑疝的前驱症状：头痛剧烈、喷射状呕吐、血压升高、脉搏洪大、呼吸深大伴鼾声、意识障碍加重等。发现异常情况，及时报告医生。

②保持呼吸道通畅，患者取平卧位，将头偏向一侧，及时清除呕吐物及咽部分泌物，防止呕吐物及分泌物误入气管引起窒息。

③建立静脉通道，遵医嘱用药，颅内压增高者遵医嘱给予脱水药。维持血压稳定，患者的血压保持在20~21.3/12~13.3 kPa为宜，过高易引起再出血，过低则可使脑组织灌注量不足。

④定时更换体位，翻身时注意保护患者头部，转头时要轻、慢、稳。呼吸不规则者，不宜频繁更换体位。

⑤如患者痰液较少或呼吸伴有痰鸣音，应鼓励患者咳嗽，指导患者有效排痰的方法；痰液较多、部位较深或咳痰无力时给予吸痰，吸痰前协助患者翻身、轻叩背，叩背顺序要由下向上，由外向内，力度适宜。

⑥密切观察上消化道出血的症状和体征。如呕吐的胃内容物呈咖啡色，则应考虑是否发生应激性溃疡，留取标本做潜血试验。急性消化道出血期间应禁食，恢复期应避免食用刺激性食物及含粗纤维多的食物。观察患者有无头晕、黑便、呕血等失血性休克表现。

⑦保持良好肢体位置，做好早期康复护理。对于脑出血软瘫期的患者，加强良好姿位摆放，避免一些异常反射的出现，例如牵张反射等。

（3）用药护理：使用脱水降颅压药物时，如20%甘露醇注射液、呋塞米注射液、甘油果糖、托拉塞米注射液等，注意监测尿量与水电解质的变化，防止低钾血症和肾功能受损。应用抗生素时，防止肺感染、泌尿系统感染等并发症。

（4）心理护理：患者常因偏瘫、失语、生活不能自理而产生悲观、恐惧的心理，护士应经常巡视病房，与之交谈，了解患者的心理状态，耐心解释，给予安慰，帮助患者认识疾病，树立信心，配合治疗和护理。同时还要关注家属的心理护理，由于患者病情危重，家属多有紧张情绪，加之陪护工作很辛苦，导致身心疲惫。故在患者面前易表现出烦躁、焦虑、易怒等情绪引起患者情绪波动，可能加重病情。

（二）健康教育

1.疾病知识指导

（1）脑出血指原发性（非外伤性）脑实质内的出血，占全部脑卒中的 20%～30%。

（2）脑出血的病因：

①高血压并发细小动脉硬化。

②颅内肿瘤。

③动静脉畸形。

④其他：脑动脉炎、血液病、脑底异常血管网症、抗凝或溶栓治疗、淀粉样血管病等。

（3）脑出血的诱因：寒冷气候、精神刺激、过度劳累、不良的生活习惯（吸烟、酗酒、暴饮暴食、食后沐浴等）。

（4）脑出血的治疗：脑出血急性期治疗的主要原则：防止再出血、控制脑水肿、维持生命功能和防治并发症。

①一般治疗，绝对卧床休息，保持呼吸道通畅，预防感染等。

②调控血压。

③控制脑水肿。

④应用止血药和凝血药。

⑤手术治疗（大脑半球出血量大于 30 mL 和小脑出血量大于 10 mL）。

⑥早期康复治疗。

2.康复指导

（1）急性期应绝对卧床休息 2～4 周，抬高床头 15°～30°减轻脑水肿。发病后 24～48 h 尽量减少头部的摆动幅度，以防加重出血。四肢可在床上进行小幅度翻动，每 2 h 一次，有条件可使用气垫床预防压疮。

（2）生命体征平稳后应开始在床上进行主动训练，时间从 5～10 min/次开始，渐至 30～45 min/次，如无不适，可作 2～3 次/d，不可过度用力憋气。

（3）康复训练需要请专业的医师，为患者进行系统的康复训练。

3.饮食指导

选择营养丰富、低盐、低脂饮食，如鸡蛋、豆制品等。避免食用动物内脏，动物油类；每日食盐量不超过 6 g；多吃蔬菜、水果，尤其要增加粗纤维食物，如芹菜、韭菜；适量增加进水量，预防便秘的发生。洼田饮水试验 2～3 分者，可头偏向一侧，喂食速度慢，避免交谈，尽量选用糊状食物，防呛咳、窒息；洼田饮水试验 4～5 分者，遵医嘱给予静脉营养支持或鼻饲饮食。

4.用药指导

（1）口服药按时服用，不要根据自己感受减药、加药，忘记服药或在下次服药时补上忘记的药量会导致病情波动；不能擅自停药，需按医嘱（口服药手册）进行减或停药。

（2）静脉输液过程中不要随意调节滴速，如有疑惑请询问护士。

5.日常生活指导

（1）患者需要一个安静、舒适的环境，特别是发病 2 周内，应尽量减少探望，保持稳定的情绪，避免各种不良情绪的影响。

（2）脑出血急性期，请不必过分紧张。大小便需在床上进行，不可自行下床如厕，以防出血再次发生；保持大便通畅，可食用香蕉、火龙果、蜂蜜等，多饮水，适度翻身，顺时针按摩腹部，减少便秘发生；若患者 3 d 未排便，可使用缓泻剂，诱导排便，禁用力屏气排便，易诱发二次脑出血。

（3）病程中还会出现不同程度的头痛，向患者解释这是本病常见的症状，随着病情的好转，头痛症状会逐渐消失。

（4）部分患者有躁动、不安的表现，为防止自伤（如拔出各种管道、坠床等）或伤及他人，应在家属同意并签字的情况下酌情使用约束带，使用约束带期间应注意松紧适宜，定时松放，密切观察局部皮肤血运情况，防止皮肤破溃；放置床档可防止患者发生坠床，尤其是使用气垫床的患者，使用时要防止皮肤与铁制床档摩擦，发生刮伤。

（5）长期卧床易导致肺部感染，痰多不易咳出，加强翻身、叩背，促使痰液松动易咳出，减轻肺部感染。咳痰无力者，可给予吸痰。

6.预防复发

（1）遵医嘱正确用药。

（2）定期复诊。监测血压、血脂等。保持情绪稳定，避免生气、激动、紧张等。适当进行体育活动，如散步、太极拳等。预防并发症和脑出血的复发。

四、蛛网膜下腔出血

蛛网膜下腔出血（SAH）指脑底部或脑表面的病变血管破裂，血液直接流入蛛网膜下腔引起的一种临床综合征，占急性脑卒中的 10% 左右。其最常见的病因为颅内动脉瘤。SAH 以中青年常见，女性多于男性。起病突然，最典型的表现是异常剧烈的全头痛，个别重症患者很快进入昏迷，因脑疝而迅速死亡，此类患者最主要的急性并发症是再出血。

（一）护理措施

1.护理要点

急性期绝对卧床 4～6 周，谢绝探视，加强病情观察，根据出血的部位和量考虑是否进行外科手术治疗，头痛剧烈者可遵医嘱给予脱水药和止痛药；保持情绪稳定和二便通畅；恢复期的活动应循序渐进，不能操之过急，防止再次出血。

2.护理措施

（1）心理护理：指导患者了解疾病的过程与预后，头痛是因为出血、脑水肿致颅内压增高，血液刺激脑膜或脑血管痉挛所致，随着出血停止、血肿吸收，头痛会慢慢缓解。必要时给予止痛和脱水降颅压药物。

（2）用药护理：遵医嘱使用甘露醇时应快速静脉滴注，必要时记录24 h尿量，定期查肾功能；使用排钾利尿药时要注意防止离子紊乱，可静脉补钾或口服补钾；使用尼莫地平等缓解脑血管痉挛的药物时可能出现皮肤发红、多汗、心动过缓或过速、胃肠不适等反应，应适当控制输液速度，密切观察是否有不良反应发生。

（3）活动与休息：绝对卧床休息4~6周，向患者和家属讲解绝对卧床的重要性，为患者提供安静、安全、舒适的休养环境，控制探视，避免不良的声、光刺激，治疗、护理活动也应集中进行。如经一个月左右治疗，患者症状好转，经头部CT检查证实血液基本吸收，可遵医嘱逐渐抬高床头、床上坐位、下床站立和适当活动。

（4）避免再出血诱因：告诉患者和家属容易诱发再出血的各种因素，指导患者与医护人员密切配合，避免精神紧张情绪波动、用力排便、屏气、剧烈咳嗽及血压过高等。

（5）病情监测：蛛网膜下腔出血再发率较高，以5~11 d为高峰，81%发生在首次出血后1个月内。表现为：首次出血后病情好转的情况下，突然再次出现剧烈头痛、恶心、呕吐、意识障碍加重、原有症状和体征重新出现等。

（二）健康教育

1.疾病知识指导

（1）概念：指脑底部或脑表面的病变血管破裂，血液直接流入蛛网膜下腔引起的一种临床综合征，约占急性脑卒中的10%。

（2）形成的原因：其最常见的病因为颅内动脉瘤，占50%~80%，其次是动静脉畸形和高血压性动脉粥样硬化，还可见于烟雾病、颅内肿瘤、血液系统疾病、颅内静脉系统血栓和抗凝治疗并发症等。

（3）主要症状：出现异常剧烈的全头痛，伴一过性意识障碍和恶心、呕吐；发病数小时后出现脑膜刺激征（颈项强直+Kernig征+Brudzinski征）；25%的患者可出现精神症状。

（4）常用检查项目：首选CT检查，其次脑脊液检查、脑血管影像学检查、TCD检查。

（5）治疗：一般治疗与高血压性脑出血相同；安静休息；脱水降颅压，防止再出血常用氨甲苯酸注射液；预防血管痉挛常用尼莫地平注射液；放脑脊液疗法，外科手术治疗。

（6）预后：与病因、出血部位、出血量、有无并发症及是否得到适当的治疗有关。

2.饮食指导

给予高蛋白、高维生素、清淡、易消化、营养丰富的流食或半流食，指导患者多进食新鲜的水果和蔬菜，如米粥、蛋羹、面条、芹菜、韭菜、香蕉等，保证水分摄入，少食多餐，防止便秘。

3.避免诱因

向患者和家属普及保健知识，提高其自我管理理念，定期体检，及时发现颅内血管异常，立即就医；已发病的患者应控制血压在理想范围，避免情绪激动，保持大便通畅，必要时遵医嘱使用镇静剂和缓泻剂等药物。

4.检查指导

SAH患者一般在首次出血3周后进行DSA检查，应告知患者脑血管造影的相关知识，指导患者积极配合,以明确病因,尽早手术,解除隐患和危险。

5.照顾者指导

家属应关心、体贴患者,为其创造良好的休养环境,督促其尽早检查和手术,发现再出血征象及时就诊。

第二节　中枢神经系统感染性疾病

中枢神经系统(CNS)感染性疾病是指各种生物病原体侵犯中枢神经系统实质、脑膜和血管等引起的急性或慢性炎症性(或非炎症性)疾病。引起疾病的生物病原体包括病毒、细菌、螺旋体、寄生虫、真菌、立克次体和朊蛋白等。临床上根据中枢神经系统感染的部位不同可分为:脑炎、脊髓炎或脑脊髓炎,主要侵犯脑和(或)脊髓实质。脑膜炎、脊膜炎或脑脊膜炎,主要侵犯脑和(或)脊髓软膜;脑膜脑炎:脑实质和脑膜合并受累。生物病原体主要通过血行感染、直接感染和神经干逆行感染等途径进入中枢神经系统。

一、病毒性脑膜炎

病毒性脑膜炎是一组由各种病毒感染引起的脑膜急性炎症性疾病。多为急性起病,出现病毒感染的全身中毒症状如发热、头痛、畏光、恶心、呕吐、肌痛、食欲减退、腹泻和全身乏力等,并伴有脑膜刺激征,通常儿童病程超过1周,成人可持续2周或更长。本病大多呈良性过程。

(一)护理措施

1.护理要点

急性期患者绝对卧床休息,给予高热量、高蛋白、高维生素、易消化的流质或半流质饮食,不能进食者给予鼻饲。密切观察患者的病情变化,除生命体征外,必须观察瞳孔、精神状态、意识改变、有无呕吐、抽搐症状,及时发现是否有脑膜刺激征和脑疝的发生。

2.护理措施

(1)一般护理:

①为患者提供安静、温湿度适宜的环境,避免声光刺激,以免加重患者的烦躁不安、头痛及精神方面的不适感。

②衣着舒适,患者内衣以棉制品为宜,勤洗勤换,且不易过紧;床单保持清洁、干燥、无渣屑。

③提供高热量、高蛋白质、高维生素、低脂肪的易消化饮食,以补充高热引起的营养物质消耗。鼓励患者增加饮水量,1 000~2 000 mL/d。

④做好基础护理,给予口腔护理,减少患者因高热、呕吐引起的不适感,并防止感染;加强皮肤护理,防止降温后大量出汗带来的不适。

(2)病情观察及护理:

①严密观察患者的意识、瞳孔及生命体征的变化,及时准确地报告医生。积极配合医生治

疗,给予降低颅内压的药物,减轻脑水肿引起的头痛、恶心、呕吐等,防止脑疝的发生。保持呼吸道通畅,及时清除呼吸道分泌物,定时叩背、吸痰,预防肺部感染。

②发热患者应减少活动,以减少氧耗量,缓解头痛、肌痛等症状。发热时可采用物理方法降温,可用温水擦浴、冰袋和冷毛巾外敷等措施。必要时遵医嘱使用药物降温,使用时注意药物的剂量,尤其对年老体弱及伴有心血管疾病者应防止出现虚脱或休克现象;监测体温应在进行降温措施 30 min 后进行。

③评估患者头痛的性质、程度及规律,恶心、呕吐等症状是否加重。患者头痛时,指导其卧床休息,改变体位时动作要缓慢。讲解减轻头痛的方法,如深呼吸、倾听音乐、引导式想象、生物反馈治疗等。

④意识障碍患者给予侧卧位,备好吸引器,及时清理口腔,防止呕吐物误入气管而引起窒息。观察患者呕吐的特点,记录呕吐的次数,呕吐物的性质、量、颜色、气味,遵医嘱给予止吐药,帮助患者逐步恢复正常饮食和体力。指导患者少量多次饮水,以免引起恶心呕吐。剧烈呕吐不能进食或严重水电解质失衡时,给予外周静脉营养,准确记录 24 h 出入量。观察患者有无失水征象,依失水程度不同,患者可出现软弱无力、口渴、皮肤黏膜干燥和弹性减低,尿量减少、尿比重增高等表现。

⑤抽搐的护理:抽搐发作时,应立即松开衣领和裤带,取下活动性义齿,及时清除口、鼻腔分泌物,保持呼吸道通畅;放置压舌板于上、下臼齿之间,防止舌咬伤,必要时用舌钳将舌拖出,防止舌后坠阻塞呼吸道;谵妄躁动时给予约束带约束,勿强行按压肢体,以免造成肢体骨折或脱臼。

(二)健康教育

1.疾病知识指导

(1)概念:病毒性脑膜炎又称无菌性脑膜炎,是一组由各种病毒感染引起的脑膜急性炎症性疾病,主要表现为发热、头痛和脑膜刺激征。

(2)形成的主要原因:85%～95%的病毒性脑膜炎由肠道病毒引起,主要经粪-口途径传播,少数经呼吸道分泌物传播。

(3)主要症状:多为急性起病,出现病毒感染全身中毒症状,如发热、畏光、头痛、肌痛、食欲减退、腹泻和全身乏力等,并伴有脑膜刺激征。幼儿可出现发热、呕吐、皮疹等,而颈项强直较轻微。

(4)常用检查项目:血常规、尿常规、腰椎穿刺术、脑电图、头部 CT、头部 MRI。

(5)治疗:主要治疗原则是对症治疗、支持治疗和防治并发症。对症治疗,如剧烈头痛可用止痛药;癫痫发作可首选卡马西平或苯妥英钠;抗病毒治疗可用阿昔洛韦;脑水肿可适当应用脱水药。

(6)预后:预后良好。

(7)其他:如疑为肠道病毒感染,应注意粪便的处理,注意手部的卫生。

2.饮食指导

(1)给予高蛋白,高热量、高维生素等营养丰富的食物,如鸡蛋、牛奶、豆制品、瘦肉等,有利于增强抵抗力。

(2)长期卧床的患者易引起便秘,用力屏气排便、过多的水钠潴留都易引起颅内压增高,为保证大便通畅,患者应多食粗纤维食物,如芹菜、韭菜等。

（3）应用甘露醇、呋塞米等脱水剂期间,患者应多食含钾高的食物如香蕉、橘子等,并保证水分摄入。

（4）不能经口进食者,遵医嘱给予鼻饲,制订鼻饲饮食计划表。

3.用药指导

（1）脱水药:保证药物滴注时间、剂量准确,注意观察患者的反应及患者皮肤颜色、弹性的变化,记录24 h出入量,注意监测肾功能。

（2）抗病毒药:应用阿昔洛韦时注意观察患者有无谵妄、皮疹、震颤及血清转氨酶暂时增高等不良反应。

4.日常生活指导

（1）保持室内环境安静、舒适、光线柔和。

（2）高热的护理:

①体温上升阶段,寒战时注意保暖。

②发热持续阶段,给予物理降温,必要时遵医嘱使用退热药,并要注意补充水分。

③退热阶段,要及时更换汗湿衣服,防止受凉。

（3）腰椎穿刺术后患者去枕,平卧位4~6 h,以防止低颅压性头痛的发生。

二、化脓性脑膜炎

化脓性脑膜炎即细菌性脑膜炎,又称软脑膜炎,是由化脓性细菌所致脑脊膜的炎症反应,脑和脊髓的表面轻度受累,是中枢神经系统常见的化脓性感染疾病。病前可有上呼吸道感染史,主要临床表现为发热、头痛、呕吐、意识障碍、偏瘫、失语、皮肤瘀点及脑膜刺激征等。通常起病急,好发于婴幼儿和儿童。

（一）护理措施

1.护理要点

密切观察患者的病情变化,定时监测患者的生命体征、意识、瞳孔的变化及颅内压增高的表现。做好高热患者的护理。对有肢体瘫痪及失语的患者,给予康复训练,预防并发症。加强心理护理,帮助患者树立战胜疾病的信心。

2.护理措施

（1）一般护理:

①环境:保持病室安静,经常通风,用窗帘适当遮挡窗户,避免强光对患者的刺激,减少患者家属的探视。

②饮食:给予清淡、易消化且富含营养的流质或半流质饮食,多吃水果和蔬菜。意识障碍的患者给予鼻饲饮食,制订饮食计划表,保证患者摄入足够的热量。

③基础护理:给予口腔护理,保持口腔清洁,减少因发热、呕吐等引起的口腔不适;加强皮肤护理,保持皮肤清洁干燥,特别是皮肤有瘀点、瘀斑时应避免搔抓破溃。

（2）病情观察及护理：

①加强巡视，密切观察患者的意识、瞳孔、生命体征及皮肤瘀点、瘀斑的变化，婴儿应注意观察囟门。若患者意识障碍加重、呼吸节律不规则、双侧瞳孔不等大、对光反射迟钝、躁动不安等，提示脑疝的发生，应立即通知医生，配合抢救。

②备好抢救药品及器械，抢救车、吸引器、简易呼吸器、氧气装置及硬脑膜下穿刺包等。

（3）用药护理：

①抗生素：给予抗生素皮试前，询问患者有无过敏史。用药期间监测患者的血常规、血培养、血药敏等检查结果。用药期间了解患者有无不适。

②脱水药：保证药物按时、准确滴注，注意观察患者的反应及皮肤颜色、弹性的变化，注意监测肾功能。避免药液外渗，如有外渗，可用硫酸镁湿热敷。

③糖皮质激素：遵医嘱严格用药，保证用药时间、剂量的准确，不可随意增量、减量，询问患者有无心悸、出汗等不适；用药期间监测患者的血常规、血糖变化；注意保暖，预防交叉感染。

（4）心理护理：根据患者及家属的文化水平，介绍患者的病情及治疗和护理的方法，使其积极主动配合。关心和爱护患者，及时消除患者的不适，增强其信任感，帮助患者树立战胜疾病的信心。

（5）康复护理：有肢体瘫痪和语言沟通障碍的患者可以进行如下的康复护理。

①保持良好的肢体位置，根据病情，给予床上运动训练，包括：

a.桥式运动，患者仰卧位，双上肢放于体侧，或双手十指交叉，双上肢上举；双腿屈膝，足支撑于床上，然后将臀部抬起，并保持骨盆成水平位，维持一段时间后缓慢放下，也可以将健足从治疗床上抬起，以患侧单腿完成桥式运动。

b.关节被动运动，为了预防关节活动受限，主要进行肩关节外旋、外展，肘关节伸展，腕和手指伸展，髋关节外展，膝关节伸展，足背屈和外翻。

c.起坐训练。

②对于清醒患者，更要多关心、体贴患者，增强自我照顾的能力和信心。经常与患者进行交流，促进其语言功能的恢复。

（二）健康教育

1.疾病知识指导

（1）概念：化脓性脑膜炎是由化脓性细菌感染所致的脑脊膜炎症，脑和脊髓的表面轻度受累。通常急性起病，是中枢神经系统常见的化脓性感染疾病。

（2）形成的主要原因：化脓性脑膜炎最常见的致病菌为肺炎链球菌、脑膜炎双球菌及B型流感嗜血杆菌。这些致病菌可通过外伤、直接扩延、血液循环或脑脊液等途径感染软脑膜和（或）蛛网膜。

（3）主要症状：寒战、高热、头痛、呕吐、意识障碍、腹泻和全身乏力等，有典型的脑膜刺激征。

（4）常用检查项目：血常规、尿常规、脑脊液检查、头部CT、头部MRI、血细菌培养。

（5）治疗：

①抗菌治疗：未确定病原菌时首选三代头孢，如头孢曲松或头孢噻肟，因其可透过血脑屏障，

在脑脊液中达到有效浓度。如确定病原菌为肺炎球菌,首选青霉素,对其耐药者,可选头孢曲松,必要时联合万古霉素治疗;如确定病原菌为脑膜炎球菌,首选青霉素;如确定病原菌为铜绿假单胞菌可选头孢他啶。

②激素治疗。

③对症治疗。

(6)预后:病死率及致残率较高,但预后与机体情况、病原菌和是否尽早应用有效的抗生素治疗有关。

(7)宣教:搞好环境和个人卫生。

2.饮食指导

给予高热量、清淡、易消化的流质或半流质饮食,按患者的热量需要制订饮食计划,保证足够热量的摄入。注意食物的搭配,增加患者的食欲,少食多餐。频繁呕吐不能进食者,给予静脉输液,维持水、电解质平衡。

3.用药指导

(1)应用脱水药时,保证输液速度。

(2)应用激素类药物时不可随意减量,以免发生"反跳"现象,激素类药物最好在上午输注,避免药物的不良反应引起睡眠障碍。

4.日常生活指导

(1)协助患者洗漱、如厕、进食及个人卫生等生活护理。

(2)做好基础护理,及时清除大小便,保持臀部皮肤的清洁干燥,间隔1~2 h更换体位,按摩受压部位,必要时使用气垫床,预防压疮。

(3)偏瘫的患者确保有人陪伴,床旁安装护栏,地面保持平整、干燥、防湿、防滑,注意安全。

(4)躁动不安或抽搐的患者,床边备牙垫或压舌板,必要时在患者家属知情同意下用约束带,防止患者舌咬伤及坠床。

三、结核性脑膜炎

结核性脑膜炎(TMD)是由结核杆菌引起的脑膜和脊髓膜的非化脓性炎症性疾病,是最常见的神经系统结核病,主要表现为结核中毒症状、发热、头痛、脑膜刺激征、脑神经损害及脑实质改变,如意识障碍、癫痫发作等。本病好发于幼儿及青少年,冬春季较多见。

(一)护理措施

1.护理要点

密切观察患者的病情变化,观察有无意识障碍脑疝及抽搐加重的发生。做好用药指导,定期监测抗结核药物的不良反应。对抽搐发作、肢体瘫痪及意识障碍的患者加强安全护理,防止外伤,同时给予相应的对症护理,促进患者康复。

2.护理措施

(1)一般护理:

①休息与活动:患者出现明显的结核中毒症状,如低热、盗汗、全身无力、精神萎靡不振时,应以休息为主,保证充足的睡眠,生活规律。病室安静,温湿度适宜,床铺舒适,重视个人卫生护理。

②饮食护理:保证营养及水分的摄入。提供高蛋白、高热量、高维生素的饮食,每天摄入鱼、肉、蛋、奶等优质蛋白,多食新鲜的蔬菜、水果,补充维生素。高热或不能经口进食的患者给予鼻饲饮食或肠外营养。

③戒烟、酒。

(2)用药护理:

①抗结核治疗:早期、联合、足量、全程、顿服是治疗结核性脑膜炎的关键。强调正确用药的重要性,督促患者遵医嘱服药,养成按时服药的习惯,使患者配合治疗。告知患者服用药物可能出现的不良反应,密切观察,出现如眩晕、耳鸣、巩膜黄染、肝区疼痛、胃肠不适等不良反应时,及时报告医生,并遵医嘱给予相应的处理。

②全身支持:减轻结核中毒症状,可使用皮质类固醇等,抑制炎症反应,减轻脑水肿;使用皮质类固醇时要逐渐减量,以免发生"反跳"现象;注意观察该类药物的不良反应,正确用药,减少不良反应。

③对症治疗:根据患者的病情给予相应的抗感染、脱水降颅压、解痉治疗。

(3)体温过高的护理:

①重视体温的变化,定时测量体温,给予物理或药物降温后,观察降温效果,患者有无虚脱等不适症状的出现。

②采取降温措施:

a.物理降温:使用冰帽、冰袋等局部降温,温水擦浴全身降温,注意用冷时间,观察患者的反应,防止继发效应抵消治疗作用及冻伤的发生。身体虚弱的患者在降温过程中,控制时间,避免能量的消耗。

b.药物降温:遵医嘱给予药物降温,不可在短时间内将体温降得过低,同时注意补充水分,防止患者虚脱。儿童避免使用阿司匹林,以免诱发 Reye 综合征,即患者先出现恶心、呕吐,继而出现中枢神经系统症状,如嗜睡、昏睡等。小心谨慎地使用金刚烷胺类药物,防止中枢神经系统不良反应的发生。

(4)意识障碍的护理:

①生活护理:使用床挡等保护性器具。保持床单清洁、干燥、无渣屑,减少对皮肤的刺激,定时给予翻身、叩背,按摩受压部位,预防压疮的发生。注意口腔卫生,保持口腔清洁。做好大小便护理,满足患者的基本生活需求。

②饮食护理:协助患者进食,不能经口进食时,给予鼻饲饮食,保障营养及水分的摄入。

③病情监测:密切观察患者的生命体征及意识、瞳孔的变化,出现异常及时报告医生,并配合医生处理。

(二)健康教育

1.疾病知识指导

(1)病因及发病机制:结核杆菌通过血行直接弥散或经脉络丛播散至脑脊髓膜,形成结核结节,结节破溃后,结核菌进入蛛网膜下隙,导致结核性脑膜炎。此外,结核菌可因脑实质、脑膜干酪样病灶破溃所致,脊柱、颅骨、乳突部的结核病灶也可直接蔓延,引起结核性脑膜炎。

（2）主要症状：多起病隐袭，病程较长，症状轻重不一。

①结核中毒症状：低热、盗汗、食欲减退、疲乏、精神萎靡。

②颅内压增高和脑膜刺激症状：头痛、呕吐、视神经盘水肿及脑膜刺激征。

③脑实质损害：精神萎靡、淡漠、谵妄等精神症状或意识状态的改变；部分性、全身性的痫性发作或癫痫持续状态；偏瘫、交叉瘫、截瘫等脑卒中样表现。

④脑神经损害：动眼、外展、面及视神经易受累及，表现为视力下降、瞳孔不等大、眼睑下垂、面神经麻痹等。

（3）常用检查项目：脑脊液检查、头部 CT、头部 MRI、血沉等。

（4）治疗：

①抗结核治疗：异烟肼、利福平、吡嗪酰胺、链霉素、乙胺丁醇等。至少选择三种药物联合治疗，根据所选药物给予辅助治疗，防止药物的不良反应。

②皮质类固醇：用于减轻中毒症状、抑制炎症反应、减轻脑水肿、抑制纤维化，可用地塞米松或氢化可的松等。

③对症治疗：降颅压、解痉、抗感染等。

（5）预后：与患者的年龄、病情轻重、治疗是否及时彻底有关。部分患者预后较差，甚至死亡。

2.饮食指导

提供高蛋白、高热量、高维生素、易消化吸收的食物，每天摄入鱼、肉、蛋、奶等优质蛋白，多食新鲜的蔬菜、水果，补充维生素。保证水分的摄入。

3.用药指导

（1）使用抗结核药物时要遵医嘱正确用药，早期、足量、联合、全程、顿服是治疗本病的关键。药物不良反应较多，如使用异烟肼时，需补充维生素 B_6 以预防周围神经病；使用利福平、异烟肼、吡嗪酰胺时，需监测肝酶水平，及时发现肝脏损伤；使用链霉素时，定期进行听力检测，及时应对前庭毒性症状。

（2）使用皮质类固醇药物时，观察用药效果，合理用药，减少不良反应的发生。

（3）应用脱水、降颅压药物时，注意电解质的变化，保证水分的摄入；使用解痉、抗感染等药物时给予相应的护理，如注意观察患者生命体征的变化等。

4.日常生活指导

（1）指导患者注意调理，合理休息，生活规律，增强抵抗疾病的能力，促进身体康复。

（2）减少外界环境的不良刺激，注意气候变化，预防感冒的发生。

（3）保持情绪平稳，积极配合治疗，树立战胜疾病的信心。

第三节　运动障碍性疾病

运动障碍性疾病又称锥体外系疾病，是以运动迟缓、不自主运动、步态及肌张力异常为主要临床表现的神经系统疾病，多与基底核（又称基底节）功能紊乱有关。基底核由壳核、尾状核、苍白球、丘脑底核及黑质组成,这些结构通过广泛的联系,综合调节运动功能。临床常见的运动障碍性疾病有帕金森病、肝豆状核变性等。

一、帕金森病

帕金森病(PD),又称震颤麻痹,是一种常见于中老年的神经变性疾病。该病男女均可发病,女性发病率低于男性,随着年龄的增长,发病率增高。主要临床特征为静止性震颤、肌强直、运动迟缓、步态异常等。

(一)护理措施

1.护理要点

患者需要充足的休息,保证生活环境、设施的安全性,给予患者每日充足的营养摄入。严密观察患者的症状及服药后的缓解程度;督促患者遵照医嘱按时按量服用药物。

2.护理措施

(1)一般护理:

①为患者准备辅助行走的工具,如拐杖;患者下床活动前做好准备工作,如给予双下肢按摩。

②选用质地柔软、宽松、易穿脱的衣服,如拉链式或粘贴式衣服。病室增加扶手,调整室内座椅及卫生间设施的高度,有助于患者在室内活动。避免使用易碎物品,以防止患者受伤。日常生活用品,置于患者易于取拿的位置。床旁设置呼叫器。

③保证患者每日有足够的营养摄入,以满足患者机体消耗。

④鼓励患者规律地排便排尿,根据个人排便习惯,选择固定的时间及舒适的体位进行尝试性排便,同时,可顺时针按摩腹部,促进排便。

(2)病情观察及护理:

①观察患者用药后的效果及是否出现药物不良反应。用药应从小剂量开始,逐渐增加,直到可以控制疾病症状的剂量,且用药需严格遵照服药时间。因此,该病患者的用药必须专人管理,遵照医嘱定时定量给患者服药,切勿擅自更改药量、漏服或停药,如长期如此,会导致各器官严重受损。长期服药时,患者会出现药物不良反应,如恶心、呕吐、心律失常、"开-关"现象、异动症、剂末现象甚至精神症状,因此,应严密观察患者用药后的反应。

②观察患者是否出现关节僵直、肌肉萎缩,尽早开始肢体功能锻炼。早期鼓励患者下床活动,进行常规功能锻炼如大踏步、起坐练习、太极拳等,常规功能锻炼后适当增加具有针对性的锻炼,如深呼吸、提肛运动等。晚期不能进行自主功能锻炼的患者可给予肢体被动功能锻炼。

③观察患者的心理变化。护士及家属应变换角色,做一名良好的听众,由于患病后,患者的生活会受到很大的影响,严重者需长期卧床,生活完全不能自理,因此会产生自卑心理,不愿与他人交流,甚至有轻生的想法。所以作为一名听众,应理解患者所想,给予患者心理支持,讲解疾病的相关知识和以往成功病例,帮助患者树立战胜疾病的信心。定时给患者及家属举办座谈会,介绍疾病相关的最新信息,鼓励患者之间相互交流,彼此给予信心,这样不仅使患者对疾病有更深入的了解,也可以让家属更了解患者,更好地进行家庭照顾。

（二）健康教育

1.疾病知识指导

（1）概念：帕金森病又称震颤麻痹，是中老年常见的神经系统变性疾病，主要临床体征为静止性震颤、运动迟缓、肌强直和姿势、步态不稳。主要病理改变是黑质多巴胺能神经元变性和路易小体形成。

（2）病因：

①年龄：帕金森病患者常见于中老年人，说明该疾病与年龄老化有关。

②环境因素：长期接触杀虫剂或除草剂等工业化学品等可能是本病的危险因素。

③遗传因素：据报道10%的患者有家族病史。

（3）疾病特点：常见于中老年人，女性发病率略低于男性。起病缓慢，进行性加重，先发症状多为震颤，其次为步行障碍、肌强直和运动迟缓。

（4）常用检查项目：头部 CT 或 MRI，功能性脑影像正电子发射计算机断层扫描（PET）或单光子发射计算机断层扫描（SPECT）等。

（5）治疗：包括药物治疗、外科手术治疗及康复治疗。药物治疗应从小剂量开始，逐渐加量，目的是以最小剂量达到满意效果。

（6）预后：此病为慢性进展性疾病，不可治愈。部分患者早期可继续工作，逐渐丧失工作能力，也有疾病迅速发展者，多死于感染、肺炎等并发症。

2.饮食指导

（1）鼓励患者进食高热量、高维生素、高纤维素且容易咀嚼的食物，例如蔬菜、水果、奶类等，也可进食适量优质蛋白及营养素，以补充机体需要。指导患者多选择粗纤维食物，如芹菜等，多饮水，预防便秘的发生。

（2）患者发病后，胃肠功能、咀嚼功能均有减退，营养摄入不足，加之肢体震颤会消耗大量的能量。因此，为满足患者的机体消耗，宜少食多餐，必要时可将食物切成小块状，便于咀嚼。

（3）为患者提供安静的进餐环境，充足的进餐时间，如进餐时间过长，可将食物再次加热后食用。餐具尽量使用钢制材料，不易破碎；选择汤匙或叉子等进食餐具，以方便患者使用。

3.用药指导

帕金森病患者需长期服药，甚至终身服药。药量及服药时间必须严格遵医嘱，药物剂量不可随意增减，甚至擅自停药，以免加快病情进展。服药后如发生不良反应，应及时告知医生，给予对症处理。

（1）左旋多巴制剂：患者早期会出现恶心、呕吐、食欲减退、腹痛、直立性低血压等不良反应，此时可遵照医嘱减少药物剂量或更改服药时间，以缓解症状。当患者出现严重的精神症状，如欣快、幻觉、精神错乱、意识模糊等，立即告知医生，给予处理。长期服用左旋多巴制剂，患者会出现异常运动和症状波动的不良反应。异常运动是肌张力障碍样不随意运动，表现为摇头，以及双臂、双腿和躯干的各种异常运动。波动症状包括"开-关现象"和"剂末恶化"两种。"开-关现象"指每天多次波动于运动减少和缓解的两种状态之间，同时伴有异常运动。当患者出现"开-关现象"时，可遵照医嘱适当减少每次口服剂量，增加每日口服次数，但每日服药总量不变或加用多巴胺受体激动剂,减少左旋多巴的剂量,以预防和缓解此现象的发生。"剂末恶化"指每次用药后,药物的作用时间逐渐缩短,表现为症状有规律性的波动。当出现剂末症状时,可增加单日总剂量,分多次服用。服药期间应避免使用维生素 B$_6$、氯丙嗪、利舍平、氯氮等药物,防止出现直立性低血压或降低药效。为延长左旋多巴的使用时间、减少左旋多巴的使用剂量及防止药物的不良反应,左旋多巴常与盐酸普拉克索和(或)恩他卡朋联合口服。但盐酸普拉克索会出现低血压的不良反应,因此在应用此类药物前和服药中,应监测患者血压,如血压偏低,及时告知医生,给予调整药物剂量,甚至停药等措施。

(2)抗胆碱能药物:患者常出现口干、眼花、视物模糊、便秘、排尿困难等不良反应,甚至影响智能,严重者会出现幻觉等精神症状。此药物较适用于年轻患者,老年患者应慎用,前列腺肥大及闭角型青光眼患者禁用。

(3)金刚烷胺:不良反应有口渴、心绪不宁、踝部水肿、视力障碍等,但均少见。哺乳期妇女及严重肾衰竭患者禁用。忌与酒同服。避免睡前服用,以免影响睡眠质量。

(4)多巴胺受体激动剂:常见不良反应与左旋多巴相近,区别在于,直立性低血压及精神症状的发生率偏高,异动症的发生率偏低。

4.日常生活指导

(1)指导家属多了解患者在生活、心理等方面的需要,鼓励患者做力所能及的事,鼓励患者进行自我照顾。生活不能自理的患者,应做好安全防护。由于患者病程较长,因此,指导家属进行协同护理,掌握相关的生活护理方法,以保证患者出院后得到较高质量的生活照顾。

(2)起病初期,轻度运动障碍患者能够做到基本的生活自理,因此只需协助及保证患者安全。

(3)肢体震颤患者,应更为重视安全,避免发生烫伤、烧伤,割伤等。给予使用钢制碗筷及大把手的汤匙进食。

(4)对于有精神症状或智能障碍的患者,安排专人进行护理,24 h 监管,保证患者的正常治疗及生活安全。

(5)卧床、完全不能自理的患者,保证衣物及床单整洁,定时给予翻身及皮肤护理,必要时也可给予泡沫贴或气圈保护骨隆突处。生活用品摆放在病床附近,以便拿取。呼叫器设置在床旁墙壁,触手可及,随时呼叫。

(6)协助患者进食或喂食,进食后及时清理口腔。口角有分泌物时及时给予擦拭,保持衣物及个人卫生清洁,从而保证患者形象良好,避免产生自卑心理。

(7)与患者沟通需诚恳、和善,耐心倾听,充分了解患者心理及生活需要。如患者语言沟通障碍,可为患者准备纸笔进行书面沟通或进行手势沟通。

(8)患者外出需有人陪伴,随时佩戴腕带或患者信息卡(注明患者姓名、住址、联系方式、病史、就诊医院、科室),防止走失或出现突发情况。

5.管道维护

(1)患者病情严重时会出现进食、饮水呛咳,甚至吞咽障碍,为保证患者进食量充足及避免误吸发生,应评估患者有无食管、胃底静脉曲张,对于食管癌和食管梗阻者,可建议给予鼻饲管置管,讲解置管的配合方法、注意事项等。

（2）部分患者长期服用药物，会出现排尿困难的不良反应，必要时可给予留置导尿。尿管及尿袋明确标记留置日期；妥善固定尿管，避免牵拉、打折；尿袋勿高于患者膀胱，避免尿液回流，继发感染；医用聚氯乙烯尿袋每 7 d 更换一次，硅胶尿管每 14 d 更换一次，并注明更换日期。每日给予两次会阴护理，观察尿液的颜色、量和性状，避免尿路感染，必要时可遵照医嘱给予膀胱冲洗。

6.康复指导

（1）疾病初期，鼓励患者参加各项社交活动，坚持适当的锻炼，如太极拳、散步等，确保身体各关节及肌肉得到适当的活动。

（2）疾病中期，患者会出现运动障碍或某些特定的动作困难，所以，可有计划、有针对性地进行功能锻炼。如患者坐起困难，可反复练习此动作。患者处于疾病中期时，仍可完成基本的生活自理，因此，可通过完成日常的生活自理进行功能训练，如穿、脱衣服，拖地等。鼓励患者大踏步、双臂自然摆动进行锻炼，如出现突然僵直，指导患者放松，不可强行牵拉。

（3）疾病晚期，患者卧床，不能完成主动功能锻炼，需要给予被动功能锻炼。活动关节，按摩四肢肌肉，切勿过度用力，以保持关节功能，防止肌肉萎缩的发生。

（4）对于言语障碍及吞咽困难的患者，进行鼓腮、伸舌、龇牙、紧闭口唇等动作，锻炼面部肌肉功能。言语障碍者，指导患者练习读单字、词汇等，以锻炼患者协调发音。

二、肝豆状核变性

肝豆状核变性（HLD），又称 Wilson 病，是一种遗传性铜代谢障碍所致的肝硬化和以基底节为主的脑部变性疾病。儿童、青少年期起病，也可有少数推迟至成年发病，我国较多见。临床多表现为精神症状、肝功能损害、肝硬化及角膜色素环（K-F 环）等。

（一）护理措施

1.护理要点

为患者提供安静、设施安全的病室，以保证正常生活。选择低铜或无铜食物，严格控制铜的摄入。严密观察患者的病情变化，如电解质的变化、是否出现黄疸等。增进与患者的沟通，发现心理问题，及时解决。

2.护理措施

（1）一般护理：

①选择安静、整洁的病室。病室内、走廊及卫生间设置扶手，方便患者扶住行走；病室地面清洁、平坦；日常生活用品放置在患者触手可及的位置；患者下床活动时，专人陪伴，确保患者的安全。疾病早期，未影响患者正常生活，如患者正在上学，应指导家属与学校相互沟通，随时监测患者生活状态及是否出现病情变化。出现严重肝功能损害表现时，指导患者卧床休息，选择舒适、安静的病房。出现神经及精神症状时，应专人护理，佩戴腕带，必要时在家属的同意下使用约束带，保证患者安全，满足患者生活需要。

②限制铜的摄入，选择低铜或不含铜的食物，避免进食贝类、动物内脏、巧克力等含铜量较高的食物，避免使用铜质餐具。指导患者进食低铜、低脂、高热量、高蛋白质、高维生素、易于消化的

食物,如水果、蔬菜、面条等。

③保持床单整洁,干净无渣屑,保持患者皮肤完整。指导患者避免情绪过度紧张,鼓励其进行适当的运动,如散步等。

(2)病情观察及护理:

①监测患者尿铜及血清电解质的变化,如有异常,应及时通知医生,遵照医嘱给予对症处置。

②监测患者是否出现肝损害表现,如黄疸、肝脾增大、腹腔积水甚至意识障碍;是否有眼部变化,如 K-F 环(铜在角膜弹力层沉积产生的角膜色素环)。

③观察患者是否出现牙龈出血、皮下出血甚至鼻腔及消化道出血等,如出现病情变化,应及时通知医生。

④患者多是青少年起病,病因多为遗传,因此可能在一个家族中会有多人患病,患者容易产生很大压力,出现自卑心理,与人沟通减少等。护士应担当倾听者的角色,耐心听取患者的倾诉,同时在此过程中,了解患者的心理变化,发现患者的心理问题,给予有针对性的心理支持。向患者讲解疾病相关知识,帮助患者树立战胜疾病的信心。

(二)健康教育

1.疾病知识指导

(1)概念:肝豆状核变性是一种铜代谢障碍导致基底核变性和肝功能损害的疾病。

(2)病因:遗传因素。

(3)主要症状:主要有进行性加重的锥体外系症状、神经系统症状、肝脏症状及眼部损害。

(4)常用检查项目:血清铜蓝蛋白及铜氧化酶测定,肝功能检查,头部 CT 和头部 MRI。

(5)治疗:控制铜摄入,药物控制铜的吸收(例如锌剂、四硫铜酸铵等),促进铜的排泄(例如 D-青霉胺、三乙基四胺等),手术治疗。

(6)预后:早期发现,早期治疗,一般较少影响生存质量及生存期。少数病例死于急性肝衰竭及晚期并发感染。

2.用药指导

指导患者严格遵医嘱长期服用药物,观察用药后不良反应,及时告知医生,予以处置。

(1)常用抑制铜吸收药物:锌剂,减少铜在肠道中的吸收,可增加尿铜和粪铜的排泄量,不良反应常出现消化道症状,如恶心、呕吐等。若出现以上症状,应及时告知医生。

(2)常用促进铜排泄药物:

①D-青霉胺,是首选药物。应用此药前先进行青霉素皮试,皮试结果为阴性方可使用。当出现发热、皮疹等过敏症状时,要及时告知医生,遵医嘱停药。服用D-青霉胺,可出现消化道症状、皮肤变脆容易破损等不良反应,长期服用时可出现免疫系统症状,如狼疮综合征、再生障碍性贫血、肾病综合征等。长期服用 D-青霉胺的患者,医生建议同时服用维生素 B_6,防止继发视神经炎等。

②二硫丁二钠,不良反应较轻,可出现鼻腔或牙龈出血等。

3.日常生活指导

(1)规范生活习惯,保证充足睡眠。如需要,可协助患者完成日常生活,日常用品放置在易于拿取的位置。

（2）指导患者调整情绪,避免过度紧张和情绪激动。

（3）轻者鼓励参加各项社交活动,坚持锻炼。

（4）卧床患者保持病床整洁,定时翻身叩背,按摩骨隆突处,避免皮肤的完整性受损。

4.康复指导

肝豆状核变性患者会出现神经系统症状,如肢体不自主震颤、动作迟缓等,康复训练可见本节帕金森病患者康复指导。

第八章

血液系统疾病护理

第一节　血小板减少症

血小板减少症是指血小板数低于正常范围[（100~300）×10^9/L]所引起的病症。血小板减少可能是由于血小板产生不足，脾脏对血小板的阻留，血小板受到破坏或者血小板利用的增加以及被血小板稀释等原因引起。但是无论何种原因所导致的严重血小板减少，都会引起典型的出血症状。最常见的出血有鼻出血、皮肤黏膜出血，全身可出现散在的出血点，或患者受轻微外伤撞击部位出现散在性瘀斑。还有的会出现胃肠道出血，泌尿生殖系统出血，有的女性患者月经量增多，经期延长。当出现胃肠道大量出血或中枢神经系统内出血时，可危及患者生命。

一、病因与发病机制

引起血小板减少的原因很多，一般认为有以下5个方面。

1.医源性血小板减少

（1）大量输血可引起血小板减少性紫癜：快速大量地输注库血可引起血小板减少，其发病机制尚不明确，血小板减少的程度跟输血量有关。大多数专家认为库血中有血小板凝集因子，引起血小板凝集，从而消耗了大量的血小板。对于需要紧急输注10~12个单位以上库血的患者，同时输注浓集的血小板能够防止血小板减少症的发生。

（2）低温麻醉所致的血小板减少：在低温麻醉时，有时会出现一过性的血小板减少症，一般不会引起出血，多数情况是可以逆转的。有个别的患者在复温后血小板减少可能会持续存在，从而引起出血。

（3）电离辐射所致的血小板减少：机体短期内接受大剂量的电离辐射或长期受到大剂量的电离辐射后，可以引起造血功能受到抑制，血小板生成障碍，从而引起血小板减少。

（4）体外循环所致血小板减少：进行体外循环手术的患者，在进行体外循环时，血小板可与异物表面相互作用，从而导致血小板功能激活，血小板聚集，在肺及体外循环机的滤网中被清除掉，引起血小板的减少。

2.生成障碍所致的血小板减少

（1）骨髓损伤：

①理化因素造成的骨髓损伤。

②骨髓浸润性病变。

③病原微生物。

④造血干细胞病变。

（2）先天性缺陷：如先天性巨核细胞生成不良，此病罕见。巨核细胞及血小板明显减少，常伴先天畸形，如肾脏、心脏、骨骼等。预后差，约2/3患儿8个月内死于颅内出血。母体孕期患风疹、口服 D860 可为发病因素。

（3）无效性血小板生成：无效性血小板生成是指巨核细胞每天生成的血小板数量不到正常的 50%。常见于部分维生素 B_{12} 或叶酸缺乏的巨幼细胞性贫血患者，表现为血小板减少，有的患者有出血倾向，有的表现为全血减少，骨髓巨核细胞正常甚至增加，因此为无效性血小板生成。无效性血小板生成的表现特征为骨髓巨核细胞增多，但血小板的更新率降低。

3.分布异常所致的血小板减少

（1）脾功能亢进：脾功能亢进是指各种不同疾病引起的脾脏肿大和血细胞减少的综合征。临床表现为，脾脏肿大伴有一种或多种血细胞减少，而骨髓造血细胞增生，切除脾脏后，血常规恢复正常。

（2）骨髓纤维化：骨髓纤维化是指以骨髓中成纤维细胞增殖，胶原纤维沉积，伴有肝脏、脾脏等器官髓外造血为特征的一种疾病。其临床特征为贫血，肝脾肿大，在外周血中会发现幼粒、幼红细胞，骨髓呈不同程度的纤维化。

（3）肝脾疾病：在正常情况下，体内约 1/3 的血小板停滞在脾脏。当发生脾脏肿大时，如门脉高压症、高雪氏病、淋巴瘤、结节病等，血小板计数可能会减少，但体内血小板的总数并没有减少。注射肾上腺素后，在一定的时间内，血小板计数可明显升高。有时可能同时存在血小板破坏增加的因素。肝脏疾病所导致的血小板减少与血小板生成素合成减少及脾功能亢进有关。

4.破坏增多所致的血小板减少

（1）免疫性血小板减少：

①同种免疫性血小板减少：如新生儿同种免疫血小板减少症、血小板输注无效等。

②自身免疫性血小板减少：如继发性血小板减少性紫癜、特发性血小板减少性紫癜等。

（2）非免疫性血小板减少：如血栓性血小板减少性紫癜、溶血性尿毒症综合征、弥散性血管内凝血、妊娠合并血小板减少等。

5.感染性因素所致的血小板减少

感染性血小板减少症是因为病毒、细菌或其他感染因素所致的血小板减少性出血疾病。可导致血小板减少的病毒感染包括麻疹、风疹、单纯疱疹、巨细胞病毒感染、水痘、病毒性肝炎、流感、传染性单核细胞增多症、腮腺炎、流行性出血热、登革热等。病毒可侵犯到巨核细胞，使血小板生成减少。病毒也可以吸附于血小板上，导致血小板破坏增加。某些严重的麻疹患者以及流行性出血热患者，因为弥散性血管内凝血而消耗血小板。许多细菌感染可致血小板减少，如革兰阳性及阴性细菌败血症、细菌性心内膜炎、脑膜炎双球菌、菌血症、伤寒、结核病、猩红热、布氏杆菌病。细菌毒素抑制了血小板的生成，或使血小板破坏增加，也可能是由于毒素影响血管壁功能而增加血小板的消耗。单纯血小板减少患者，如果有明确的感染病史，在原发感染控制后，血小板会逐渐恢复正常。

二、护理措施

1.一般护理

患者应卧床休息，出血严重时更应该绝对卧床休息，并保持心情平静。在饮食方面给予高蛋白、高维生素、有营养、容易消化的软食，预防消化道出血。有消化道出血时应适当禁食，避免胃肠道蠕动加重出血。患者应保持口腔清洁卫生，勤漱口，预防口腔感染，并且注意保护牙龈，使用软毛牙刷刷牙。保持大便通畅，避免用力解大便，避免用力咳嗽引起颅内压升高而造成颅内出血。

2.心理护理

患者要有一个健康、愉快、积极配合治疗的心理，不良的情绪负担容易造成机体免疫功能降低，影响疾病的恢复。医务人员要通过良好的沟通交流，让患者信任，并通过举例说明来缓解患者的负面情绪，使患者积极配合治疗，早日康复。

3.出血的护理

(1)鼻出血：鼻出血多为鼻中隔出血，让患者取平卧位，保持心情平静，给予1∶1 000的肾上腺素棉球填塞鼻孔。出现大量的鼻出血时，应该给予凡士林油纱条作后鼻孔填塞止血。填塞的时间一般不超过72 h，并且要注意患者鼻翼部位有无红肿感染的征兆。

(2)口腔黏膜或牙龈出血的护理：保持口腔的清洁卫生，勤漱口，可以用大头棉签或棉球代替牙刷来清洁牙齿和口腔。

(3)皮肤黏膜出血的护理：注意观察患者的皮肤情况，指导患者着宽松的衣物，避免摩擦，引起出血。严格执行无菌操作，做完穿刺后一定要注意压迫止血，直到不再出血为止。尽量避免损伤性的操作。

(4)消化道出血的护理：观察患者有无呕血、便血、腹痛等消化道出血的征兆，观察患者的面色、血压、四肢温度的变化。出现呕血时应将患者的头偏向一侧，保持呼吸道通畅，防止窒息。

(5)颅内出血的护理：随时了解患者有无头痛、恶心、呕吐、视物模糊等情况，观察患者的意识变化。预防和及早发现颅内出血是抢救患者的关键。

4.用药护理

遵医嘱服用药物，不能擅自更改药物的剂量或停药。

三、健康教育

(1)平时应穿着稍微宽大的衣服，保持皮肤、黏膜的清洁卫生，避免抓伤，禁止掏鼻孔，养成良好的生活习惯。

(2)进食软食，避免吃粗硬的食物，预防胃肠道出血。

（3）遵医嘱服用药物，不能擅自更改药物的剂量或停药，避免接触引起血小板降低的药物，如阿司匹林等。

（4）预防感染，特别是预防病毒感染，如上呼吸道感染、麻疹、水痘、风疹等。

第二节　血栓性血小板减少性紫癜

血栓性血小板减少性紫癜（TTP）是一种少见的血栓性微血管疾病，伴有微血管病性溶血性贫血。该病由 Moschowitz 在 1925 年首先报告提出。其临床特征主要表现为血小板减少性紫癜、中枢神经系统异常、微血管病性溶性贫血、发热以及肾功能衰竭。具备前面三项临床特征的 TTP 患者占 70%~80%，称为三联征，约有 30% 的 TTP 患者同时具备以上五项临床特征，我们称之为五联征。

流行病学调查显示 TTP 的发病率为 $1/10^6$，发病年龄为 10~40 岁，女性多于男性，男、女比例为 1:3。本病发病急，病情凶险，如果没有得到及时有效的治疗，患者的死亡率可以达到 50% 以上。

一、病因与发病机制

（一）病因

目前对于 TTP 的病因尚未明确，多数 TTP 患者没有明显的病因，少数患者有感染、药物过敏、妊娠、免疫性疾病、中毒以及遗传等因素存在。

（1）感染：可见于细菌、立克次体、流感病毒、呼吸道及肠道病毒、单纯疱疹、肺炎支原体等感染。

（2）药物过敏：有部分患者发病前使用了青霉素类、磺胺类、碘、四环素、苯妥英钠、氯喹、阿司匹林、普鲁卡因胺、口服避孕药、注射疫苗等药物，有些抗肿瘤的化疗药物如环孢素、丝裂霉素以及骨髓移植都可以诱发 TTP。

（3）妊娠：研究表明，治疗性流产以及分娩后期都容易发生 TTP。

（4）免疫性疾病：如风湿性关节炎、类风湿性关节炎、脊柱炎、系统性红斑狼疮、干燥综合征、多动脉炎等也可以诱发 TTP。

（5）中毒：漆类、染料、一氧化碳、蜜蜂叮咬以及狗咬伤等可诱发 TTP。

（6）遗传：有报告显示同一家族中有几个人发生了 TTP，也有报道姐妹二人均在妊娠期发病，提示了该疾病有家族遗传倾向。

（二）发病机制

关于 TTP 的发病机制目前还没有完全定论。有的学者认为该病可能起源于内皮细胞受损，从而促进血小板在血管内聚集而形成血栓，也有学者认为由于血小板聚集能力过强，形成了血小板栓子，黏附在血管内皮，从而引起其继发性改变。目前认为 TTP 可能的发病机制主要有以下几个方面。

（1）内皮细胞损坏：由于内皮细胞受损，导致由内皮细胞产生或合成的多种生物活性物质减少，如前列环素（PGI_2）减少，正常情况下 PGI_2 能抑制诱导血小板的聚集。由于血液中的 PGI_2 浓度降低，纤溶活性减弱，导致了血管收缩加强，血小板聚集和凝固性增加，从而产生了血栓。

（2）促血小板聚集的因子增多：由于血小板聚集能力过强，形成了血小板栓子，这些栓子黏附于血管内皮，从而引起一系列的微血管改变。

（3）免疫学说：有报道指出，TTP 发病时血小板表面的相关免疫球蛋白（PAIgG）增高，当治疗好转时降低。血小板表面附着有 IgG 时易遭到单核-巨噬细胞系统的破坏，致使血液循环中血小板减少。

（4）小血管病变：有文献报告 TTP 可并发有系统性红斑狼疮、多发性结节性动脉炎、类风湿性关节炎、类风湿性脊柱炎等疾病，这些疾病的特点是都有不同程度的血管炎病变。

（5）弥散性血管内凝血（DIC）：有学者对 TTP 患者体内的血浆凝血酶-抗凝血酶Ⅲ复合物（TAT）和纤溶酶-$\alpha 2$ 抗纤溶酶复合物（PAP）进行了研究，当患者疾病得到缓解后，其体内的 PAP 和 TAT 值均明显下降。

二、临床表现与诊断

（一）临床表现

TTP 患者起病急，病情发展迅速。根据患者的临床表现可分为：同时具有血小板减少、微血管病性溶血性贫血、中枢神经系统症状的三联征和与三联征同时存在并伴有肾脏损伤和发热症状的五联征。

1.血小板减少引起的出血

出血部位以皮肤黏膜为主，表现为散在的瘀点、瘀斑或紫癜。还会出现鼻出血、视网膜出血、胃肠道出血和泌尿生殖系统出血，严重的患者还会出现颅内出血。出血的程度、范围与血小板减少的程度有关。

2.中枢神经系统症状

典型的 TTP 患者首先出现神经系统症状，严重者往往有不同程度的意识紊乱、头痛和（或）失语、口齿不清、眩晕、惊厥、痉挛、视力障碍、感觉异常、知觉障碍、定向障碍、嗜睡、精神错乱、谵妄、昏迷、脑神经麻痹等症状。神经系统表现的多变性也是本病的特点之一，神经系统的异常表现与脑循环障碍有关，其严重程度也与疾病的预后密切相关。

3.微血管病性溶血性贫血

TTP 患者会有不同程度的贫血，主要原因是当血流通过有病变的微血管时，红细胞由于受到机械性损伤而破裂，从而引起不同程度的贫血、黄疸、间接胆红素增高。少数的患者还会伴有肝脾肿大。

4.肾脏损害

肾脏损害主要表现为蛋白尿、镜下血尿和管型尿，肉眼血尿较少见。大多数患者会伴有轻、中度的肾损害，极少数患者由于肾脏血管广泛受累，肾皮质缺血坏死而引起少尿、无尿和急性肾功能衰竭。

5.发热

50%以上的患者会出现发热症状,发热可发生在疾病的不同时期。发热的原因可能与下列因素有关。

(1)继发感染。

(2)下丘脑体温调节功能紊乱。

(3)组织坏死。

(4)溶血产物的释放。

(5)内源性致热源的释放:由于异常的内皮细胞和(或)抗原抗体反应,激活单核-吞噬细胞系统所导致。

6.其他

由于血栓的形成导致不同器官血液循环障碍,可以引起以下疾病。

(1)心肌出血坏死,并发各种心律失常、心肌梗死和心力衰竭。

(2)呼吸功能不全:血栓影响了肺功能的正常进行。

(3)淋巴结肿大、皮肤坏死、皮疹、动脉周围炎、高血压等。

(4)腹痛、肝脾肿大、急性胰腺炎。

(5)肌肉关节疼痛、胸膜炎、雷诺现象等结缔组织病的表现。

(二)辅助检查

(1)血常规。外周血可见患者的血小板减少,有不同程度的贫血表现,为正细胞正色素性贫血,1/3的患者血红蛋白小于60 g/L。95%的患者血常规中可看到变形红细胞及其碎片。患者的白细胞数为正常或稍微增高,很少有患者的白细胞超过$20×10^9/L$。

(2)骨髓象。多数患者的骨髓象正常,或呈增生性贫血骨髓象;巨核细胞数正常或增多,多数为幼稚巨核细胞,呈成熟障碍。

(3)溶血指标检查。直接抗人球蛋白试验(Coombs)往往为阴性,但继发性者少数可为阳性。血清胆红素增高、游离血红蛋白增高、结合珠蛋白下降及血红蛋白尿阳性,提示有血管内溶血。

(4)血清乳酸脱氢酶(LDH)。LDH水平增高,其增高水平与溶血程度和临床病程一致,可以作为临床判断预后及疗效的一个重要指标。

(5)出凝血检查。凝血时间、部分凝血活酶时间、凝血因子时间一般正常,少数患者检查结果延长。凝血因子V、Ⅷ均正常。

(6)免疫血清学检查。系统性红斑狼疮(SLE)细胞、抗核因子、类风湿因子可为阳性。补体大多数正常。

(7)肾功能检查。可见镜下血尿、蛋白尿、血肌酐、尿素氮增高,少数患者可达到急性肾功能衰竭的标准。

(三)诊断依据

(1)临床表现为三联征或五联征。

(2)血小板计数低于$100×10^9/L$。

（3）有微血管病性溶血的异常化验。

三、治疗原则

1.血浆疗法

（1）血浆置换（PE）：血浆置换为首选的治疗方法。自 1976 年开始使用血浆置换术治疗 TTP 后，TTP 的预后大为改善，提高了 TTP 患者的生存率。目前主张一旦确诊应及早进行血浆置换术，常规用量为每天 40~80 mL/kg 的新鲜冷冻血浆，疗程 5~7 d。

（2）血浆输注（PI）：单纯的血浆输注方法简单易行，适用于紧急抢救或基层医院的救治。但血浆输注的疗效没有血浆置换明显，并且输注大量的血浆会加重心、肾的负担，引起心、肾功能不全。

2.肾上腺皮质激素

单独使用肾上腺皮质激素类的药物治疗 TTP 效果较差，应该联合血浆置换一起使用。一般用泼尼松 60~80 mg/d，不超过 200 mg/d。对于不能口服的患者也可用相应剂量的氢化可的松或地塞米松静脉滴注。

3.免疫抑制药

Pallavicini 提出了当 TTP 患者使用血浆置换术和常规药物治疗无效时，可以使用长春新碱静脉注射，每周 2 mg。临床上也有患者对环孢素和免疫球蛋白的治疗有效。

4.抗血小板药物

常用阿司匹林（600~2 400 mg/d）、双嘧达莫（400~600 mg/d）、吲哚美辛（消炎痛）等药物，可在综合治疗 TTP 中起辅助作用，待完全缓解后作维持治疗。

5.脾脏切除术

目前脾脏切除术主要用于血浆置换无效或多次复发病情得不到控制的 TTP 患者。

6.成分输血

当患者出现严重贫血时可以为其输注压积红细胞或洗涤红细胞，减轻患者的贫血状态。因为血小板的输注可以加重血小板的聚集和微血管的血栓，所以只有在血小板严重减少，危及患者生命的时候，才考虑输注血小板，并且血小板的输注最好在患者应用血浆置换治疗后谨慎进行。

四、护理措施

1.心理护理

TTP 起病急，病情发展迅速，死亡率高。目前血浆置换术为首选治疗方法，疗效好，但治疗费用高，并且患者和家属对血浆置换不了解，感到陌生、恐惧。我们要及时地疏导患者的不良情绪，讲解治疗的方法、操作的过程，取得患者和家属的配合。

2.出血的预防和护理

指导患者卧床休息，避免情绪激动。观察患者的皮肤黏膜、大小便的情况，了解患者出血的情况。密切观察患者的神志变化，如有变化应及时处理，防止颅内出血造成的危害。严格地交接班。

3.预防感染

病房内应保持适宜的温、湿度,每日开窗通风 2 次,每日空气消毒 2 次。保持患者皮肤清洁、卫生。严格执行无菌操作,预防感染。

4.血浆置换的护理

(1)做好血浆置换的准备工作,向患者讲解其配合的要点、操作的方法、目的及注意事项,消除其陌生感,确保置换术顺利进行。熟识患者的状况,包括社会、生理和心理状态。选择合适的血管穿刺,减轻患者的痛苦。同时应该准备血浆置换术所需要的药品,保证患者的安全。

对于血管条件差的患者建议行股静脉插管,保证血液通道的畅通,确保血浆置换术顺利进行。

(2)血浆置换过程中严密观察患者的体温、脉搏、呼吸、血压的变化,观察有无不良反应的发生,尤其是枸橼酸钠中毒,注意补充钙剂,防止枸橼酸钠中毒。一般每 200 mL 枸橼酸钠可补充 10% 葡萄糖酸钙 10 mL,可以通过静脉或口服给药。

(3)置换后的护理:观察患者的穿刺部位有无出血、红肿。观察患者的意识状况。要严格交接班,对有股静脉插管的患者要注意其股静脉置管是否妥善固定,有无松脱现象,并注意股静脉插管的接头是否牢固。

血浆置换结束后,如患者不需要再行血浆置换术,可以考虑拔除股静脉置管,拔管后应按压穿刺部位 15~30 min,并用沙袋加压按压 1~2 h,同时注意观察穿刺部位有无出血,股静脉置管拔管的当天不宜淋浴,防止穿刺部位感染。

五、健康教育

(1)TTP 发病较急,病情进展迅速,出血严重者需绝对卧床。缓解期应注意休息,避免过度劳累,避免外伤。

(2)保持大便通畅,勿用力排便,防止因腹压增高引起出血,同时避免剧烈咳嗽、打喷嚏。

(3)饮食应软而细,以高蛋白、高维生素、易消化饮食为主,避免进食辛辣刺激及油炸的食物,以免形成口腔血疱甚至诱发消化道出血。如有消化道出血,应注意饮食调节,必要时要禁食,或进流食或冷流食,待出血情况好转,才可逐步过渡为少渣半流食、软饭、普食等。

(4)患者应养成良好的生活习惯,禁烟酒。

(5)对于发热的患者指导其多饮水,防止体内水分过多流失。

第三节　重度贫血症

贫血是指外周血中单位体积内血红蛋白(Hb)浓度、红细胞计数(RBC)和(或)血细胞比容(HCT)低于相同年龄、性别和地区的正常值低限的一种常见的临床症状。一般认为在平原地区,成年男性 Hb<120 g/L,RBC<4.5×10^{12}/L 和(或)HCT<42%,成年女性 Hb<110 g/L(孕妇 110 g/L),

RBC<$4.0×10^{12}$/L 和(或)HCT<38%即可诊断为贫血。其中以 Hb 浓度低于正常值为最重要的衡量标准,RBC 计数的多少不一定反映出是否贫血以及贫血的程度。如在小细胞性贫血的时候,RBC 计数减少的程度往往比 Hb 减少的程度要轻,而当发生大细胞性贫血时,RBC 计数的减少程度则比 Hb 的下降显著。目前临床一般根据血红蛋白量的多少将贫血分为四个等级:当血红蛋白浓度低于正常参考值但高于 90 g/L 为轻度贫血,血红蛋白浓度低于 90 g/L 但高于 60 g/L 为中度贫血,血红蛋白浓度低于60 g/L但高于 30 g/L 为重度贫血,血红蛋白浓度低于 30 g/L 为极重度贫血。

一、病因及发病机制

由于引起贫血的原因多种多样,发生贫血的机制也很复杂,诊断时比较困难,不同的学者、专家看待问题的角度也不相同,对贫血的分类也就不相同。目前大概可以从五个角度来对贫血进行分类。

1.按产生贫血的原因

(1)红细胞生成减少:造血原料不足或利用障碍。

(2)骨髓造血功能异常。

(3)继发性贫血见表 8-1。

表 8-1　继发性贫血

原　因	类　型
慢性肝疾病	肝性贫血
慢性肾疾病	肾性贫血
	缺乏红细胞生成素的贫血
恶性肿瘤	各种白血病
	恶性肿瘤引起骨髓浸润性贫血
内分泌疾病	甲状腺、肾上腺、垂体等疾病引起的贫血
慢性感染、炎症	慢性病性贫血

(4)红细胞破坏过多:内源性因素与外源性因素见表 8-2、表 8-3。

表 8-2　内源性因素

原　因	类　型
红细胞膜先天缺陷引起的贫血	遗传性球形红细胞增多症
	遗传性椭圆形红细胞增多症
	棘形红细胞增多症
	口型红细胞增多症
溶血性贫血	葡萄糖-6-磷酸脱氢酶缺乏引起的贫血
	红细胞酶缺陷引起的贫血
	丙酮酸激酶缺乏引起的贫血
	其他酶缺乏引起的贫血

续表

原　因	类　型
珠蛋白合成异常引起的贫血	地中海贫血
	不稳定血红蛋白病
	氧亲和力改变的血红蛋白病
	镰形细胞病
	血红蛋白 C、D、E 病
	血红蛋白 M 病
血红素或卟啉代谢异常导致的贫血	卟啉病
	硫化血红蛋白症
	高铁血红蛋白症

表 8-3　外源性因素

原　因	类　型
机械性损伤引起的贫血	创伤性、心源性溶血性贫血
	行军性血红蛋白血症
	人造心脏瓣膜溶血性贫血
	微血管病性溶血性贫血
免疫性溶血性贫血	自身免疫性溶血性贫血
	新生儿同种免疫性溶血病
	药物免疫性溶血性贫血
	阵发性睡眠性血红蛋白尿
	阵发性寒冷性血红蛋白尿
	冷凝集素综合征
理化生物因素所造成的贫血	化学毒物及药物性溶血性贫血
	大面积烧伤、感染性溶血性贫血
脾功能亢进	单核-吞噬细胞系统破坏增多

2.按外周血成熟红细胞的大小分类(表 8-4)

平均红细胞体积,是指每个红细胞的平均体积,以飞升(fL)为单位。平均红细胞血红蛋白含量,是指每个红细胞内所含血红蛋白的平均量,以皮克(pg)为单位。平均红细胞血红蛋白浓度,是指平均每升红细胞中所含血红蛋白浓度(g/L)。平均红细胞体积(MCV)、平均红细胞血红蛋白含量(MCH)、平均红细胞血红蛋白浓度(MCHC)是根据红细胞计数(RBC)、血红蛋白(Hb)量和血细胞比容(HCT)值计算出来的。

MCV=每升血中血细胞比容/每升血中红细胞数,正常值为 80~100 fL。

MCH=每升血液中血红蛋白浓度/每升血液中红细胞个数,正常值为 27~34 pg。

MCHC=每升血液中血红蛋白浓度/每升血液中红细胞比容,正常值为 32%~36%。

表 8-4　贫血分类(按外周血成熟红细胞的大小分类)

贫血类型	MCV	MCH	MCHC	常见疾病及病因
正常细胞性贫血	正常	正常	正常	再生障碍性贫血
				溶血性贫血
				急性失血
				急性溶血
大细胞性贫血	正常	正常	正常	巨幼细胞性贫血
				叶酸和维生素 B_{12} 缺乏或吸收障碍
单纯小细胞性贫血	正常	正常	正常	慢性感染性贫血
				慢性肝肾疾病性贫血
小细胞低色素性贫血	正常	正常	正常	缺铁性贫血
				慢性失血性贫血铁缺乏、维生素 B_6 缺乏
				珠蛋白肽链合成障碍慢性失血等

3.按红细胞系统生成的过程分类

(1)干细胞增殖和分化过程的障碍:

①多能造血干细胞,如原发性和继发性再生障碍性贫血。

②红系祖细胞,如先天性和获得性纯红细胞再生障碍性贫血、肾性贫血、内分泌疾病引起的贫血。

(2)已分化红细胞的增生和成熟障碍:

①DNA 合成障碍,如叶酸和维生素 B_{12} 缺乏引起的巨幼细胞性贫血。

②血红蛋白合成障碍,如缺铁性贫血、高铁血红蛋白症、地中海贫血等。

③原因不明或多种异常引起,如铁粒幼细胞贫血、慢性继发性贫血等。

4.按红细胞的病理变化分类

(1)红细胞膜异常:多为溶血性贫血,并且多有红细胞形态的异常,如遗传性球形红细胞增多症、遗传性椭圆形红细胞增多症。

(2)红细胞质异常:

①铁代谢异常,如缺铁性贫血。

②血红素异常,如高铁血红蛋白症、硫化血红蛋白症。

③珠蛋白合成异常,如地中海贫血、异常血红蛋白病。

④酶异常,如葡萄糖-6-磷酸脱氢酶缺乏引起的贫血、丙酮酸激酶缺乏引起的贫血等。

(3)红细胞核的异常:叶酸和维生素 B_{12} 缺乏导致的巨幼细胞贫血。

(4)病态红细胞生成:多见于恶性疾病,如骨髓增生异常综合征、白血病等。常见多核红细胞。

5.按骨髓的病理形态分类

(1)增生性贫血:如缺铁性贫血、急慢性失血性贫血、溶血性贫血、继发性贫血等。

(2)巨幼细胞性贫血:如叶酸和维生素 B_{12} 缺乏引起的贫血。

（3）增生不良性贫血：如原发性和继发性再生障碍性贫血。

二、临床表现与诊断

血液携氧功能降低是贫血的病理生理基础。贫血症状的有无或轻重，取决于贫血的程度、贫血发生的速度、循环血量有无改变、患者的年龄以及心血管系统的代偿能力等。若贫血发生缓慢，机体能逐渐适应，即使贫血较重，也可维持生理功能；反之，如短期内发生贫血，即使贫血程度不重，也可能出现明显的症状。年老体弱或心、肺功能减退者，症状较明显。

（1）疲倦、乏力、精神萎靡。身体软弱无力、疲乏、困倦，是因肌肉缺氧所致。此为最常见和最早出现的症状。

（2）皮肤黏膜苍白。皮肤黏膜苍白是贫血最常见的体征。一般首先观察睑结合膜、手掌大小鱼际及甲床的颜色。

（3）循环和呼吸系统。轻、中度的贫血患者在情绪激动或体力活动后会出现明显的循环和呼吸系统的改变，出现心悸、气短、头昏、乏力等症状。当贫血严重或发生迅速的贫血时，患者即使在休息时也可能会出现上述症状，长期贫血以及心脏超负荷工作且供氧不足会导致贫血性心脏病，此时不仅有心率的变化，还可有心律失常和心功能不全。

（4）中枢神经系统。头晕、头痛、耳鸣、眼花、注意力不集中、嗜睡等均为常见症状。晕厥甚至神志模糊可出现于贫血严重或发生急骤者，特别是老年患者。

（5）消化系统。食欲减退、腹部胀气、恶心、便秘等为最多见的症状。

（6）生殖系统。女性患者中常出现月经失调，如闭经或月经过多。在男、女两性中性欲减退均多见。

（7）泌尿系统。贫血严重者可有轻度蛋白尿及尿浓缩功能减低。

三、护理措施

1.心理护理

重度贫血患者往往因为病程较久，患者会产生一种恐惧与灰心的心理，担心治疗及预后。同时患者全身乏力，活动后加重循环系统和呼吸系统的压力，出现心悸、气短、呼吸频率加快，患者的生活自理能力有所下降，因而产生了悲观的情绪。还有部分患者经济压力大，而长久的治疗效果不佳更增加了其经济负担，有的患者甚至产生了悲观厌世的心理。从患者入院时，应以微笑来面对患者，向其讲解医院的住院环境，消除其对环境的陌生感，更好地完成角色的转变。在住院过程中更应该关心患者，及时了解患者的心理变化，指导其保持良好的心态，积极配合检查治疗，鼓励患者与亲友或病友多沟通交流，减少其孤独感，促进疾病的早日康复。

2.用药护理

现在的贫血发病率高，常见市场上销售各种治疗贫血的药品和保健品，而这些所谓的治疗贫血的药品和保健品对患者的贫血能否起到治疗作用还不得而知。患者用药一定要在检查贫血发生的原因后，在医师的指导下合理地使用药物。患者服用药物有一定的不良反应时，护理人员应该向其讲解这些不良反应，让患者自己了解这些不良反应，减轻恐惧心理。例如，正在服用雄激素类药物的患者,容易长痤疮,毛发增多,声音变粗,女性患者出现停经、伴男性化等表现,但病情缓解后,逐渐减药,不良反应也会消失。肌内注射丙酸睾酮的患者,局部皮下组织容易产生硬结,当发现有硬结时,要及时理疗、热敷,以促进药物的吸收,防止感染。

3.卧床休息

红细胞的主要功能是携氧,因此贫血发生后就可出现因组织缺氧引起的一系列症状体征。因此贫血患者应以卧床休息为主,轻度贫血的患者可以在家属的陪同下适当下床活动,预防跌倒。严重贫血的患者应该卧床休息,必要时给予低流量的氧气吸入。对于需要长期卧床休息的患者来说,压疮是最常见的并发症,要积极预防压疮的发生,协助患者定时翻身,并保持其皮肤、床位的清洁卫生。

4.饮食

贫血原因很多,日常的生活以及饮食也应该注意,饮食营养要合理,食物必须多样化,食谱要广,忌食辛辣、生冷不易消化的食物,不能偏食,否则也可能会因某种营养素的缺乏而引起贫血。食物要富有营养并易于消化,饮食要有规律,有节制,忌暴饮暴食。缺铁性贫血的患者要多食含铁丰富的食物,如猪肝、猪血、瘦肉、奶制品、豆类、大米、苹果、绿叶蔬菜等。茶叶中含有叶酸、维生素 B_{12},因此多饮茶有利于巨细胞性贫血的治疗。但缺铁性贫血不宜饮茶,因为饮茶不利于人体对铁剂的吸收,适当的补充酸性食物则有利于铁剂的吸收。

5.预防感染

保持皮肤黏膜的清洁卫生,常洗澡,勤换衣物,防止皮肤破损、感染。保持室内空气新鲜,早晚通风 2 次,每次 30 min 以上,室内空气每日消毒 2 次,每次 30 min。限制家属及亲朋好友探视的次数、人数,有呼吸道感染的,禁止探视。如果出现感染的征兆应立即给予抗生素治疗。

四、健康教育

(1)向患者和家属讲解贫血发生的原因、临床表现、治疗方法及不良反应,指导患者保持良好的心理状态,积极配合治疗。

(2)使患者和家属了解治疗药物的不良反应,使其积极配合治疗。

(3)加强患者营养,摄入高蛋白、高热量、高维生素等富含营养、易消化的饮食。

(4)向患者及家属讲解吸氧的注意事项,讲解输血的作用。

第四节　多发性骨髓瘤

多发性骨髓瘤(MM)是一种恶性细胞病,其肿瘤起源于骨髓中的浆细胞,而浆细胞是 B 淋巴细胞发育到最终功能阶段的细胞。因此,多发性骨髓瘤可以归到 B 淋巴细胞淋巴瘤的范围。目前,WHO 将其归为 B 细胞淋巴瘤的一种,称为浆细胞骨髓瘤/浆细胞瘤。其特征为骨髓浆细胞异常增生伴单克隆免疫球蛋白或轻链(M 蛋白)过度生成,极少数患者可以是不产生 M 蛋白的为分泌型 MM。

一、病因与发病机制

多发性骨髓瘤(MM)是骨髓内浆细胞克隆性增生的恶性肿瘤。近年来发病率有逐渐增高趋势,常见于中老年人,发病年龄以40~70岁为主,发病率随年龄增长而增高。MM约占全部恶性肿瘤的1%,约占造血系统恶性肿瘤的10%。

目前病因尚不明确,可能与以下因素有关:遗传因素、物理因素、化学因素、病毒、细胞因子。

二、临床表现与诊断

(1)躯体表现:自发性骨折、骨痛、肝、脾、淋巴结及肾脏等受累器官肿大,肺炎和尿路感染,甚至败血症,头晕、眼花,可突然发生意识障碍、手指麻木、冠状动脉供血不足及慢性心力衰竭,鼻出血、牙龈出血、皮肤紫癜,蛋白尿、管型尿,甚至肾衰竭,致死率仅次于感染。

(2)骨髓瘤细胞浸润与破坏所引起的临床表现:骨骼破坏、髓外浸润。

(3)血浆蛋白异常引起的临床表现:感染、高黏滞综合征、出血倾向、淀粉样变性和雷诺现象。

(4)肾功能损害:临床表现有蛋白尿、管型尿,甚至急性肾衰竭,是仅次于感染的致死病因。

三、护理措施

1.预见性护理

(1)评估病史资料:

①病因:评估是否有遗传倾向、病毒感染、炎症和慢性抗原的刺激等。

②临床表现:有无骨痛、病理性骨折、感染、出血倾向等,有无肝大、脾大、淋巴结肿大等。

③评估全身情况和精神情感认知状况。

(2)判断危险因素:

①有骨折的危险。

②有感染的危险。

③有意外事件发生的危险。

(3)提出预见性护理措施:

①对有潜在性骨折者,加强健康知识教育,避免诱因:嘱患者卧床休息,限制活动,睡硬板床,忌用弹性床。

②严密观察患者的生命体征、病情,预防出血、感染等并发症。化疗过程中注意观察呕吐物的颜色及量。

③加强心理护理,体贴关心患者,使患者配合治疗,对抑郁患者严防意外事件发生。

2.化疗前心理护理

加强与患者沟通,耐心细致地解释病情及预后情况,向患者提供病情好转的信息及其他所关心的问题,以消除其不良情绪;指导患者进行自我调节、放松心情、转移注意力等;了解患者爱好,尽可能给予满足,如向患者提供书报、杂志、听音乐、看电视等。观察其情绪反应,出现情绪波动时,及时协助调整,肯定患者曾做出的努力,鼓励患者树立信心,提供安静、舒适的休养环境,尽量减少对患者的不良刺激。

3.化疗中护理

（1）用药过程中密切观察患者有无恶心、呕吐、食欲减退等胃肠道反应，并积极采取措施，力争减轻或消除症状。可遵医嘱给予镇吐药，提供清淡、易消化饮食，避免过甜、油腻及刺激性食物。指导患者细嚼慢咽、少食多餐，治疗前后2 h内避免进餐，进餐前指导患者做深呼吸及吞咽动作，进食后取坐位或平卧位。

（2）静脉滴注多柔比星等药物时，注意心率、心律，患者主诉胸闷、心悸时，应做心电图并及时通知医生。静脉滴注环磷酰胺（CTX）时，注意观察尿色、尿量。此药易引起出血性膀胱炎，应口服碳酸氢钠或按时滴入美司钠注射液，如发现尿量少、尿色较重时，应及时通知医生。

（3）化疗期间应鼓励患者多饮水，保证每日尿量1 500 mL以上，并服碳酸氢钠碱化尿液，加快尿酸的排泄。

（4）保护静脉，有计划地由四肢远端向近端依次选择合适的小静脉进行穿刺，左右手交替使用，防止药液外渗；静脉穿刺后先注射生理盐水，确定针头在血管内后再给予化疗药物，根据药物输注要求调整静脉滴注速度，以减轻对血管壁的刺激。化疗药静脉滴注完毕后再用生理盐水或葡萄糖注射液冲洗，然后再拔针，并压迫针眼数分钟，以避免药物外渗损伤皮下组织。一旦发生药物外渗，立即回抽血液或药液，然后拔针更换穿刺部位，外渗局部用0.5%普鲁卡因2 mL和玻璃脂酸酶3 000 U封闭或立即冷敷，并用如意金黄散加茶水或香油调匀外敷。

4.化疗后一般护理

（1）严密观察血常规变化，监测有无骨髓抑制发生，及时与医生联系，协助处理。

（2）消除患者对脱发反应的顾虑，告知患者脱发是由化疗药物引起，停药后头发可再生。在脱发期间佩戴假发、头巾或修饰帽，以保持自身形象完整。

5.化疗后感染的预防

（1）向患者介绍感染的危险因素及防护措施，以减轻感染给患者带来的身心损害。根据室内外温度变化及时调整衣着，预防呼吸道感染。

（2）鼓励患者进食高蛋白质、高热量、丰富维生素的食物，以全面补充营养，增强机体抵抗力。食物要清洁、新鲜、易消化。

（3）保持病室清洁，空气新鲜，温湿度适宜；定期进行空气消毒，用消毒液擦拭床头柜、地面，限制探视，以防交叉感染，若患者白细胞数少于1×10^9/L、中性粒细胞数少于0.5×10^9/L时，应实行保护性隔离。

（4）餐前、餐后、睡前、晨起用1∶5 000的呋喃西林液、苯扎氯铵溶液（优适可）漱口。防真菌感染可用碳酸氢钠液和1∶10 000的制霉菌素液漱口；防病毒感染可用丽可欣溶液漱口；排便后用1∶2 000的氯己定液坐浴。女患者每日清洗会阴部2次。定期洗澡换衣，以保持个人卫生，预防感染。

6.化疗后出血的预防

（1）让患者保持安静，消除其紧张、恐惧情绪。

（2）嘱其少活动、多休息，活动时防止受伤，严重出血时卧床休息。

（3）给予高蛋白质、高热量、富含维生素的少渣软食，保证营养供给，防止口腔黏膜擦伤。

（4）剪短指甲，避免搔抓，用温水擦洗皮肤，保持皮肤完整；用软毛牙刷刷牙，不用牙签剔牙，以防牙龈损伤；忌挖鼻孔，用鱼肝油滴鼻液滴鼻，每日 3～4 次，以防鼻出血。当发生牙龈出血时用肾上腺素棉球或可吸收性明胶海绵贴敷牙龈或局部涂抹云南白药；发生鼻腔出血时用棉球或 1：1 000 肾上腺素棉球填塞鼻腔压迫止血或前额部冷敷；若出血不止用油纱条进行后鼻孔填塞。

（5）药物一般口服，必须注射时操作应轻柔，不扎止血带，不拍打静脉，不挤压皮肤，拔针后立即用棉球按压局部，防止皮下出血。

（6）血小板计数在 $20\times10^9/L$ 以下者，应高度警惕颅内出血。一旦发生颅内出血征兆，应立即将患者置平卧位，头偏向一侧；头部置冰袋或戴冰帽，给予高流量吸氧；迅速建立静脉通路，按医嘱给脱水药、止血药或浓缩血小板；密切观察患者的意识状态、瞳孔大小等，做好记录，并随时与医生联系。

7.化疗时并发高钙血症的护理

广泛溶骨性病变导致血钙和尿钙增高，可表现为精神症状，烦躁、易怒，多尿、便秘。出现高钙血症应保持每日摄水量 3 L 以上，避免脱水，肾功能正常而血磷不增高者可给予磷酸盐口服或灌肠。

8.放疗护理

在放疗中，放射线对人体正常组织也产生一定影响，造成局部或全身的放射反应与损伤。放疗期间和放疗后应给患者流食、半流食，饮食中宜增加一些滋阴生津的甘凉之品，如藕汁、梨汁、甘蔗汁、荸荠、枇杷、猕猴桃等。对于身体状况较差的患者给予静脉高营养，以补充体内消耗。另注意观察照射后的皮肤情况。

9.骨折急救护理

MM 的 X 线检查典型的表现为弥散性骨质疏松，骨质破坏部位可发生病理性骨折。突发的剧烈疼痛常提示有病理性骨折，多见下胸椎及上腰椎压缩性骨折或肋骨的自发性骨折，按骨折的一般原则处理。

以石膏进行外固定的患者，应密切观察其伤肢的血液循环情况，如肢端皮肤发青发紫，局部发冷、肿胀、麻木或疼痛，表明血循环障碍，应及时就医做必要的处理；经石膏固定后的肢体宜抬高，下肢可用枕头、被子等垫起，上肢用三角巾悬吊，可促进血液回流，减轻肿胀；避免石膏被水、尿液污染而软化。

行小夹板固定者，注意不可自行随意移动小夹板位置，上肢可用三角巾托起，悬吊于胸前；下肢在搬运时应充分支托，保护局部固定不动。骨折后肢体肿胀 3～7 d 达高峰，此后渐消，宜将伤肢适当垫高，最好高于心脏水平，以利于血液回流。因夹板捆扎，肿胀可加重，应密切观察伤肢的血循环状况，如患肢手指或足趾出现皮肤青紫、温度变低、感觉异常时应立即解开带子，放松夹板并速到医院就诊，在医生指导下调整布带的松紧度。

尽早开始功能锻炼：防止肢体肌肉萎缩、关节强直、粘连、骨质疏松等。锻炼时动作宜慢，活动范围由小到大，不可急于求成。进行功能锻炼的方法和步骤应在康复科医生的指导下进行。患者进行功能锻炼时常因疼痛而不配合，应鼓励患者克服恐惧心理，坚持锻炼，方能早日恢复。

预防并发症：下肢骨折患者常需长期卧床易引起各种并发症，应经常协助其坐起、叩背、以防坠积性肺炎；鼓励患者多饮水以预防泌尿系统感染；温水擦背、加强皮肤护理，以防压疮发生。

四、健康教育

（1）向患者及家属讲解疾病的基本知识，预后与 M 蛋白总量、临床分期、免疫分型、溶骨程度、贫血水平及肾功能损害程度有关。鼓励患者正视疾病，坚持治疗。

（2）告知患者缓解期应保持心情舒畅，适当活动，避免外伤。

（3）嘱其睡硬板床，避免长时间站立、久坐或固定一个姿势。

（4）告知患者饮食注意事项，进食高热量、高营养、低蛋白质、易消化食物，多饮水。

（5）强调定期复诊、按时服药的重要性；若出现发热、骨痛等症状，及时就诊。

（6）指导患者采用精神放松、疼痛转移、局部热敷等方法，以缓解疼痛及精神紧张，增加舒适感。

（7）保持良好的个人卫生习惯，制订合理的活动计划。

第九章

内分泌系统疾病护理

第一节 腺垂体功能减退症

腺垂体功能减退症是由于腺垂体激素分泌减少或缺乏所致的复合症群,可以是单种激素减少如生长激素(GH)、催乳素(PRL)缺乏或多种激素如促性腺激素(Gn)、促甲状腺激素(TSH)、促肾上腺皮质激素(ACTH)同时缺乏。腺垂体功能减退症可原发于垂体病变,或继发于下丘脑病变,表现为甲状腺、肾上腺、性腺等功能减退和(或)蝶鞍区占位性病变。临床表现变化较大,容易造成诊断延误,但补充所缺乏的激素治疗后,症状可迅速缓解。

一、病因与发病机制

(1)垂体瘤:为成人最常见原因,大都属于良性肿瘤。腺瘤可分功能性和非功能性。腺瘤增大可压迫正常垂体组织,引起腺垂体功能减退。颅咽管瘤可压迫邻近神经血管组织,导致生长迟缓、视力减弱、视野缺损、尿崩症等。

(2)下丘脑病变:如肿瘤、炎症、浸润性病变(如淋巴瘤、白血病)、肉芽肿(如结节病)等,可直接破坏下丘脑神经分泌细胞,使释放激素分泌减少,从而减少腺垂体分泌各种促靶腺激素、生长激素和催乳素等。

(3)垂体缺血性坏死:妊娠期垂体呈生理性肥大,血供丰富,若围生期因前置胎盘、胎盘早期剥离、胎盘滞留、子宫收缩无力等引起大出血、休克、血栓形成,使腺垂体大部缺血坏死和纤维化,以致腺垂体功能低下,临床称为希恩综合征。

(4)蝶鞍区手术、放疗和创伤:垂体瘤切除、术后放疗以及乳腺癌作垂体切除治疗等,均可导致垂体损伤。颅骨骨折可损毁垂体柄和垂体门静脉血液供应。鼻咽癌放疗也可损坏下丘脑和垂体,引起垂体功能减退。

(5)感染和炎症:各种感染如病毒、细菌、真菌等引起的脑炎、脑膜炎、流行性出血热、结核等,均可引起下丘脑-垂体损伤而导致功能减退。

(6)其他:长期使用糖皮质激素、垂体卒中以及空泡蝶鞍、海绵窦处颈内动脉瘤等均可引起本病。

二、临床表现与诊断

1.临床表现

据估计,约50%以上腺垂体组织破坏后才有症状,75%破坏时有明显临床表现,破坏达95%可有严重垂体功能减退。最早表现为促性腺激素、生长激素和催乳素缺乏;促甲状腺激素缺乏次之;然后可伴有ACTH缺乏。希恩综合征患者多表现为全垂体功能减退,但无占位性病变表现。垂体功能减退主要表现为各靶腺(性腺、甲状腺、肾上腺)功能减退。

(1)性腺功能减退:常最早出现。女性多有产后大出血、休克、昏迷病史,表现为产后无乳、乳房萎缩、月经不再来潮、性欲减退、不育、性交痛等;检查有阴道分泌物减少,外阴、子宫和阴道萎缩,毛发脱落,尤以阴毛、腋毛为甚等症状。成年男子性欲减退、勃起功能障碍,检查睾丸松软缩小,胡须、腋毛和阴毛稀少,无男性气质,皮脂分泌减少,骨质疏松。

(2)甲状腺功能减退:患者怕冷、嗜睡、思维迟钝、精神淡漠,皮肤干燥变粗、苍白、少汗、弹性差。严重者可呈黏液性水肿、食欲减退、便秘、抑郁、精神失常、心率缓慢等。

(3)肾上腺皮质功能减退:患者常有明显疲乏、软弱无力、食欲不振、恶心、呕吐、体重减轻,血压偏低。因黑色素细胞刺激素减少,可有皮肤色素减退,面色苍白,乳晕色素浅淡,有别于慢性肾上腺功能减退症。对胰岛素敏感者,可有血糖降低,生长激素缺乏可加重低血糖发作。

(4)垂体功能减退性危象(简称垂体危象):在全垂体功能减退症基础上,各种应激如感染、败血症、腹泻、呕吐、失水、饥饿、寒冷、急性心肌梗死、脑卒中、手术、外伤、麻醉及使用镇静剂、催眠药、降糖药等均可诱发垂体危象。临床表现为:

①高热型(体温高于40 ℃)。

②低温型(体温低于30 ℃)。

③低血糖型。

④低血压、循环虚脱型。

⑤水中毒型。

⑥混合型。

各种类型可伴有相应的症状,突出表现为循环系统、消化系统和神经精神方面的症状,如高热、循环衰竭、休克、恶心、呕吐、头痛、神志不清、谵妄、抽搐、昏迷等严重垂危状态。

另外,生长激素不足,成人一般无特殊症状,儿童可引起侏儒症。垂体内或其附近肿瘤压迫症群除有垂体功能减退外,还伴有占位性病变的体征,如视野缺损、眼外肌麻痹、视力减退、头痛、嗜睡、多饮多尿、多食等下丘脑综合征。

2.辅助检查

(1)性腺功能测定:女性有血清雌二醇水平降低,没有排卵及基础体温改变,阴道涂片未见雌激素作用的周期性变化;男性见血睾酮水平降低或正常低值,精子数量减少、形态改变、活动度差、精液量少。

(2)肾上腺皮质功能测定:24 h尿17-羟皮质类固醇及游离皮质醇排量减少,血浆皮质醇浓度降低,但节律正常,葡萄糖耐量试验显示血糖呈低平曲线改变。

（3）甲状腺功能测定：血清总 T_4、游离 T_4 均降低，总 T_3 和游离 T_3 正常或降低。

（4）腺垂体激素测定：促甲状腺激素（FSH）、黄体生成素（LH）、TSH、ACTH、PRL 及 GH 血浆水平低于正常低限。

（5）其他检查：可用 X 线、CT、MRI 了解病变部位、大小、性质及其对邻近组织的侵犯程度。

3.诊断要点

根据病史、症状、体征，结合实验室检查和影像学发现，可做出诊断。需排除以下疾病：多发性内分泌腺功能减退症、神经性厌食、失母爱综合征等。

三、治疗原则

1.病因治疗

垂体功能减退症可由多种病因引起，应针对病因治疗。肿瘤患者可通过手术、化疗或放疗等措施治疗。对颅内占位性病变，必须先解除压迫及破坏作用，减轻和缓解颅内高压症状，提高患者生活质量。对于出血、休克而引起缺血性垂体坏死，关键在于预防，加强产妇围生期的监护，及时纠正产科病理状态。国内自采用新法接生及重视围生医学、加强产前保健后，因分娩所致大出血的发生率已显著下降，产后垂体坏死已大为减少。

2.激素替代治疗

多采用靶腺激素替代治疗，需要长期、甚至终身维持治疗。治疗过程中应先补给肾上腺糖皮质激素，然后再补充甲状腺激素，以防肾上腺危象发生。所有替代治疗宜经口服给药。

（1）肾上腺糖皮质激素：多选用氢化可的松，生理剂量为 20~30 mg/d，剂量随病情的变化而调节，应激状态下需适当增加用量。

（2）甲状腺激素：生理剂量为左甲状腺素 50~150 μg/d 或甲状腺干粉片 40~120 mg/d。对于老年人、冠心病、骨密度低的患者，宜从最小剂量开始，并缓慢递增剂量，以免加重肾上腺皮质负担，诱发危象。

（3）性激素：病情较轻的育龄女性需采用人工月经周期治疗，可维持第二性征和性功能，促进排卵和生育。男性患者用丙酸睾酮治疗，可促进蛋白质合成、增强体质、改善性功能与性生活，但不能生育。

3.垂体危象处理

首先给予50%葡萄糖40~60 mL迅速静注以抢救低血糖，然后用5%葡萄糖盐水，500~1 000 mL中加入氢化可的松 50~100 mg，静滴，以解除急性肾上腺功能减退危象。有循环衰竭者按休克原则治疗，感染败血症者应积极抗感染治疗，水中毒患者应加强利尿，可给予泼尼松或氢化可的松。低温与甲状腺功能减退有关，可给予小剂量甲状腺激素，并采取保暖措施使患者体温回升。高温者应予降温治疗。禁用或慎用麻醉剂、镇静剂、催眠药或降糖药等，以防止诱发昏迷。

四、护理措施

1.饮食护理

指导患者进食高热量、高蛋白、高维生素，易消化的饮食，少食多餐，以增强机体抵抗力。

2.垂体危象的护理

（1）避免诱因：避免感染、失水、饥饿、寒冷、外伤、手术、不恰当用药等诱因。

（2）病情监测：密切观察患者的意识状态、生命体征的变化，注意有无低血糖、低血压、低体温等情况。评估患者神经系统体征以及瞳孔大小、对光反射的变化。

（3）紧急处理配合：一旦发生垂体危象，立即报告医师并协助抢救。

①迅速建立静脉通路，补充适当的水分，保证激素类药及时准确地使用。

②保持呼吸道通畅，给予氧气吸入。

③低温者应保暖，高热型患者给予降温处理。

④做好口腔护理、皮肤护理，保持排尿通畅，防止尿路感染。

五、健康教育

（1）避免诱因：指导患者保持情绪稳定，注意生活规律，避免过度劳累。冬天注意保暖，更换体位时动作应缓慢，以免发生晕厥。平时注意皮肤的清洁，预防外伤，少到公共场所或人多之处，以防发生感染。

（2）用药指导：教会患者认识所服药物的名称、剂量、用法及不良反应，如肾上腺糖皮质激素过量易致欣快感、失眠；服甲状腺激素应注意心率、心律、体温、体重变化等。指导患者认识到随意停药的危险性，必须严格遵医嘱按时按量服用药物，不得随意增减药物剂量。

（3）观察与随访：指导患者识别垂体危象的征兆，若有感染、发热、外伤、腹泻、呕吐、头痛等情况发生时，应立即就医。外出时随身携带识别卡，以防意外发生。

第二节　生长激素缺乏症

生长激素缺乏症是指自儿童期起病的垂体前叶（腺垂体）生长激素（GH）部分或完全缺乏而导致的生长发育障碍性疾病。可为单一的生长激素缺乏，也可同时伴垂体前叶其他激素特别是促性腺激素缺乏。其患病率约为1/10 000，男性较女性儿童更易患病。

一、病因与发病机制

导致生长激素缺乏的病因可分为三类，即原发性垂体疾患、下丘脑疾患以及外周组织对 GH 不敏感。

1.原发性垂体前叶功能低下

（1）先天性异常：包括先天性脑发育异常，如全前脑综合征、垂体前叶缺如、脑中线发育缺陷以及家族性全垂体前叶功能低下、家族性生长激素缺乏症等。

（2）颅内肿瘤：如垂体无功能性腺瘤、颅咽管瘤等鞍内或鞍上肿瘤的压迫致垂体前叶萎缩。

（3）其他损伤：如颅脑外伤、颅内感染、颅内肿瘤的放射治疗等，组织细胞增多症对垂体的浸润以及结节病等。

2.继发于下丘脑疾病的 GH 缺乏

（1）特发性：此系生长激素缺乏症的最常见病因，多因出生时损伤所致；生长激素缺乏症儿童中的 50%~60% 有围生期损伤史，如难产、出生后窒息等；也可伴有其他垂体前叶激素缺乏。

（2）颅内感染、颅内放射治疗后、肉芽肿病（如组织细胞增生症）、下丘脑肿瘤（如颅咽管瘤）、精神社会因素（情感剥夺性侏儒症）等可致下丘脑功能异常，促生长激素释放激素（GHRH）产生不足。

3.GH 不敏感综合征

（1）遗传性生长激素抵抗症：是由于遗传性生长激素受体缺乏或不足，致生长介素（IGF-1）生成减少或缺如。血 GH 水平升高，而 IGF-1 水平低。

（2）无活性的 GH：患者表现为垂体性侏儒，但血 GH 正常或升高，GH 分子结构、GH 受体以及受体后反应均正常。推测病因可能与 GH 无生物活性有关。

二、临床表现与诊断

（一）临床表现

（1）生长激素缺乏的表现：患者出生时或出生后身材矮小，生长节律变慢，身高较正常平均值低，但体态匀称，骨龄延迟，牙齿成熟亦较晚。皮肤较细腻，皮下脂肪组织丰富，成年期面容呈"小老头"。

（2）其他垂体前叶激素缺乏的表现：可只表现为单一垂体生长激素缺乏或加上一两种或数种垂体前叶激素缺乏，一般常见为促性腺激素，其次为促肾上腺皮质激素或促甲状腺激素。如促性腺激素缺乏可出现性腺不发育，促肾上腺激素和促甲状腺激素缺乏时，临床表现常不明显，或有低血糖等症状。

（二）辅助检查

1.血生长激素基础值测定

生长激素分泌呈脉冲式，大部分分泌峰值在睡眠的第 3~4 期，而且不同年龄、性别，性激素水平的差异很大，清晨空腹测定生长激素值可作为筛查。

2.兴奋试验

（1）胰岛素低血糖兴奋试验：空腹过夜，基础状态下，快速静脉注入普通胰岛素 0.1~0.15 U/kg 体重，分别于注射前及注射后 30、60、90、120 min 取血测血糖及垂体生长激素水平，如血糖下降至 50 mg/dl（2.8 mL/L）以下或降至空腹血糖的 50% 以下为有效的低血糖刺激，如注射胰岛素后垂体生长激素大于 5 ng/mL 为反应正常。

（2）左旋多巴兴奋试验：清晨空腹，口服左旋多巴，成人 0.5 g，儿童 15 kg 体重以下口服 0.125 g，15~30 kg 者口服 0.25 g，30 kg 以上者口服 0.5 g。服药前及服药后 30、60、90、120 min 取血测垂体生长激素水平，如垂体生长激素大于 5 ng/mL 为反应正常。

（3）精氨酸兴奋试验：空腹过夜，基础条件下，半小时内静脉滴注精氨酸 0.5 g/kg 体重，最大量不超过 20 g，滴注前及滴注后 30、60、90、120 min 取血测垂体生长激素水平，如垂体生长激素大于 5 ng/mL 为反应正常。

（4）生长激素释放激素（GHRH）兴奋试验：静脉注射 GHRH 1~2 μg/L，注射前及注射后 30、60、90、120 min 取血测垂体生长激素水平。如峰值小于等于 5 μg/L，属无反应；6~10 μg/L 为轻度反应；11~50 μg/L 为有反应。如上述试验物反应，而 GHRH 试验有反应者提示为下丘脑疾病引起。

3.定位检查

CT、磁共振检查有无下丘脑或垂体肿瘤。

三、护理措施

1.心理护理

因患者个子矮，有一定思想压力及负担，应多与患者谈心，加强心理护理，增强治疗疾病的信心。

2.饮食护理

鼓励患者进食高热量、高蛋白、高维生素饮食，鼓励患者多饮牛奶等补充钙质，促进骨骼发育。

3.活动与休息

鼓励患者加强体育锻炼，促进骨骼发育、身高生长。

4.试验护理

（1）向患者及家属讲解兴奋试验的过程以及如何配合，指导患者试验前禁食、水 8 h，试验过程中可少量进水，但仍需禁食，建立静脉通路，并遵医嘱给药，监测患者用药后有无恶心、低血糖等症状。如进行胰岛素低血糖生长激素刺激试验，需监测血糖，试验过程中应保留一条静脉通路，同时备好 50% 的葡萄糖注射液或升糖速度较快的饮料和食物，以防血糖过低，出现危险。进行左旋多巴生长激素兴奋试验时，因空腹服用左旋多巴可出现恶心、呕吐，因此应观察患者胃肠道反应，如将药物呕吐出，应及时通知医生，遵医嘱进行补服药物，保证试验的准确性。

（2）正确留取血标本送检。

5.生活护理

因此病患者年龄偏低，对年幼患儿应加强生活护理，注意安全，并按儿科护理进行常规护理。

6.用药护理

（1）试验用药：做左旋多巴兴奋试验时需注意患者有无恶心、呕吐等胃肠道反应，并做好护理。做胰岛素低血糖兴奋试验时，遵医嘱用药，同时应密切观察患者心率、神志、血糖等，观察患者有无出汗等低血糖反应。

（2）如用生长激素治疗，则应让患者按时、准确用药，并注意观察用药后身高的增长速度。指导患者出院后仍需遵医嘱用药，教会患者监测药效的方法，定期随诊，用药过程中如出现不良反应及时就医。

四、健康教育

生长激素缺乏症患者一般年龄较小，在治疗期间应指导患者及其家属规律服药，监测身高以及药物不良反应，出院后遵医嘱随诊，饮食方面适量食用含钙量高的食物，但是不可过量，如出现不良症状及时就诊。

第三节 嗜铬细胞瘤

嗜铬细胞瘤是由神经嵴起源的嗜铬细胞肿瘤,肿瘤细胞主要合成和分泌大量的儿茶酚胺(CA)。

肿瘤大多来源于肾上腺髓质的嗜铬细胞,另一部分来源于肾上腺外的嗜铬组织,称为肾上腺外的嗜铬细胞瘤。

一、病因与发病机制

散发型嗜铬细胞瘤的病因仍不清楚,常为单个,80%~85%的肿瘤位于肾上腺内,右侧略多于左侧,少部分肿瘤位于肾上腺以外的嗜铬组织。家族型嗜铬细胞瘤则与遗传有关,常为多发性,也多位于肾上腺内,可累及双侧肾上腺,肾上腺外少见。

二、临床表现与诊断

嗜铬细胞瘤主要表现为高血压和头痛、心悸、多汗三联征,高血压表现为阵发性、持续性或在持续性高血压的基础上有阵发性加重。

少数严重病例表现为嗜铬细胞瘤高血压危象,其特点表现为血压骤升,达超警戒水平或高、低血压反复交替发作,血压大幅度波动,时而急剧升高,时而突然下降,甚至出现低血压休克。有的患者在高血压危象时发生脑出血或急性心肌梗死。

其他表现包括:直立性低血压和休克、胸痛、心绞痛,甚至急性心肌梗死,基础代谢率上升,出现不耐热、多汗、体重减轻等表现,血糖升高,精神紧张、焦虑、烦躁,严重者有恐惧感或濒死感。有的患者可出现晕厥、抽搐、症状性癫痫发作等精神、神经症状。

三、治疗原则

手术切除是嗜铬细胞瘤最终的治疗手段。术前必须进行一段时间(一般为2周)的肾上腺能受体阻滞治疗,以抑制过度受刺激的交感神经系统,恢复有效血容量,提高患者的手术耐受力。手术成功的关键是充分的术前准备,术前应常规给予药物治疗。

(1)α-肾上腺受体阻滞药:酚苄明(氧苯苄胺)是首选的α-受体阻滞药。常用于手术前准备,一般应在2周以上。

(2)β-肾上腺能受体阻滞药。

(3)补充血容量:血压基本控制后,患者可食用高钠饮食,必要时在手术前静脉输注血浆或其他胶体溶液。当血容量恢复正常后,发生直立性低血压的频率和程度可明显减轻。

(4)其他降压药治疗:钙通道阻滞药、ACEI对嗜铬细胞瘤高血压也有一定的降低作用。硝普钠可用于嗜铬细胞瘤高血压危象发作时或手术中血压持续增高时的抢救。

四、护理措施

(1)心理护理:由于嗜铬细胞瘤分泌大量的激素对机体代谢的影响,可引起多系统功能异常,术前需进行多项特殊检查和充分的准备。因此应向患者耐心解释疾病的相关知识、检查的目的及手术治疗的必要性,以消除其焦躁情绪,减少刺激,避免因过度激动和悲伤而加重病情,使其主动配合治疗和护理。

(2)饮食护理:给予低盐、高蛋白质饮食,多食含钾、钙、维生素高的食物,并发糖尿病者给予糖尿病饮食,以控制血糖。因患者基础代谢增高,常出汗,消耗大,应鼓励患者多饮水。

(3)活动护理:患者可因精神刺激、身体活动、肿瘤被挤压而出现发作性高血压。因此应限制患者的活动范围,勿远离病房,防止跌倒,加强防护措施。针对诱因,采取措施,减少高血压发作,并随时做好发作时的抢救工作。

(4)观察血压、心率变化:应用药物控制血压、心率时,应注意患者用药前后血压、心率的变化及用药后的反应,特别是静脉应用扩血管药物治疗时,要随血压变化调整合适的滴速,避免血压骤升或骤降,血压控制正常或接近正常 2~4 周后,血压稳定方可手术。

(5)预防感染:防止着凉,避免感冒;保持室内空气新鲜,每日开窗通风 2 次,每次 30 min;保持床铺清洁,注意患者皮肤卫生;术前一日遵医嘱应用足量抗生素。

五、健康教育

(1)心理疏导:给患者讲解保持平静心情,避免兴奋、激动的意义。

(2)指导患者学会自我护理:防止外伤,注意卫生,预防感染。防着凉,防感冒。尽量避免诱发因素,如突然的体位变化、取重物、咳嗽、情绪激动、挤压腹部等高血压发作诱因。

(3)用药指导:术后需肾上腺皮质激素替代治疗者应坚持服药,在肾上腺功能恢复的基础上逐渐减量,切勿自行加减药量。术后血压仍较高者,需服用降压药治疗,定时测量血压,根据血压调整药量,勿自行加减药量或停药。

(4)定期复查:术后 2 周复查血、尿内邻苯二酚胺及其代谢产物的含量,观察有无变化。

第四节　脂代谢异常

血脂异常指血浆中脂质的量和质的异常。由于脂质不溶或微溶于水,在血浆中必须与蛋白质结合,以脂蛋白的形式存在,因此,血脂异常实际上表现为血脂蛋白异常。长期血脂异常可导致动脉粥样硬化,增加心脑血管病的发病率和死亡率。

一、病因与发病机制

（一）病因

脂蛋白代谢过程极其复杂，不论何种病因，若引起脂质来源、脂蛋白合成、代谢过程关键酶异常或降解过程受体通路障碍等，均可能引起血脂异常。

1.原发性血脂异常

大多数原发性血脂异常原因不明、呈散发性，被认为是由多个基因与环境因素综合作用的结果。临床上血脂异常常与肥胖症、高血压病、冠心病、糖耐量异常或糖尿病等疾病同时发生，患者往往同时伴有高胰岛素血症，合称代谢综合征。相关的环境因素有不良的饮食习惯、体力活动不足、肥胖、吸烟、酗酒等。

2.继发性血脂异常

（1）全身系统性疾病：糖尿病、甲状腺功能减退症、库欣综合征、肝肾疾病、系统性红斑狼疮、骨髓瘤等均可引起继发性血脂异常。

（2）药物：如噻嗪类利尿剂、β受体阻滞药等。长期大量使用糖皮质激素可促进脂肪分解、血浆三酰甘油（TG）和总胆固醇（TC）水平升高。

（二）发病机制

（1）血脂异常属于代谢性疾病，对健康的损害主要表现在心血管系统。脂质在血管内皮沉积引起动脉粥样硬化，引起早发性和进展迅速的心脑血管和周围血管病变，是高血压病、冠心病、脑卒中的重要危险因素。

（2）局部脂质沉积可引起黄色瘤、早发性角膜环和脂血症眼底改变，以黄色瘤较为常见。最常见的是眼睑周围扁平黄色瘤。早发性角膜环出现于40岁以下，多伴有血脂异常。严重的高甘油三酯血症可产生脂血症眼底改变。

（3）高三酰甘油还可引发胰腺炎，与脂肪肝、走路跛行、血液黏稠度增高有一定的关系。

二、临床表现与诊断

临床上也简单地将血脂异常分为高胆固醇血症、高三酰甘油血症、混合性高脂血症和低高密度脂蛋白胆固醇血症（表9-1）。

表9-1　血脂异常的简易分型

分型	TC	TG	相当于WHO表型
高胆固醇血症	↑↑		Ⅱa
高三酰甘油血症		↑↑	Ⅳ（Ⅰ）
混合性高脂血症	↑↑	↑↑	Ⅱb（Ⅲ，Ⅳ，Ⅴ）

目前我国仍沿用《中国成人血脂异常防治指南》血脂水平分层标准（表9-2）。

表 9-2　中国血脂水平分层标准 [单位:mmol/L(mg/dL)]

	TC	LDL-C	HDL-C	TG
合适范围	<5.18(200)	<3.37(130)	>1.04(40)	<1.76(150)
边缘升高	5.18~6.18(200~239)	3.37~4.13(130~159)	—	1.76~2.26(150~199)
升高	≥6.19(240)	≥4.14(160)	≥1.55(60)	≥2.27(200)
降低	—	—	<1.04(40)	—

注:LDL-C 为低密度脂蛋白胆固醇;HDL-C 为高密度脂蛋白胆固醇。

三、治疗原则

继发性血脂异常应以治疗原发病为主;治疗措施应是综合性的;采用防治目标水平治疗。

(1)生活方式改变,包括营养治疗和规律的体力活动等。

(2)药物治疗(表 9-3)。

表 9-3　临床上常用降脂药的种类和适应证

种类	药名	剂量	适应证
他汀类	辛伐他汀	5~40 mg	高胆固醇血症
	普代他汀	10~40 mg	以胆固醇升高为主的混合性高脂血症
	氟伐他汀	10~40 mg	—
	阿托伐他汀	10~80 mg	—
	瑞舒伐他汀	10~20 mg	—
贝特类	非诺贝特	0.2 g	高三酰甘油血症
			以高三酰甘油升高为主的混合性高脂血症
烟酸类	烟酸	0.2 g	高三酰甘油血症
			以高三酰甘油升高为主的混合性高脂血症
树脂类	—	—	高胆固醇血症
			以胆固醇升高为主的混合性高脂血症
肠道胆固醇	依折麦布	10 mg	高胆固醇血症
吸收抑制药	—	—	以三酰甘油升高为主的混合性高脂血症
普罗布考	—	0.5 g	高胆固醇血症
ω-3 脂肪	—	0.5~1 g	高三酰甘油血症
酸制剂	—	—	以高三酰甘油升高为主的混合性高脂血症

(3)其他治疗措施:血浆净化治疗、手术治疗、基因治疗等。

四、护理措施

1.饮食护理

为治疗血脂异常的基础疗法,需长期坚持。根据患者血脂异常的程度、分型以及性别、年龄和劳动强度等制订食谱。

(1)合理膳食结构:合理的膳食结构是维持脂质代谢平衡的重要措施。其一般原则是"四低一高",即低热量、低脂肪、低胆固醇、低糖、高膳食纤维。

(2)总热量:尤其肥胖者应逐渐降低体重,限制总热量的摄入是减肥的重要措施,以每周降低体重 0.5~1 kg 为宜。60 岁以上老年人、轻体力劳动者每天总热量应限制在 6 699~8 374 kJ为宜。避免暴饮、暴食,不吃过多甜食,饮食有节。

(3)低脂膳食:脂肪占总热量的 20%为宜,并且以含多链不饱和脂肪酸的植物油(豆油、花生油、玉米油)为主,动物脂肪不应超过总脂肪的 1/3。若患者的三酰甘油超过 11.3 mmol/L(436 mg/dL),脂肪摄入应严格限制在每日不超过 30 g 或占总热量的 15%以下。胆固醇摄入量每日控制在200 mg 以下为宜。避免食用高胆固醇食品。

(4)高纤维膳食:膳食中纤维可与胆汁酸结合,增加粪便中胆盐的排泄,有降低血清胆固醇浓度的作用。膳食纤维含量丰富的食物主要是粗杂粮、米糠、麦麸、干豆类、海带、蔬菜、水果等,每日摄入纤维量在 35~45 g 为宜。每日食用含纤维丰富的燕麦麸 50 g 即可起到良好的降脂作用。

(5)戒烟,限盐,限制饮酒,禁烈性酒,长期吸烟酗酒可干扰血脂代谢,使胆固醇、三酰甘油上升,高密度脂蛋白下降。

2.运动指导

规律的体力活动可以控制体重,保持患者合适的体重指数(BMI)。指导患者每天坚持运动1 h,活动量达到最大耗氧量的 60%为宜,活动时心率以不超过 170 减年龄即可,或以身体微汗、不感到疲劳、运动后自感身体轻松为准,每周坚持活动不少于 5 d,持之以恒。

3.用药护理

(1)服用降脂药的同时需要低脂饮食,遵医嘱正确服用降脂药,复查血液(血脂、肝肾功等)各项指标以观察疗效和为调整治疗方案提供依据。

(2)观察药物的不良反应,及时报告医生进行干预。

(3)告知患者饮食治疗、加强运动、改善生活方式是药物治疗的基础,必须终身坚持,药物治疗要谨遵医嘱,不得中途停药,否则易复发或反跳。

(4)避免使用干扰脂代谢的药物:β 受体阻滞药,如普萘洛尔等;利尿剂,如氢氯噻嗪、呋塞米等,利舍平、避孕药、类固醇激素等,它们均可使胆固醇、三酰甘油上升,高密度脂蛋白降低。

五、健康教育

(1)告知患者高脂血症对人体的危害性及采取不同干预方式的时机,血脂异常最主要的危害在于增加患者缺血性心血管疾病的危险性。

(2)生活方式改变(TLC)是降脂治疗的基本措施,包括饮食治疗、运动治疗和避免精神紧张、情绪激动、失眠、过度劳累、生活无规律、焦虑、抑郁等可以导致血脂代谢紊乱的因素。护士要向患者和家属讲解相关知识,指导其制订相应计划,并监督落实,监测效果。

(3)指导患者积极治疗,影响血脂代谢的有关疾病,如糖尿病、甲状腺功能减退、肾病综合征、酒精中毒、胰腺炎、红斑狼疮等。

(4)定期体检:45 岁以上中年人、肥胖者、有高脂血症家族史者、经常参加吃喝应酬者、精神高度紧张工作者,都属高脂血症的高危对象,应定期(至少每年 1 次)检查血脂。

第五节 肥胖症

肥胖症指体内脂肪堆积过多和(或)分布异常、体重增加,是包括遗传和环境因素在内的多种因素相互作用引起的慢性代谢性疾病,同时与 2 型糖尿病、血脂异常、高血压病、冠心病、脑卒中和某些癌症等密切相关。

WHO 已将肥胖定为一种疾病。肥胖症分为单纯性肥胖和继发性肥胖两大类。临床上无明显内分泌及代谢性病因所致的肥胖症,称为单纯性肥胖症。肥胖可作为某些疾病的临床表现之一,称为继发性肥胖症,约占肥胖症的 1%。

近 20 年来,肥胖症的患病率呈明显上升趋势。在西方国家成年人中,约有半数人超重和肥胖。我国的成人超重率为 22.8%,肥胖率为 7.1%。肥胖症及其相关疾病可损害患者的身心健康,使生活质量下降,预期寿命缩短,成为重要的世界性健康问题之一。

一、病因与发病机制

肥胖症是一组异质性疾病,病因未明,被认为是包括遗传和环境因素在内的多种因素相互作用的结果。

(1)遗传因素:肥胖症有家族聚集倾向,但遗传基础未明,也不能排除共同饮食、活动习惯的影响。近年来又发现了数种单基因突变引起的人类肥胖症,分别是瘦素基因、瘦素受体基因、激素原转换酶-1 基因、黑皮素受体 4 基因和过氧化物酶体增殖物,激活受体 γ 基因突变肥胖症。但上述类型肥胖症极为罕见,绝大多数人类肥胖症是复杂的多基因系统与环境因素综合作用的结果。

(2)环境因素:主要是饮食和体力活动。坐位生活方式、体育运动少、体力活动不足使能量消耗减少;饮食习惯不良,如进食多、喜甜食或油腻食物使摄入能量增多;饮食构成也有一定的影响,在超生理所需热量的等热卡食物中,脂肪比糖类更易引起脂肪积聚。

(3)文化因素:通过饮食习惯和生活方式影响肥胖症的发生。

(4)其他:胎儿期母体营养不良、蛋白质缺乏,或出生时低体重婴儿,在成年期饮食结构发生变化时,也容易发生肥胖症。

二、临床表现与诊断

（一）临床表现

（1）体征变化：脂肪堆积是肥胖的基本表现，脂肪组织的分布存在性别差异，通常男性型脂肪主要分布在腰部以上，以颈项部、躯干部为主，称为苹果型。女性型脂肪主要分布在腰部以下，以下腹部、臀部、大腿部为主，称为梨型。

（2）心血管疾病：超重者高血压病患病率比非超重者高 3 倍，明显肥胖者高血压病发生率比正常体重者高 10 倍。肥胖患者血容量、心排血量均较非肥胖者增加而加重心脏负担，引起左心室肥厚、扩大；心肌脂肪沉积导致心肌劳损，易发生心力衰竭。由于静脉回流障碍，患者易发生下肢静脉曲张、栓塞性静脉炎和静脉血栓。

（3）内分泌与代谢紊乱：肥胖患者常有高胰岛素血症，脂肪、肌肉、肝细胞的胰岛素受体数目和亲和力降低对胰岛素不敏感，导致胰岛素抵抗，糖尿病发生率明显高于非肥胖者。血清总胆固醇、三酰甘油、低密度脂蛋白升高，高密度脂蛋白降低，成为动脉粥样硬化、冠心病的基础。

（4）消化系统疾病：胆石症、胆囊炎发病率高；慢性消化性不良、脂肪肝，轻至中度肝功能异常较常见。

（5）呼吸系统疾病：由于胸壁肥厚，腹部脂肪堆积，使腹内压增高、横隔升高而降低肺活量，引起呼吸困难。严重者导致缺氧、发绀、高碳酸血症，可发生肺动脉高压和心力衰竭。还可引起睡眠呼吸暂停综合征。

（6）其他：恶性肿瘤发生率升高，如女性子宫内膜癌、乳腺癌，男性结肠癌、直肠癌、前列腺癌。因长期负重发生腰背及关节疼痛。皮肤皱褶易发生皮炎、擦烂，并发化脓性或真菌感染。

（二）辅助检查

（1）体重指数（BMI）。BMI＝体重（kg）/身高（m）^{2}，是较常用的指标。国际肥胖特别工作组提出了亚洲成年人 BMI 正常范围为 18.5~22.9，BMI 小于 18.5 为体重过低，BMI 大于等于 23.0 为超重，23.0~24.9 为肥胖前期，25~29.9 为Ⅰ度肥胖，大于等于 30 为Ⅱ肥胖。2003 年 4 月，国家卫生部疾病控制司公布的"中国成年人超重和肥胖症预防控制指南（试用）"的标准：BMI 大于等于24.0 为超重，BMI 大于等于 28.0 为肥胖，应注意肥胖症并非单纯体重增加，若体重增加仅仅是肌肉发达，则不认为是肥胖。

（2）理想体重（IBW）。IBW（kg）＝身高（cm）-105 或 IBW（kg）＝[身高（cm）-100]×0.9（男性）或 0.85（女性）。

（3）腰围（WC）。腰围较腰臀比更简单可靠，现在更倾向于用腰围替代腰臀比预测中心性脂肪含量。WHO 建议，男性 WC 大于 94 cm、女性 WC 大于 80 cm 为肥胖。中国肥胖问题工作组建议，我国成年男性 WC 大于等于 85 cm、女性 WC 大于等于 80 cm 为腹部脂肪积蓄的诊断界限。

（4）腰臀比（WHR）。分别测量肋骨下缘至髂前上棘之间的中点的径线（腰围）、与股骨粗隆水平的径线（臀围），再算出其比值。正常成人的 WHR 男性<0.90，女性<0.85，超过此值为中央性（又称腹内型或内脏型）肥胖。

（5）CT 和 MRI 测量。是诊断内脏型肥胖最精确的方法，但不作为常规检查。

（6）其他。身体密度测量法，生物电阻抗测量法等。

三、护理措施

1.饮食护理

(1)患者评估:评估患者肥胖症的发病原因,询问患者单位时间内体重增加的情况,饮食习惯,每天的进餐量及次数,食后感觉和消化吸收情况,排便习惯。有无气急、行动困难、腰痛、便秘、怕热、多汗、头晕、心悸等伴随症状及其程度。是否存在影响摄食行为的精神心理因素。定期评估患者营养状况和体重的控制情况,动态观察实验室有关的检查的变化,注意热量摄入过低可引起衰弱、脱发、抑郁,甚至心律失常,应严密观察并及时按医嘱处理。

(2)制订饮食计划和目标:帮助患者制订饮食行为干预计划和减轻体重的具体目标,其内容包括:食物行为(选购、贮存、烹饪),摄食行为(时间、地点、陪伴、环境、用具、菜单)和自尊,使患者在"吃少一些"的同时感觉良好。护士应监督和检查计划执行的情况,使每周体重下降0.5~1.0 kg。

(3)改变不良饮食习惯:教导患者改变不良饮食行为的技巧,如只限定在家中餐桌进食,避免做其他活动时进食,使用小容量的餐具,保持细嚼慢咽,每次进食前先喝250 mL水。不进食油煎食品、方便面、快餐、零食、巧克力,少食甜食等。必须满足食欲时,可进食胡萝卜、芹菜、苹果等低热量食物。避免在社交场合由于非饥饿因素饮食。

2.运动指导

运动是通过增加身体热量的消耗,达到减轻体重的目的。肥胖症患者的体育锻炼应长期坚持,否则体重不易下降,或下降或又复上升。提倡进行有氧运动,包括散步、慢跑、游泳、跳舞、广播体操、太极拳、球类活动等,运动方式根据年龄、性别、体力、病情及有无并发症等情况确定。

(1)帮助患者制订每天的活动计划,注意逐渐增加活动量,避免运动过度和过猛。

(2)指导患者固定每天运动的时间,每天间歇活动的时间应累计有30 min以上,并充分利用一切增加活动的机会(如走楼梯而不乘电梯),鼓励多步行,减少静坐时间等。如出现头晕、眩晕、胸闷或胸痛、呼吸困难、恶心、丧失肌肉控制能力等应停止活动。

3.用药护理

对使用药物辅助减肥者,护士应指导患者正确服用,并观察和处理药物的不良反应。

(1)西布曲明不良反应有头痛、口干、畏食、失眠、便秘、心率加快等,一些受试者服药后血压轻度升高,故禁用于有冠心病、充血性心力衰竭、心律失常和脑卒中的患者。

(2)奥利司他的主要不良反应为胃肠胀气、排便次数增多和脂肪便。由于粪便中含脂肪多而呈烂便、脂肪泻、恶臭,肛门常有脂滴溢出而容易污染内裤,应指导患者及时更换,并注意肛周皮肤的护理。

4.心理护理

通过讲解疾病的有关知识,给患者提供有关疾病的资料和患有相同疾病并已治疗成功患者的资料,使其明确治疗效果及病情转归,消除紧张情绪,树立自信心。必要时安排心理医师给予心理疏导。

5.改善身体形象

指导患者改善自身形象,肥胖患者可指导其选择合身的衣服,恰当的修饰可以增加心理舒适和美感。

6.提高应对能力

对因为焦虑、抑郁等不良情绪导致摄食量增加的患者,应针对其精神、心理因素给予相应的辅导,以提高患者的应对能力。有严重情绪问题的患者应建议转诊精神心理专科治疗。

7.促进家庭社会支持

家庭成员是患者最亲密的互动者,可给予患者最大的支持。鼓励家属主动与患者沟通,互相表达内心的感受,促进家人之间的联系,改善互动关系。鼓励家属主动参与对患者的护理,以减轻患者内心的抑郁感。鼓励患者加入社区中的支持团体,帮助其增强社交技巧,改善社交状况。教育周围人群勿歧视患者,避免伤害其自尊。

四、健康教育

给患者讲解有关肥胖治疗的相关知识,告知患者肥胖症治疗的两个主要环节是减少热量摄取及增加热量消耗。强调以行为、饮食、运动为主的综合治疗,必要时辅以药物或手术治疗。继发性肥胖症应针对病因进行治疗。各种并发症及伴随病应给予相应的处理。

结合患者实际情况制订合理减肥目标极为重要。一般认为,肥胖患者体重减轻 5%~10%,就能明显改善各种与肥胖相关的心血管病危险因素以及并发症。

1.行为治疗

通过宣传教育使患者及其家属对肥胖症及其危害性有正确认识从而配合治疗,采取健康的生活方式,改变饮食和运动习惯,自觉地长期坚持,是治疗肥胖症最重要的步骤。

2.医学营养治疗

控制总进食量,采用低热卡、低脂肪饮食。对肥胖患者应制订能为之接受、长期坚持下去的个体化饮食方案,使体重逐渐减轻到适当水平,再继续维持。只有当摄入的能量低于生理需要量,达到一定程度负平衡,才能把贮存的脂肪动员出来消耗掉。热量过低患者难以坚持,而且可引起衰弱、脱发、抑郁,甚至心律失常等,有一定危险性。一般所谓低热量饮食指每天 62~83 kJ(15~20 kcal)/kg IBW,极低热量饮食指每天小于 62 kJ(15 kcal)/kg IBW。减重较少需要极低热量的饮食,而且极低热量饮食不能超过 12 周。饮食的合理构成极为重要,须采用混合的平衡饮食,糖类、蛋白质和脂肪提供能量的比例,分别占总热量的 60%~65%、15%~20% 和 25%,含有适量优质蛋白质、复杂糖类(例如谷类)、足够新鲜蔬菜(400~500 g/d)和水果(100~200 g/d)、适量维生素和微量营养素,避免油煎食品、方便食品、快餐、巧克力和零食等,少吃甜食,少吃盐。适当增加膳食纤维、非吸收食物及无热量液体以满足饱腹感。

3.体力活动和体育运动

与医学营养治疗相结合,并长期坚持,可以预防肥胖或使肥胖患者体重减轻。必须进行教育并给予指导,运动方式和运动量应适合患者具体情况,注意循序渐进,有心血管并发症和肺功能不好的患者必须更为慎重。尽量创造多活动的机会,减少静坐时间,鼓励多步行。

4.药物治疗

当食物和运动疗法未能奏效时,可选择药物作短期辅助治疗。目前常用的减肥药主要有以下两大类：

（1）非中枢性减肥药：这类药主要是脂肪酶抑制药。饮食中的脂肪必须通过胃肠道中的脂肪酶水解后，才能通过黏膜吸收。奥利司他抑制胃肠道脂肪酶（主要是胰脂肪酶），服药后可使三酰甘油的吸收减少30%，而以原形经肠道排出，减少能量的摄取而达到减重的目的。

（2）中枢性减肥药：这类药物主要通过5-羟色胺（5-HT）通路、去甲肾上腺素能通路或两者均有的双通路而起效。目前临床上主要有西布曲明，它是5-HT和去甲肾上腺素再摄取抑制药。用药后降低食欲，增加饱腹感，使摄食减少，体重减轻。

5.外科手术

可选择使用吸脂术、切脂术和各种减少食物吸收的手术，如空肠回肠分流术、胃气囊术、小胃手术或垂直结扎胃成形术等。手术有一定效果，部分患者获得长期疗效，术前并发症不同程度地得到改善或治愈。但手术可能并发吸收不良、贫血、管道狭窄等，有一定危险性，仅用于重度肥胖、减重失败而又有严重并发症，这些并发症有可能通过体重减轻而改善者。术前要对患者的全身情况作出充分估计，特别是糖尿病、高血压病和心肺功能等，给予相应监测和处理。

第十章

泌尿系统疾病护理

第一节 急性肾小球肾炎

一、病因与发病机制

急性肾小球肾炎简称急性肾炎,是以急性肾炎综合征为主要临床表现的一组疾病。起病急,以血尿、蛋白尿、水肿和高血压为主要表现,可伴有一过性氮质血症。本病常有前驱感染,多见于链球菌感染后,其他细菌、病毒和寄生虫感染后也可引起。好发于儿童,男性多见。前驱感染后常有 1~3 周(平均 10 d 左右)的潜伏期,相当于致病抗原初次免疫后诱导机体产生免疫复合物的所需时间。呼吸道感染的潜伏期较皮肤感染者短。本病大多预后良好,常在数月内临床自愈。

二、临床表现与诊断

1.临床表现

(1)血尿:常为患者起病的首发症状和就诊原因,几乎所有患者均有血尿,40%～70%患者有肉眼血尿,尿液呈浑浊红棕色,或洗肉水样,一般数天内消失,也可持续数周转为镜下血尿。

(2)水肿:多表现为晨起眼睑水肿,面部肿胀感,呈现所谓的"肾炎面容",一般不重。少数患者水肿较重,进展较快,数日内遍及全身,呈可凹陷性。严重水、钠潴留会引起急性左心衰。

(3)高血压:多为轻、中度高血压,收缩压、舒张压均增高,经利尿后血压可逐渐恢复正常。少数出现严重高血压,甚至高血压脑病。患者表现为头痛、头晕、失眠,甚至昏迷、抽搐等。血压增高往往与水肿、血尿同时发生,也有在其后发生,一般持续 3~4 周,多在水肿消退 2 周后降为正常。

(4)肾功能及尿量改变:起病初期可有尿量减少,尿量一般在 500~800 mL,少尿时可有一过性氮质血症,大多数患者在起病 1~2 周后,尿量渐增,肾功能恢复,只有极少数患者可表现为急性肾功能衰竭,出现少尿。

(5)其他表现:原发感染灶的表现及全身症状,可有头痛、食欲减退、恶心、呕吐、疲乏无力、精神不振、心悸气促,甚至发生抽搐。部分患者有发热,体温一般在 38 ℃左右。

2.辅助检查

镜下血尿、蛋白尿、发病初期血清补体 C3 及总补体下降。肾小球滤过率下降,血尿素氮和肌酐升高,B 超显示双肾形状饱满,体积增大,肾活检组织病理类型为毛细血管增生性肾炎。

三、治疗原则

治疗原则以休息及对症处理为主,少数急性肾功能衰竭患者应予透析治疗。一般于发病 2 周内可用抗生素控制原发感染灶。

四、护理措施

1.饮食护理

(1)限制钠盐摄入:有水肿、高血压或心力衰竭时严格限制钠盐摄入(小于 3 g/d),特别严重者禁盐,以减轻水肿和心脏负担。当病情好转,血压下降,水肿消退,尿蛋白减轻后,由低盐饮食逐渐过渡到普通饮食,防止长期低钠饮食及应用利尿剂引起水、电解质紊乱或其他并发症。

(2)控制水和钾的摄入:严格记录 24 h 出入量。量出为入,每天摄入水量＝前一天出量＋500 mL,摄入水量包括米饭、水果等食物含水量、饮水、输液等所含的水的总量。注意见尿补钾。

(3)蛋白质:肾功能正常时,给予正常量的蛋白质[1 g/(kg·d)],出现氮质血症时,限制蛋白质摄入,优质动物蛋白占 50% 以上,如牛奶、鸡蛋、鱼等,以防止增加血中含氮代谢产物的潴留。此外,注意饮食热量充足、易于消化和吸收。

2.休息和活动

一般起病 1~2 周不论病情轻重均应卧床休息,能够改善肾血流量和减少并发症发生。水肿消退,肉眼血尿消失,血压接近正常后,即可下床在室内活动或到户外散步。血沉正常时可恢复轻体力活动或上学,但应避免剧烈体力活动。一年后方可正常活动。鼓励患者及家属参与休息计划的制订。

3.病情观察

(1)定期测量患者体重,观察体重变化和水肿部位、分布、程度和消长情况,注意有无胸腔、腹腔、心包积液的表现;观察皮肤有无红肿、破损、化脓等情况发生。

(2)监测生命体征,尤其血压的变化,注意有无剧烈头痛、恶心、呕吐、视力模糊,甚至神志不清、抽搐等高血压脑病的表现,发现问题及时报告医师处理。

4.皮肤护理

(1)水肿较严重的患者应穿着宽松、柔软的棉质衣裤、鞋袜。协助患者做好全身皮肤黏膜清洁,指导患者注意保护好水肿皮肤,如清洗时注意水温适当、勿过分用力;平时避免擦伤、撞伤、跌伤、烫伤等。

(2)注射时严格无菌操作,采用 5—6 号针头,保证药物准确及时地输入,注射拔完针后,用无菌干棉球按压穿刺部位直至无液体从针口渗漏。严重水肿者尽量避免肌内和皮下注射。

5.用药护理

遵医嘱给予利尿剂、降压药、抗生素。观察药物的疗效及可能出现的不良反应。如低钾、低氯等电解质紊乱。呋塞米等强效利尿剂有耳鸣、眩晕、听力丧失等暂时性耳毒性,也可发生永久性耳聋。密切观察血压、尿量变化,静脉给药者给药速度宜慢。

6.心理护理

血尿可让患者感到恐惧,限制患者活动可使其产生焦虑、烦躁、抑郁等心理,鼓励其说出自己的感受和心理压力,使其充分理解急性期卧床休息及恢复期限制运动的重要性。患者卧床期间,护士尽量多关心、巡视,及时询问患者的需要并给予解决。

五、健康教育

(1)预防疾病教育:教育患者及家属了解各种感染可能导致急性肾炎。因此,锻炼身体,增强体质,避免或减少上呼吸道及皮肤感染是预防的主要措施,并可降低演变为慢性肾炎的发生率。嘱咐患者及家属一旦发生细菌感染及时使用抗生素,尽量治愈某些慢性病,如慢性扁桃体炎等,必要时可手术治疗。

(2)急性肾炎的恢复期可能需1~2年,当临床症状消失后,蛋白尿、血尿等可能依然存在,因此应加强定期随访。

第二节 急进性肾小球肾炎

急进性肾小球肾炎(RPGN)简称急进性肾炎,是指在肾炎综合征(血尿、蛋白尿、水肿、高血压)的基础上,短期内出现少尿、无尿,肾功能急骤减退,短期内到达尿毒症的一组临床症候群,又称急进性肾炎综合征。本病病理特征表现为新月体肾小球肾炎。

一、病因与发病机制

急进性肾小球肾炎有多种病因,按发病机制一般分为原发性和继发性两大类。一般将有肾外表现者或明确原发病者称为继发性急进性肾炎,如继发于过敏性紫癜、系统性红斑狼疮等,偶有继发于某些原发性肾小球疾病(如系膜毛细血管性肾炎及膜性肾病)者。病因不明者则称为原发性急进性肾炎,这里着重讨论原发性急进性肾炎。

二、临床表现与诊断

1.临床表现

(1)迅速出现水肿,可以有肉眼血尿、蛋白尿、高血压等。

(2)短期内即有肾功能的进行性下降,以少尿或无尿较迅速地(数周至半年)发展为尿毒症。

(3)常伴有中度贫血,可伴有肾病综合征,如果得不到及时治疗,晚期出现慢性肾功能衰竭。部分患者也会出现急性左心衰竭、继发感染等并发症。

2.辅助检查

(1)尿常规:蛋白尿,血尿,也可有管型、白细胞。

（2）血液检查：白细胞轻度增高、血红蛋白、人血白蛋白下降、血脂升高。

（3）肾功能检查：血肌酐、血尿素氮（BUN）进行性升高。

（4）免疫学检查：Ⅱ型可有血循环免疫复合物阳性，血清补体 C3 降低，Ⅰ型有血清抗肾小球基底膜抗体阳性。

（5）B 超检查：双肾体积增大、饱满。

（6）肾活检组织病理检查：光学显微镜检查可见肾小囊内新月体形成是 RPGN 的特征性病理改变。

三、治疗原则

本病纤维化发展很快，故及时肾活检，早期诊断，及时以强化免疫抑制治疗，可改善患者预后。根据病情给予血浆置换、肾脏替代治疗。

四、护理措施

（1）休息：一般要待病情得到初步缓解时，才开始下床活动，即使无任何临床表现，也不宜进行较重的体力活动。

（2）饮食护理：低盐、优质蛋白饮食，避免进食盐腌制食品，如咸菜、咸肉等，进食鸡蛋、牛奶、瘦肉、鱼等优质蛋白饮食。准确记录 24 h 出、入量，量出为入。每日入液量＝前一日出液量+500 mL，保持出、入量的平衡。

（3）病情观察：监测患者生命体征、尿量。尿量迅速减少，往往提示急性肾功能衰竭的发生。监测肾功能及血清电解质的变化，尤其是观察有无出现高钾血症，发现病情变化，及时报告医师处理。

（4）观察药物及血浆置换的不良反应：大剂量糖皮质激素治疗可致上消化道出血、精神症状、骨质疏松、股骨头无菌性坏死、水钠潴留、血压升高、继发感染、血糖升高等表现。环磷酰胺可致上腹部不适、恶心、呕吐、出血性膀胱炎、骨髓抑制等。血浆置换主要有出血、并发感染等不良反应，特别是经血制品传播的疾病。

（5）用药护理：大剂量激素冲击治疗、使用免疫抑制药、血浆置换等时，患者免疫力及机体防疫能力受到很大抑制，应对患者实行保护性隔离，加强口腔、皮肤护理，防止继发感染。服用糖皮质激素和细胞毒药物时应注意：口服激素应饭后服用，以减少对胃黏膜的刺激；长期用药者应补充钙剂和维生素 D，以防骨质疏松。

（6）心理护理：由于该疾病不易治愈，多数患者可能会转变为慢性肾功能衰竭。因此，患者会产生焦虑、恐惧及悲观等心理，做好心理疏导、提高患者战胜疾病的信心。

五、健康教育

（1）预防措施：本病有前驱感染的病史，预防感染是预防发病及防止病情加重的重要措施，避免受凉、感冒。

（2）对患者及家属强调遵医嘱用药的重要性，告知激素和细胞毒药物的作用、可能出现的不良反应和用药注意事项,鼓励患者配合治疗。服用激素及免疫抑制药时,应特别注意交代患者及家属,不可擅自增量、减量甚至停药。

（3）病情经治疗缓解后应注意长期追踪,防止疾病复发及恶化。

（4）预后:早期诊断、及时合理治疗,可明显改善患者预后。

第三节　肾病综合征

肾病综合征(NS)是指各种肾脏疾病引起的具有以下共同临床表现的一组综合征:包括大量蛋白尿(24 h 尿蛋白定量超过 3.5 g);低蛋白血症(人血白蛋白小于 30 g/L);水肿;高血压或低血压;高脂血症。其中大量蛋白尿及低白蛋白血症两项为诊断所必需。

一、临床表现与诊断

1.临床表现

（1）大量蛋白尿:长期持续大量蛋白尿可导致营养不良,患者毛发稀疏、干脆及枯黄,皮肤苍白,消瘦或指甲上有白色横行的宽带条纹。

（2）低蛋白血症:长期低蛋白血症易引起感染、高凝、微量元素缺乏、内分泌紊乱和免疫功能低下等并发症。

（3）水肿:是最常见的症状,水肿部位随着重力作用而移动,患者久卧或清晨以眼睑、头枕部或骶部水肿为著,起床活动后则以下肢明显。呈可凹陷性,水肿程度轻重不一,严重者常伴浆膜腔积液和(或)器官水肿,表现为胸腔、腹腔、心包或阴囊积液和(或)肺水肿、脑水肿以及胃肠黏膜水肿。高度水肿时局部皮肤发亮、变薄。皮肤破损时可有组织液渗漏不止。胸膜腔积液可致胸闷、气短或呼吸困难等;胃肠黏膜水肿和腹腔积液可致食欲减退和上腹部饱胀、恶心、呕吐或腹泻等。

（4）高血压或低血压:血压一般为中度增高,常在 140~160/95~110 mmHg。水肿明显者多见,部分患者随水肿消退血压可降至正常,部分患者存在血容量不足(由于低蛋白血症、利尿等)而产生低血压。

（5）高脂血症:血中胆固醇、三酰甘油含量升高,低密度脂蛋白及极低密度脂蛋白浓度也增高。

2.并发症

（1）继发感染:常见感染部位顺序为呼吸道、泌尿道、皮肤。感染是导致 NS 复发和疗效不佳的主要原因之一,甚至导致患者死亡,应予以高度重视。

（2）血栓和栓塞:以深静脉血栓最常见;此外,肺血管血栓、栓塞,下肢静脉、冠状血管血栓和脑血管血栓也不少见。血栓、栓塞并发症是直接影响肾病综合征治疗效果和预后的重要因素。

（3）急性肾衰竭:低蛋白血症使血浆胶体渗透压下降,水分从血管内进入组织间隙,引起有效循环血容量减少,肾血流量不足,易致肾前性氮质血症,经扩容、利尿可恢复;少数50岁以上的患者(尤以微小病变型肾病者居多)出现肾实质性肾衰竭。

(4)蛋白质及脂质代谢紊乱:长期低蛋白血症可导致营养不良、小儿生长发育迟缓;免疫球蛋白减少,造成机体免疫力低下,易致感染;诱发内分泌紊乱(如低 T_3 综合征等);高脂血症增加血液黏稠度,促进血栓、栓塞并发症发生,还将增加心血管系统并发症,并可促进肾小球硬化和肾小管、间质病变的发生,促进肾病变的慢性进展。

3.辅助检查

(1)尿液检查:24 h尿蛋白定量超过3.5 g,尿中可查到免疫球蛋白、补体C3红细胞管型等。

(2)血液检查:人血白蛋白小于30 g/L,血脂增高,以胆固醇增高为主,血 IgG 可降低。

(3)肾功能检查:可正常,也可异常。

(4)B超检查:双肾大小正常或缩小。

(5)肾活检组织病理检查:不但可以明确肾小球病变类型,而且对指导治疗具有重要意义。

二、治疗原则

根据病情使用免疫抑制药、利尿剂及中医药治疗,利尿、降尿蛋白、升人血白蛋白,预防并发症。

三、护理措施

1.休息与活动

全身严重水肿,合并胸腔积液、腹腔积液、严重呼吸困难者应绝对卧床休息,取半坐卧位,必要时予吸氧。因卧床可增加肾血流量,使尿量增加,为防止肢体血栓形成,应保持肢体适度活动。水肿消退、一般情况好转后,可起床活动,逐步增加活动量,以利于减少并发症的发生。对高血压病患者,应限制活动量。老年患者改变体位时不可过快,防止直立性低血压。

2.饮食护理

合理的饮食构成能改善患者的营养状况和减轻肾脏负担,应特别注意蛋白质的合理摄入。长期高蛋白饮食会加重肾小球高灌注、高滤过、高压力,从而加重蛋白尿、加速肾脏病变进展,应予正常量1.0 g/(kg·d)的优质蛋白(富含必需氨基酸的动物蛋白)饮食。热量要保证充足,摄入能量应不少于126 kJ(30 kcal)/(kg·d)。水肿时应低盐(小于3 g/d)饮食。为减轻高脂血症,应少进食富含饱和脂肪酸(如动物油脂等)的食物,多吃富含不饱和脂肪酸(如植物油、鱼油等)及富含可溶性纤维(如燕麦、米糠、豆类等)的食物。注意补充各种维生素和微量元素。

3.用药护理

(1)激素、免疫抑制药和细胞毒药物:使用免疫抑制药时,必须按医生所嘱时间及剂量用药,不可任意增减或停服。激素采取全日量顿服。

①糖皮质激素:可有水、钠潴留、血压升高、动脉粥样硬化、血糖升高、神经兴奋性增高、消化道出血、骨质疏松、继发感染、伤口不愈合,以及类肾上腺皮质功能亢进症的表现,如满月脸、水牛背、多毛、向心性肥胖等,应密切观察患者的情况。大剂量冲击治疗时,患者免疫力及机体防御能

力受到很大抑制,应对患者实行保护性隔离,防止继发感染。

②环孢素:注意服药期间检测患者血药浓度,观察有无不良反应如肝肾毒性、高血压、高尿酸血症、高钾血症、多毛及牙龈增生等。

③环磷酰胺:容易引起出血性膀胱炎、骨髓抑制、消化道症状、肝损害、脱发等,注意是否出现血尿。这类药物对血管和局部组织刺激性较大,使用时要充分溶解,静脉注射要确定针头在静脉内才可推注,防止药液漏出血管外,引起局部组织坏死。

(2)利尿剂:观察治疗效果及患者有无低血钾、低钠、低氯性碱中毒等不良反应。使用大剂量呋塞米时注意有无恶心、直立性眩晕、口干、心悸等不良反应。

(3)中药:如雷公藤制剂,注意其对血液系统、胃肠道、生殖系统等的不良反应。

(4)抗凝剂:观察患者有无皮肤黏膜、口腔、胃肠道等出血倾向,发现问题及时减药并给予对症处理,必要时停药。抗凝治疗中有明显的出血症状时,应停止抗凝、溶栓治疗,并注射特效对抗剂,如肝素用同剂量的鱼精蛋白对抗,用药期间应定期监测凝血时间。低分子肝素皮下注射部位宜在腹壁,肝素静脉滴注时,速度宜慢。

4.病情观察

观察并记录患者生命体征尤其是血压的变化。准确记录 24 h 出入量,监测患者体重变化及水肿消长的情况。监测尿量变化,如经治疗尿量没有恢复正常,反而减少甚至无尿,提示严重的肾实质损害。定期测量血浆白蛋白、血红蛋白、D-二聚体、尿常规、肾小球滤过率、BUN、血电解质等指标的变化。

5.积极预防和治疗感染

(1)指导患者预防感染:告知患者及家属预防感染的重要性,指导其加强营养,注意休息,保持个人卫生,指导或协助患者保持皮肤、口腔黏膜清洁,避免搔抓等导致损伤。尽量减少病区探访人次,限制上呼吸道感染者来访。寒冷季节外出注意保暖,少去公共场所等人多聚集的地方,防止外界环境中病原微生物入侵。定期做好病室的空气消毒,室内保持合适的温、湿度,定时开窗通风换气。

(2)观察感染征象:注意患者有无体温升高、皮肤感染、咳嗽、咳痰、尿路刺激征等。出现感染征象后,遵医嘱采集血、尿、痰等标本及时送检。根据药敏实验结果使用有效抗生素并观察疗效。

6.皮肤护理

因患者体内蛋白质长期丢失、浮肿及血循环障碍,致皮肤抵抗力降低,弹性差容易受损,若病重者卧床休息更应加强皮肤护理。使用便器时应抬高臀部,不可拖拉,以防损伤皮肤。高度水肿患者可用气垫床,床单要保持平整、干燥。督促或帮助患者经常更换体位,每日用温水擦洗皮肤,教育患者及其家属擦洗时不要用力太大。衣着宽大、柔软,勤换内、衣裤,每天会阴冲洗一次。注意皮肤干燥、清洁。有阴囊水肿时可用提睾带将阴囊提起,以免摩擦破溃。注射拔针后应压迫一段时间,以避免注射部位长期向外溢液,搬动患者时注意防止皮肤擦损。

四、健康教育

(1)休息活动指导:应注意休息,避免受凉、感冒,避免劳累和剧烈体育运动。适度活动,避免肢体血栓形成等并发症的发生。

（2）心理指导：乐观开朗，对疾病治疗和康复充满信心。

（3）检查指导：密切监测肾功能变化，教会患者自测尿蛋白，了解其动态，此为疾病活动可靠指标。

（4）饮食指导：告诉患者优质蛋白、高热量、低脂、高膳食纤维和低盐饮食的重要性，并合理安排每天饮食。水肿时注意限制水盐，避免进食腌制食品。

（5）用药指导：避免使用肾毒性药物，遵医嘱用药，介绍各类药物的使用方法、使用时注意事项及可能的不良反应。服用激素药物时不可擅自增、减剂量或停药。在医生指导下调整用药剂量。

（6）自我病情监测与随访指导：监测水肿、尿蛋白、肾功能等的变化，注意随访，不适时门诊随诊。

参考文献

［1］李宝丽,刘玉昌.实用骨科护理手册［M］.北京:化学工业出版社,2019.

［2］吴惠平,付方雪.现代临床护理常规［M］.北京:人民卫生出版社,2018.

［3］张连辉,邓翠珍.基础护理学［M］.4 版.北京:人民卫生出版社,2019.

［4］潘瑞红,加长林,谭翠莲,等.专科护理技术操作规范［M］.武汉:华中科技大学出版社,2016.

［5］沈翠珍.内科护理［M］.北京:中国中医药出版社,2016.

［6］孟共林,李兵,金立军.内科护理学［M］.2 版.北京:北京大学医学出版社,2016.

［7］陆一春,刘海燕.内科护理学［M］.北京:科学出版社,2014.

［8］王骏,万晓燕,许燕玲.内科护理学［M］.大连:大连理工大学出版社,2016.

［9］葛艳红,张玥.实用内分泌科护理手册［M］.北京:化学工业出版社,2019.

［10］丁淑贞,李平.肾内科临床护理［M］.北京:中国协和医科大学出版社,2016.

［11］刘素霞,马悦霞.实用神经内科护理手册［M］.北京:化学工业出版社,2019.

［12］唐英姿,左右清.外科护理［M］.上海:第二军医大学出版社,2016.

［13］郭锦丽,程宏,高朝娜.骨科专科护士实操手册［M］.长春:吉林大学出版社,2018.

［14］蔡卫新,贾金秀.神经外科护理学［M］.北京:人民卫生出版社,2019.

［15］沈霞,刘云.血液净化治疗护理学［M］.北京:科学出版社,2018.

［16］翟丽.实用血液净化技术及护理［M］.2 版.北京:科学出版社,2018.

［17］李亚敏.急危救治护士临床工作手册［M］.北京:人民卫生出版社,2018.

［18］叶文琴,王筱慧,李建萍.临床内科护理学［M］.2 版.北京:科学出版社,2018.

［19］李庆印,陈永强.重症专科护理［M］.北京:人民卫生出版社,2018.